지역사회 물리치료

Community-based Physical Therapy

지역사회 물리치료(수정판)

Community-based Physical Therapy

2018년 2월 26일 1판 1쇄 발행
2022년 1월 10일 1판 2쇄 발행

지은이 | 최석주 · 김상진 · 김중휘 · 박재효 · 배주한 · 이진환 · 임상완 · 조용호
펴낸이 | 김진환
펴낸곳 | 학지사메디컬 HAKJISA MEDICAL
04031 서울특별시 마포구 양화로 15길 20 마인드월드빌딩
대표전화_ 02-330-5188 팩스_ 02-326-0338
등 록 | 2010년 2월 8일 제313-2010-36호
메 일 | hakjisamd@hakjisamd.co.kr
홈페이지 | http://www.hakjisamd.co.kr

ISBN 978-89-6069-685-3 93510

가 격 | 25,000원

지역사회 물리치료

최석주 김상진 김중휘 박재효 배주한 이진환 임상완 조용호 공저

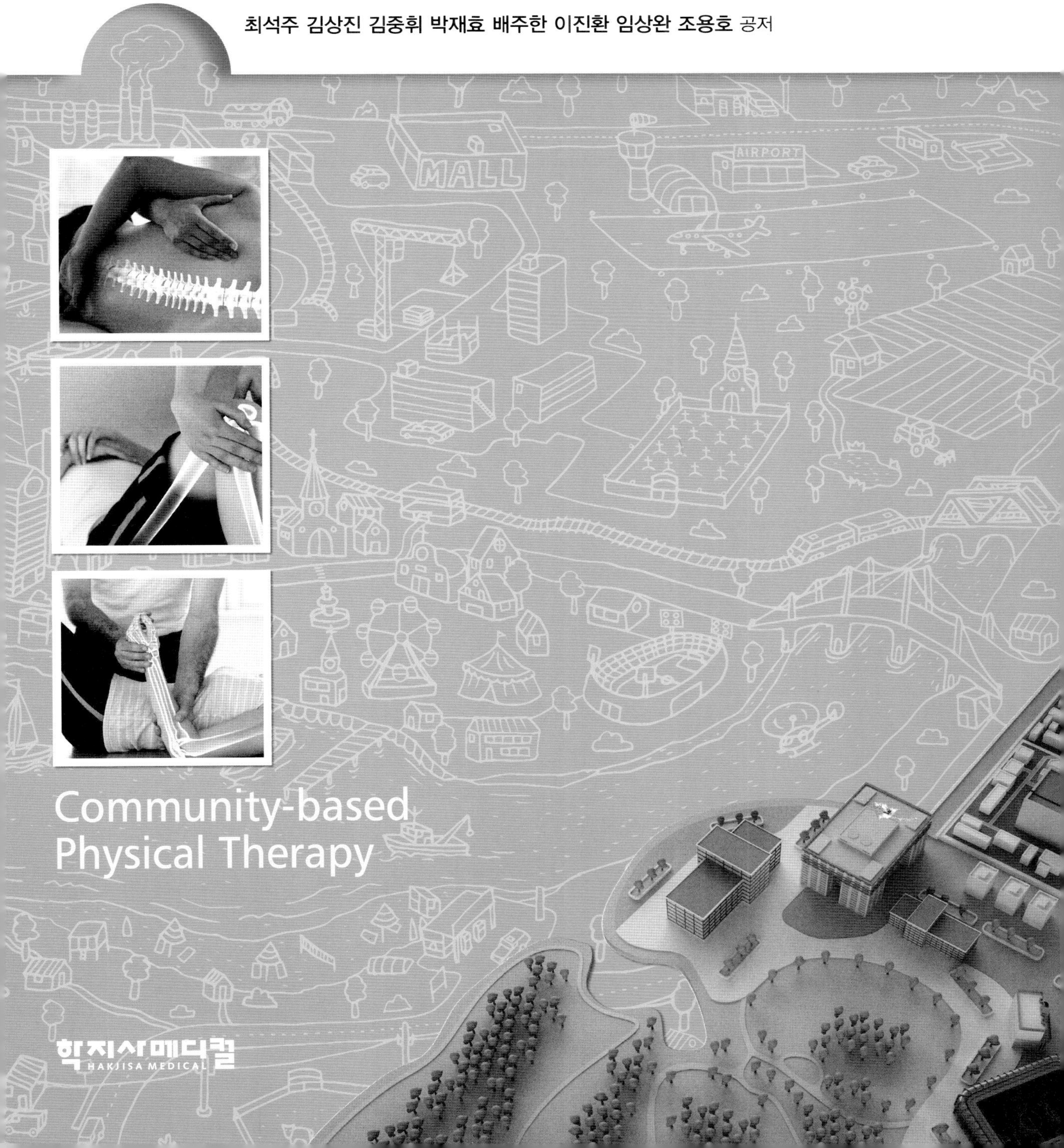

Community-based Physical Therapy

학지사메디컬
HAKJISA MEDICAL

저자 소개

최석주 대구과학대학교

김상진 호산대학교

김중휘 대구가톨릭대학교

박재효 대구한의대학교

배주한 구미대학교

이진환 대구보건대학교

임상완 포항대학교

조용호 대구한의대학교

머리말

지역사회 물리치료는 우리가 살아가는 산업현장, 학교, 여가생활 등에서 발생하는 장애나 고령화로 인한 질환을 겪고 있는 국민이라면 누구나 제공받을 수 있는 물리치료 혜택이다. 과학문명의 발달로 인해 수명이 연장되어 고령화 사회에 접어들면서 노인인구가 증가하였으며, 초고령화로 인한 노인의료빈도가 높아지고 있다. 또한, 산업체나 학교현장에서 잘못된 작업환경이나 작업자세로 인해 근육뼈대계통 질환이 많이 발생하고 있어서 국민의 건강증진을 위해 지역사회 차원의 찾아가는 물리치료사의 역할이 대두되고 있다.

물리치료사협회에서는 2014년 세월호 사고현장에 파견되어 잠수부 및 보호자의 근육뼈대계통 질환 해결을 위해 자원봉사에 참여하였고, 각종 장애인대회나 마라톤대회 등의 봉사를 통해 지역사회 물리치료의 역할을 널리 알렸다. 또한, 2017년에는 발달재활사 운동발달서비스 관련 법안이 통과되어 물리치료학과 교과과정과 일치시켰으며, 이를 통해 법적으로 보호받는 바우처서비스 제공자가 되어 재가방문 물리치료의 길이 열리게 되었다.

2014년부터 물리치료사 국가고시에 '지역사회 물리치료'라는 영역이 포함되어 출제됨으로써 사회적 현상에 맞게 적극적으로 학습해야 할 필요성이 있다. 그러나 현재 우리나라 현실에 맞는 체계적인 지역사회 물리치료 교재가 많지 않아, 배우는 학생과 가르치는 교수 모두 어려움을 겪고 있기 때문에, 이 교재는 물리치료를 전공하는 교수 위주로 집필하였다.

이 교재의 장점은 지역사회 물리치료를 영역별로 보기 쉽게 요약하여 정리한 것, 국가고시 유형에 따라 장별로 연습문제를 실어 물리치료사와 학생들이 지역사회 물리치료를 이해하는 데 큰 도움이 되도록 편집한 것이다.

그동안 바쁜 일정 중에도 편집에 열정을 보여주고 함께 집필에 참여해 주신 교수님들께 감사드리고, 지역사회 물리치료에 관련된 체계적인 교재가 출판될 수 있도록 헌신적으로 도와준 학지사메디컬 출판사 관계자분들, 특히 이병진 이사, 박선미 대리께도 고마움을 전한다.

이 교재를 통해 물리치료사뿐만 아니라 지역사회 정책입안자나 공무원도 지역사회 물리치료에 관심을 가지고, 앞으로 물리치료사의 역할이 크게 인식되어 더욱 건강하고 행복한 사회를 만들어 갈 수 있기를 기대한다.

2018년 2월

대표저자 **최석주**

차례

CHAPTER 4 보건소

CHAPTER 5 가정방문 물리치료

CHAPTER 6 지역사회 노인물리치료

CHAPTER 11 재난 물리치료

CHAPTER

01

지역사회 물리치료 기반과 배경

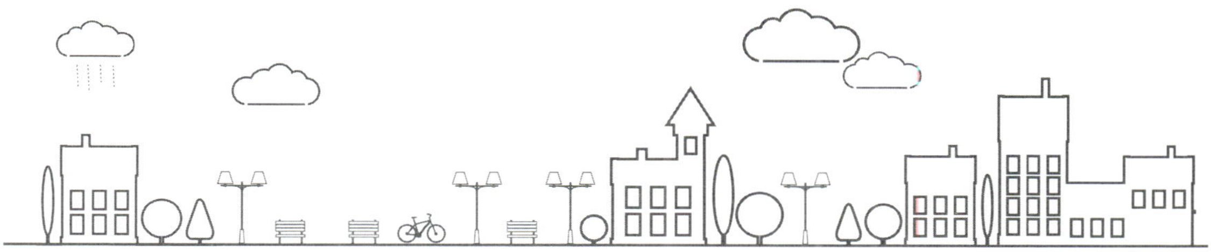

학습목표

1. 지역사회중심재활의 개념을 이해하고 설명할 수 있다.
2. 지역사회 물리치료의 필요성을 파악하고 역할을 설명할 수 있다.
3. 지역사회 물리치료의 종류에 관하여 설명할 수 있다.
4. 지역사회 물리치료 대상 장애인의 유형을 파악하고 설명할 수 있다.
5. 지역사회 복지서비스의 주요내용을 설명할 수 있다.

핵심용어

- 지역사회 물리치료
- 지역사회중심재활
- 재가방문 물리치료
- 노인의료복지시설

1. 지역사회중심재활의 개념

1) 개요

인간이 행복한 삶을 살아가는 데 가장 기본이 되는 요소는 건강이다. 건강하다는 것은 생명의 존엄성을 유지해 나가는 기본적 요소이며 삶의 가치를 실현해 가는 데 있어 중요한 요소로 작용한다. 세계보건기구(World Health Organization, WHO)는 1948년 인간의 건강에 대해 "단순히 질병이 없거나 허약하지 않다는 것에 그치지 않고 완전한 신체적 · 정신적 및 사회적 안녕상태"라고 정의하였다. 육체와 정신은 불가분의 관계에 있기 때문에 양쪽 다 건강한 상태로 사는 삶이 건강하다는 의미이다. 질병은 개인의 신체적 · 정신적 및 사회적 안녕상태인 생활주기의 연속체에 어떤 형태의 장애라고 할 수 있다. 이러한 장애인에게 의료적 · 사회적 · 교육적 · 직업적인 재 훈련을 포괄적으로 실시함으로써 각 개인에 대하여 가능한, 최대한의 기능회복을 부여하는 것이 "재활"이다. 지역사회 재활은 세계보건기구(WHO)의 보고서에 의하면 1978년 주로 농어촌 지역에서 건강관리와 재활치료를 할 수 있도록 교육시킨 봉사자들이 장애인, 장애인 가족, 고령자 및 지역주민 등에게 건강관리의 혜택을 받을 수 있도록 하는 것에서부터 시작하였다. 1980년대에 들어서면서 장애인권 운동가들에 의해 장애인들의 사회적 조직이 만들어져 지역사회 재활운동을 발전시키게 되었다. 최근에는 장애인의 재활에 시설보호서비스에서 탈 시설화, 지역사회 중심으로 변화하여 장애인의 적극적 참여와 사회 환경의 개선으로 의료와 보건, 복지 및 생활에 관계되는 여러 사람들과 기관, 조직이 재활의 입장에서 서로 협력하는 모든 활동을 강조하고 있다.

2) 지역사회중심재활의 목표

지역사회중심재활의 주요 목표는 장애인에게 신체적 · 정신적인 능력을 최대한 발휘하며, 사회서비스나 기회에 접근할 수 있다. 재활의료가 필요한 자에게 평가를 통해 계획적이고 전문가들로 구성된 팀 접근을 통해 포괄적인 의료서비스를 제공하고 만성질환자나 만성 장애인의 재활을 통해 신체적 · 경제적 · 사회적 · 감정적 자립으로 회복시키는 데 있다. 또한 지역내의 의식을 바꾸는 것으로 장애를 가진 사람들의 참여를 극대화하는 데 목표를 둔다.

3) 지역사회중심재활 원칙

① 지역사회 내 장애의 발생과 예방, 발생된 장애인에 대한 재활 및 복지서비스 제공에 대한 책임을 진다.

② 지역사회 내의 가능한 인적 · 물적 자원을 최대한 개발, 동원해야 한다.

③ 지역사회의 경제적 · 사회적 수준에 맞고 효과적이고 익히기 쉬운 기술을 활용한다.

④ 기존의 일차보건의료나 복지서비스 전달체계에 지역사회재활 사업이 통합되어 발전되어야 한다.

⑤ 지역사회에서 해결하기 어려운 문제는 2차, 3차 기관으로 의뢰할 수 있는 후송의뢰체계가 필요하다.

⑥ 지역사회 내 관계부서 및 관련 기관이 보건, 사회, 복지, 교육, 직업훈련, 취업 등의 서비스가 함께 주어질 수 있도록 협력하여야 한다.

4) 지역사회중심재활의 대상자

재활대상자인 재활환자는 우리나라에서 각종 질병 및 사고로 인하여 장애가 발생하였거나 예상되는 사람으로 재활치료를 통하여 정신적 · 신체적 · 사회적 능력과 잠재적 능력을 최대화하거나 기능향상이 가능한 환자 또는 이에 준하는 자로 보건복지부령이 정하고 있다. 여기에 전문재활치료가 필요한 환자, 의료서비스가 필요한 장애인, 신체기능 저하자, 재활교육이 필요한 요양보호자 등이 포함된다.

(1) 미국 입원재활시설의 입원기준

대상자의 주진단명 및 환자 상태의 기준을 구체적으로 언급하면서 장기적으로 입원재활시설 입원환자의 75% 이상을 해당 질환군으로 유지하는 정책을 펴고 있다.

가. 재활의사가 환자의 의학적 욕구와 기능적 진료계획을 검토하여 매일 진료가 필요한 환자
나. 하루에 적어도 3시간의 물리치료나 작업치료 등 비교적 강도 높은 재활프로그램을 견딜 수 있거나 10일 안에 이러한 치료를 달성할 가능성이 있는 환자
다. 24시간 재활간호사가 요구되는 환자
라. 적어도 2가지 형태의 치료가 요구되는 환자
마. 합리적인 기간 안에 재활목표를 성취할 능력을 가진 환자

(2) 미국의 시설에 따른 포괄적 기준

가. 의학적으로 안정적인 상태의 환자
나. 입원 전 평가가 완료된 환자
다. 전문간호서비스를 필요로 하는 환자
라. 전문재활치료의 효과가 기대되는 환자
마. 지역사회 복귀가 가능한 환자
바. 전문적 재활치료가 필요한 환자
사. 정신지체자

(3) 우리나라의 재활대상자

우리나라의 재활대상자는 보건복지부령이 정한 자로 각종 질병 및 사고로 인하여 장애가 생겼거나 예상되는 사람으로 재활치료를 통하여 신체적 · 정신적 · 사회적 능력과 잠재적 능력을 극대화할 수 있는 환자나 기능향상의 가능성이 있는 환자 또는 이에 준하는 자를 말한다.

가. 전문재활치료가 필요한 환자
나. 의료재활서비스가 필요한 장애인
다. 기능향상이 필요한 신체기능 저하자
라. 현상태를 유지하기 위해 재활교육이 필요한 요양보호자
마. 재활치료가 되지 않으면 장애상태가 악화될 수 있는 환자

5) 지역사회중심재활의 전개

(1) 지역사회중심재활위원회 조직

가. 장애인이나 가족

나. 지역사회의 유력자

다. 교사나 정부관계자

라. 비정부조직(NGO) 관계자

(2) 지역사회중심재활위원회

지역지도자를 지역에서 선임하여, 지역사회중심재활 매뉴얼에 의거하여 지역지도자 교육 실시

(3) 지역지도자는 방문조사나 건강진단을 통해 대상자에게 재활이 필요한지 여부 검토

구체적으로 필요한 내용을 선택하여 매뉴얼에 의거하여 결정(교육, 취업, 셀프케어, 커뮤니케이션 등)

(4) 가족이나 가까운 사람이 재활을 실시

(5) 계속 실시하고 평가 후 새로운 목표를 설정

2. 지역사회 물리치료의 개요

1) 지역사회 물리치료의 정의

세계물리치료연맹은 장애인들이 그들의 신체적 · 정신적 · 사회적 능력을 최대화하여 권익을 향상시킬 수 있는 방법으로서 지역사회중심재활의 개발에 힘쓴다고 하였다. 세계물리치료연맹은 장애인들이 지역사회에 능동적으로 참여하는 구성원이 되기 위하여 장애인의 인권을 향상시키려면 여러 경우에 지역사회의 변화가 필요하다는 것을 물리치료사가 이해하고 있어야 한다고 하였다.

지역사회중심재활이 보건 이상의 의미를 가지고 있으며 교육, 사회, 직업 및 경제적 재활을 총괄한다는 것을 인정하고, 물리치료사는 이러한 총괄적인 접근에 있어서 기관들과의 협력, 사회부문과의 협력 및 서로 다른 전문분야 간의 협력도 필요적으로 이루어야 할 과제이다. 따라서 물리치료사들은 도시 및 농촌지역의 시설에서 지역사회중심 물리치료가 이루어질 수 있도록 역할을 할 수 있어야 한다.

(1) 세계물리치료사협회World confederation for physical therapy의 물리치료

물리치료사는 기능적 제한, 손상 그리고 장애 또는 기타 질병과 관련된 환자를 진단하고 진행과정 확인 및 중재하기 위한 검사를 포함한 역할을 담당한다고 말하고 있다. 또한 장애를 예방하고 일생에 걸쳐 체력과 건강, 삶의 질 증진 및 유지를 포함하며 교육자, 상담자, 연구자로서의 기능도 포함한다.

(2) 미국물리치료사협회의 물리치료

미국의 물리치료사는 일상생활에서 기능적 활동을 수행하거나 움직이기 위한 능력이 제한되는 건강 관련 상태나 의학적으로 문제가 있는 모든 연령의 대상자를 진단과 치료하는 헬스케어전문가 역할이라고 정의하고 있다. 병원에서 이루어지는 물리치료 외에 산업근로장, 체력단련장, 학교, 외래진료실, 가정건강관리, 개인훈련을 포함하여 다양한 건강관리를 제공한다고 정의한다.

(3) 대한물리치료사협회의 물리치료

우리나라의 물리치료사협회는 온열치료, 마사지, 기능훈련, 신체교정운동을 사용하는 자로 정의하고 있으며, 「의료기사 등에 관한 법률 시행령」 제2조 제1항제3호에 규정되어 있다.

2) 지역사회 물리치료의 필요성

지역사회 물리치료는 지역사회의 의료기관과 각 대학의 물리치료학과, 보건소 등 관련 단체들의 긴밀한 협조와 상호작용으로 지역사회의 역량을 크게 만들고, 현재 병원을 중심으로 이루어지는 재활의 문제점을 예방하고 지역사회 주민과 노인, 장애인의 건강증진을 계획할 수 있다.

우리나라의 경우 노인인구가 급격히 증가하고 있으며 장애인과 만성질환자의 지역사회 물리치료의 역할이 점차 막중해지고 있다. 상실된 신체기능 회복과 장애를 최대한 줄이고 기능손실을 막기 위해 지속적인 관리가 요구되는 대상자들의 기능을 최대한 늘리기 위한 방법은 아주 중요하며 정신적 · 사회적 · 직업적 복귀를 통해 지역사회에서 생산적인 참여자가 되도록 하는 것을 목적으로 한다. 현재 간호제도가 실시되고 있지만 가정간호제도 외의 가정물리치료제도나 방문물리치료제도는 미실시 되고 있으며 국민건강보험 급여를 적용받지 못하고 있는 상황인데, 만약 가정방문 물리치료가 제도화되어 자리를 잡게 된다면 지속적으로 장기적인 관리를 요구하는 지역사회 물리치료 대상자들이 경제적 부담 없이 가정이라는 심리적으로 편안한 분위기에서 물리치료를 받을 수 있을 것으로 기대된다.

3) 지역사회 물리치료사의 역할

물리치료사는 개인, 가족, 집단 및 조직뿐만 아니라 지역사회의 최적의 건강수준을 위한 질병예방과 건강증진을 위해 역할을 수행하여야 한다.

건강증진, 질병예방, 치료 및 재활을 위한 중재활동에 참여하고 물리치료사와 환자의 목표를 이룰 수 있도록 다른 전문가와 보호자, 지역사회 일원들에게 기술을 전수하고 교육하는 역할을 한다. 의료, 교육 및 사회복지서비스 담당자에 대한 상담, 지원 및 감독을 한다.

지역사회중심 재활프로그램의 개발 및 관리와 정부 및 비정부기구, 장애인기구에 대한 정책을 개발한다.

4) 지역사회 물리치료와 공중보건의 연계성

공중보건은 조직적인 지역사회의 노력을 통해 질병을 예방하고 생명을 연장시키며, 정신적 · 신체적 효율을 증대시키는 기술이다. 이러한 공중보건학은 지역사회의 구성원을 그 대상으로 하여 진행한다는 점에서 지역사회 물리치료와 연계성이 있다. 지역사회 물리치료는 모든 장애인 및 일반대상자들의 재활과 물리치료서비스를 받을 수 있는 기회의 균등, 사회적 통합과 지역사회 개발을 위한 서비스로서의 역할을 한다.

3. 지역사회 물리치료의 종류

1) 재가방문 물리치료

「의료법」에 근거한 가정간호사제도로 건강보험관리공단 요양급여행위 급여목록에 의해 기본방문료, 교통비 및 각 의료행위에 대해 보험청구, 행위료를 청구하는 법률이며, 현재까지 가정물리치료에 관한 법적 근거는 미비하여 「노인요양장기보험법」 개정안 등의 발의를 통한 재가급여의 종류에 의사, 한의사 등의 처방에 의해 재활요양을 제공하는 방문재활을 신설하여 전문적이고 체계적인 재활서비스를 통하여 노인의 건강과 삶의 질 향상에 기여하려는 노력을 하고 있다. 따라서 의사의 처방을 기초로 가정에서 물리치료서비스를 제공하는 것이다. 이런 가정방문 물리치료를 통해 국가적 차원에서 국민의료 요구의 증대 및 환자의 병원집중화 현상을 해소하고 의료비 상승 억제를 통해 의료보험재정의 안정화를 도모할 수 있고 의료적 차원에서 입원치료가 필요없는 장기환자의 병원입원을 줄이고 조기퇴원을 유도함으로써 병상회전율도 높이고 무리한 시설확장 없이도 병원인력을 효율적으로 활용함으로써 병원의 재무구조도 호전시킬 수 있다. 환자 가족의 입장에서는 병원이용을 최소화하고 시간, 의료비 등을 감소시킬 수 있으며 환자에게도 편안한 가정에서의 치료를 통해 심리적 만족감을 줄 수 있다. 또한 2017년에는 발달재활사 운동발달서비스 관련 법안이 통과되어 물리치료학과 교과과정과 일치시켜 법적으로 보호받는 바우처서비스 제공자가 되어 제한적이지만 재가방문 물리치료의 길이 열리게 되었다.

(1) 종합병원 중심의 재가방문 물리치료

재활의학과 전문의 진단에 의해 병원중심의 물리치료가 운영되고 있으며 공중보건 의료체계와 1차 민간체계에 의해 집중적인 관리를 받아야 하는 환자를

2차, 3차 의료기관으로 의뢰하며 계속적인 관리가 필요한 경우 입원하여 치료를 제공한다. 그 중 병원에서 물리치료 외에 다른 치료가 완료된 환자는 진료과에 의뢰하여 퇴원 후 가정에서 예방적 치료를 시행한다.

(2) 보건소나 복지관 등 공공기관을 통한 재가방문 물리치료

의료비 지급능력이 힘든 의료취약계층인 차상위계층에게 공공기관의 가정방문 물리치료는 효과적이고 지속적인 보건관리가 이루어질 수 있으며, 보건지소나 보건진료소의 연계로 도서산간지역이라도 환자의 관리가 쉽고 2차, 3차 의료기관에서 퇴원한 후에도 의료전달체계가 이루어지며, 기존의 보건자원을 최대로 확보할 수 있다는 장점이 있다. 현재 우리나라에서는 방문건강관리사업이 실시되어 가정방문 물리치료가 실시되고 있으며 보건소 단위로 간호사와 더불어 방문치료로 국민보건 향상에 이바지하고 있다.

(3) 비영리 단체 형태의 재가방문 물리치료

물리치료실 단독운영의 형태로 각 의료기관에서 입원 또는 외래로 물리치료를 받고 있는 환자에게 편안하고 집중적인 물리치료가 필요하다고 판단되어 재활

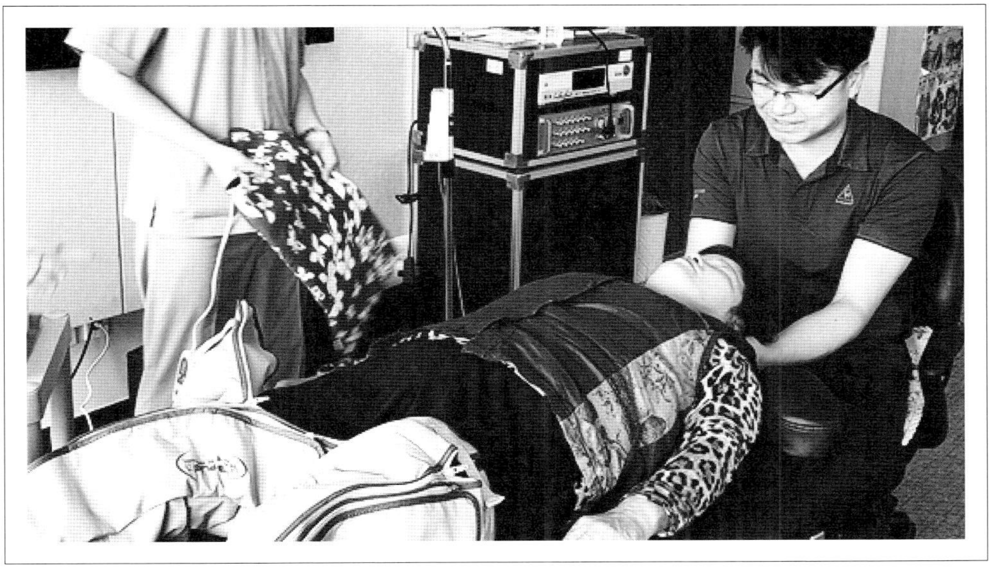

그림 1–1 | 비영리 단체 형태의 재가방문 물리치료

의학과 전문의에 의한 처방을 통해 방문재활 물리치료센터로 의뢰하면 적정수순의 물리치료를 제공하는 것을 말한다(그림 1-1).

2) 특수학교 물리치료

「장애인 등에 대한 특수교육법」 제28조제2항 "교육감은 특수교육대상자가 필요로 하는 경우에는 물리치료, 작업치료 등 치료지원을 해야 한다."는 근거법률을 토대로 장애학생의 발달상황, 장애 정도 등을 고려하여 적절한 교육방법과 교재를 활용하여 학습지도를 한다. 또한, 장애학생들의 인성지도, 생활지도 및 장애에 따라 시각장애, 정신지체, 청각장애, 지체부자유, 정서장애로 구분된다(그림 1-2).

3) 노인의료복지시설 물리치료

「노인복지법」에 근거하여 노인의료복지시설의 시설기준 및 직원배치를 할 수

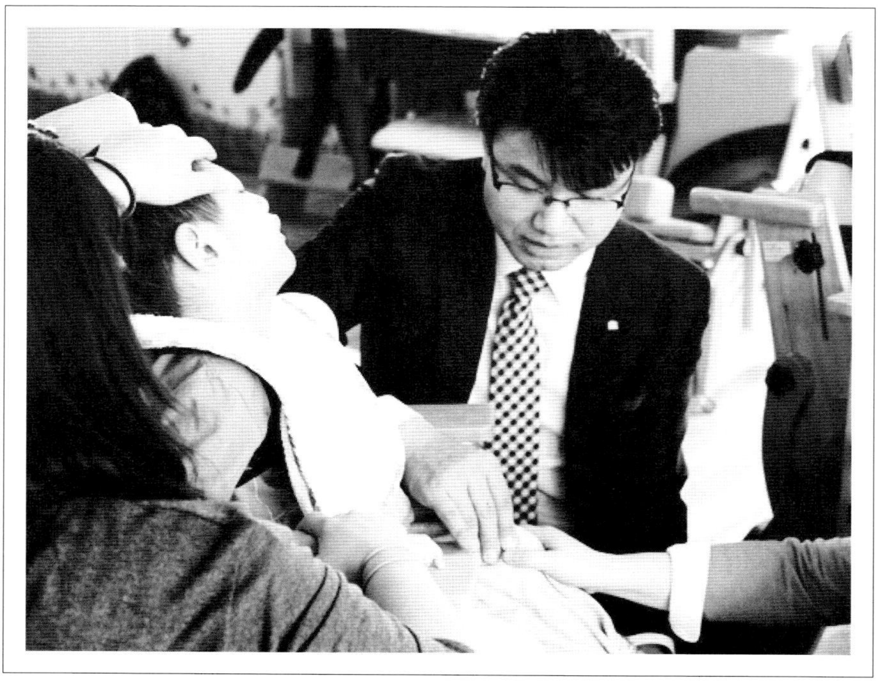

그림 1-2 | **특수학교 물리치료**

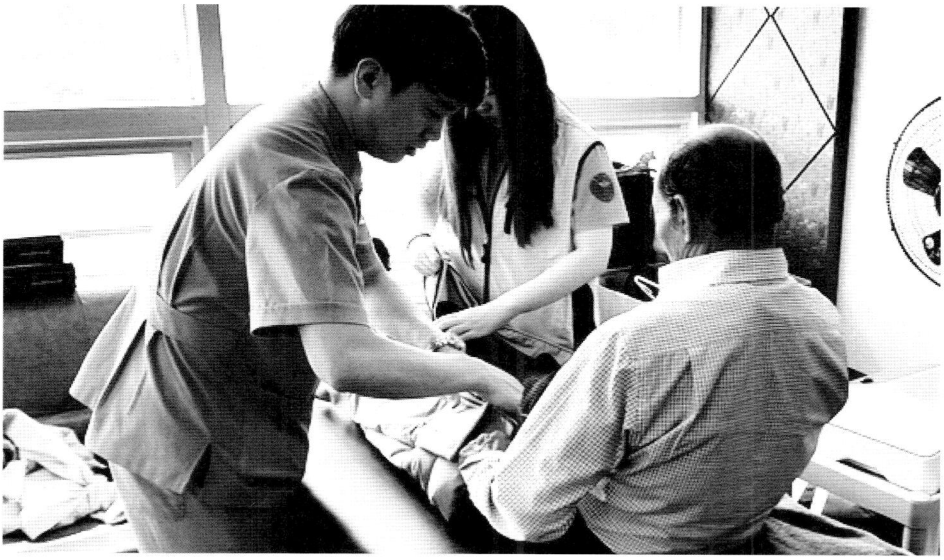

그림 1-3 | 노인여가복지시설 물리치료

있는데, 그 기준에 따라 물리치료실은 기능회복 또는 기능감퇴를 방지하기 위한 훈련 등에 지장이 없는 면적과 시설 및 장비를 갖추어야 한다. 자격기준은 「의료기사 등에 관한 법률」에 따른 물리치료사 면허 소지자이다. 노인요양시설의 입소자가 30명 이상인 경우 1명이며 입소자 100명 초과할 때마다 1명씩 추가한다. 직무로는 기능감퇴의 예방과 기능회복 훈련이다.

4) 노인여가복지시설 물리치료

「노인복지법」에 근거하여 노인여가복지시설의 시설기준 및 직원배치를 할 수 있는데 노인복지관에 물리치료사 또는 작업치료사 1명을 배치하고 기능감퇴와 기능회복을 위한 훈련을 실시한다(그림 1-3).

5) 재가노인복지시설 물리치료

「노인복지법」에 근거하여 재가노인복지시설의 시설기준 및 직원배치를 할 수 있는데 주 · 야간보호를 제공하는 시설은 이용자 10명 이상일 경우 1명 이상으로 하고 요양보호사는 이용자 7명당 1명 이상으로 배치한다. 단기보호시설인 경우 이용자 30명 이상일 경우 1명으로 한다. 주 · 야간보호서비스는 급식 및 목욕서비스, 생활지도 및 일상생활동작훈련 등 정신적 · 심리적 기능회복을 위한 서비스 노인가족에 대한 상담 및 교육 등의 직무를 수행한다. 단기보호서비스는 기능회복, 신체활동지원, 일상생활에 필요한 편의를 제공하는 서비스와 노인요양시설 또는 노인요양공동생활가정의 사업에 준하는 서비스를 포함하고 있다.

6) 요양보호사 교육기관 교수요원 물리치료

「노인복지법」에 근거하여 「의료기사 등에 관한 법률」에 따른 물리치료사로서 해당 업무 경력이 3년 이상인 자로 배치하며 전임교수요원은 1명 이상, 외래교수요원은 필요수로 하고 있다. 주요 직무는 요양보호사 교육 및 양성이다.

7) 자원봉사자로서의 물리치료

「자원봉사활동 기본법」에서 제시하고 있는 자원봉사의 범위 중에서 물리치료사의 역량을 발휘하여 효율적인 자원봉사활동을 할 수 있는 분야는 다양하다. 사

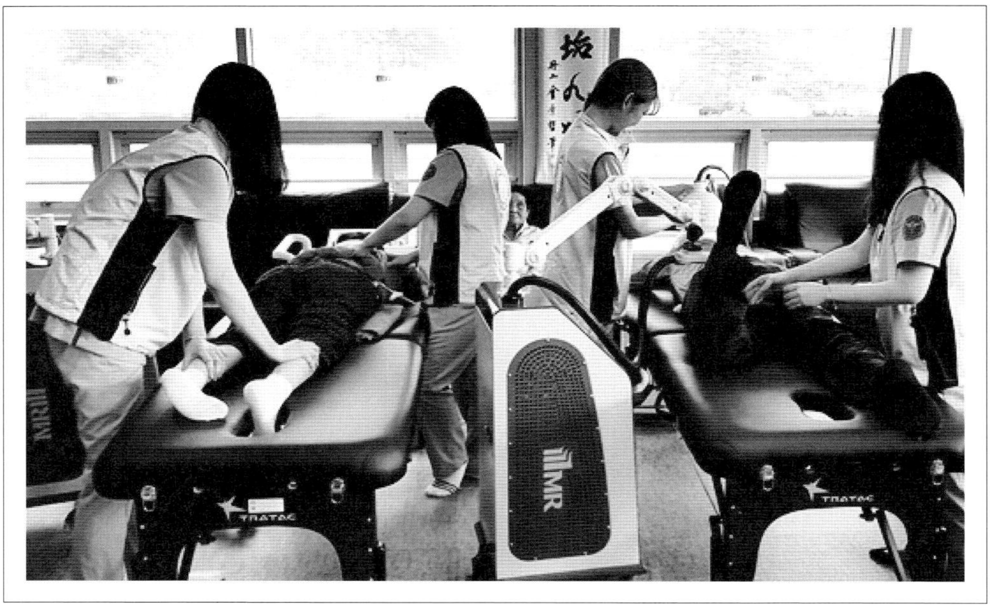

그림 1-4 | 자원봉사자로서의 물리치료

회복지 및 보건증진 분야, 지역사회 개발 및 발전분야, 사회적 취약계층의 인권증진분야, 범죄예방 및 선도 분야, 재해구호 분야, 문화관광예술 및 체육진흥 분야, 국제협력 및 해외봉사활동 분야, 공공행정 분야, 주민복지증진 분야 등이 있다(그림 1-4).

4. 지역사회 물리치료의 협력자

지역사회 물리치료를 위한 물리치료사와 관계가 있는 전문직종은 다음과 같다.

1) 의사

지역사회 물리치료에서도 장소가 병원으로 한정되지 않고 의사는 중요한 역할을 담당한다. 다양한 서비스 이용에 있어서 의견서 작성, 대상자의 전신관리, 물리치료사와 여러 가지 정보를 공유한다.

2) 작업치료사

작업치료사는 물리치료 업무와 상당부분 일치하는 점이 많고, 환자의 재활에 있어서 밀접하게 연관되어 있기 때문에 최종적으로는 같은 목표를 가지고 협력해 나가야 한다.

3) 사회복지사

광범위한 기관에서 활약하고 있는 사회복지사는 복지 전문기관뿐만 아니라 교육기관이나 의료기관 등 다양하다. 병원에서 근무하는 사회복지사도 상담, 원조업무 등이 있다.

4) 간호사

방문간호센터는 지역사회중심재활에서 중요한 자원이다. 간호사는 환자에 대한 의사의 진료보조, 이용자나 가족의 심리적 원조, 일상생활에서의 원조지도 등 다양한 업무를 한다.

5) 요양보호사

환자의 일상생활활동, 셀프케어 등의 업무에 종사한다. 물리치료사는 요양보호사로부터 환자에 대한 중요한 정보를 얻을 수 있으며 요양공동생활가정 등에서는 물리치료사나 작업치료사의 보조업무 등도 담당한다.

6) 기타

약사, 치위생사, 영양사, 의지보조기사, 언어청각사, 임상심리사, 가사도우미 등 다양한 전문직종이 있다.

5. 지역사회 물리치료 대상 장애인의 유형

지역사회의 물리치료 대상 장애인의 유형 및 기준은 표 1-1과 같다.

표 1-1 〈장애인의 유형 및 기준〉「장애인복지법 시행령」 제2조(별표 1)

영역	기준
지체장애인	가. 한 팔, 한 다리 또는 몸통의 기능에 영속적인 장애가 있는 사람 나. 한 손의 엄지손가락을 지골(指骨: 손가락뼈) 관절 이상의 부위에서 잃은 사람 또는 한 손의 둘째 손가락을 포함한 두 개 이상의 손가락을 모두 제1지골 관절 이상의 부위에서 잃은 사람 다. 한 다리를 리스프랑(Lisfranc: 발등뼈와 발목을 이어주는) 관절 이상의 부위에서 잃은 사람 라. 두 발의 발가락을 모두 잃은 사람 마. 한 손의 엄지손가락 기능을 잃은 사람 또는 한 손의 둘째 손가락을 포함한 손가락 두 개 이상의 기능을 잃은 사람 바. 왜소증으로 키가 심하게 작거나 척추에 현저한 변형 또는 기형이 있는 사람 사. 지체(肢體)에 위 각 목의 어느 하나에 해당하는 장애 정도 이상의 장애가 있다고 인정되는 사람

표 1-1 〈장애인의 유형 및 기준〉「장애인복지법 시행령」 제2조(별표 1) (계속)

영역	기준
뇌병변장애인	뇌성마비, 외상성 뇌손상, 뇌졸중(腦卒中) 등 뇌의 기질적 병변으로 인하여 발생한 신체적 장애로 보행이나 일상생활의 동작 등에 상당한 제약을 받는 사람
시각장애인	가. 나쁜 눈의 시력(만국식 시력표에 따라 측정된 교정시력을 말함. 이하 같다)이 0.02 이하인 사람 나. 좋은 눈의 시력이 0.2 이하인 사람 다. 두 눈의 시야가 각각 주시점에서 10도 이하로 남은 사람 라. 두 눈의 시야 2분의 1 이상을 잃은 사람
청각장애인	가. 두 귀의 청력 손실이 각각 60데시벨(dB) 이상인 사람 나. 한 귀의 청력 손실이 80데시벨 이상, 다른 귀의 청력 손실이 40데시벨 이상인 사람 다. 두 귀에 들리는 보통 말소리의 명료도가 50% 이하인 사람 라. 평형기능에 상당한 장애가 있는 사람
언어장애인	음성기능이나 언어기능에 영속적으로 상당한 장애가 있는 사람
지적장애인	정신발육이 항구적으로 지체되어 지적 능력의 발달이 불충분하거나 불완전하고 자신의 일을 처리하는 것과 사회생활에 적응하는 것이 상당히 곤란한 사람
자폐성 장애인	소아기 자폐증, 비전형적 자폐증에 따른 언어 · 신체표현 · 자기조절 · 사회적응기능 및 능력의 장애로 인하여 일상생활이나 사회생활에 상당한 제약을 받아 다른 사람의 도움이 필요한 사람
정신장애인	지속적인 정신분열병, 분열형 정동장애(情動障碍: 여러 현실 상황에서 부적절한 정서 반응을 보이는 장애), 양극성 정동장애 및 반복성 우울장애에 따른 감정조절 · 행동 · 사고기능 및 능력의 장애로 인하여 일상생활이나 사회생활에 상당한 제약을 받아 다른 사람의 도움이 필요한 사람
신장장애인	신장의 기능부전(機能不全)으로 인하여 혈액투석이나 복막투석을 지속적으로 받아야 하거나 신장기능의 영속적인 장애로 인하여 일상생활에 상당한 제약을 받는 사람
심장장애인	심장의 기능부전으로 인한 호흡곤란 등의 장애로 일상생활에 상당한 제약을 받는 사람
호흡기장애인	폐나 기관지 등 호흡기관의 만성적 기능부전으로 인한 호흡기능의 장애로 일상생활에 상당한 제약을 받는 사람
간장애인	간의 만성적 기능부전과 그에 따른 합병증 등으로 인한 간기능의 장애로 일상생활에 상당한 제약을 받는 사람
안면장애인	안면 부위의 변형이나 기형으로 사회생활에 상당한 제약을 받는 사람
장루 · 요루 장애인	배변기능이나 배뇨기능의 장애로 인하여 장루(腸瘻) 또는 요루(尿瘻)를 시술하여 일상생활에 상당한 제약을 받는 사람
간질장애인	간질에 의한 뇌신경세포의 장애로 인하여 일상생활이나 사회생활에 상당한 제약을 받아 다른 사람의 도움이 필요한 사람

6. 지역사회 복지서비스

장애인에 대한 지역사회 재활관련 시설에서 실시하고 있는 주요 서비스는 의료재활, 진단 및 판정, 교육재활, 사회 및 심리재활, 직업재활, 지역사회 개발 및 자원의 효율적 활용, 지역사회 조직의 활성화, 사회적응유도 등을 들 수 있으며 재가복지서비스의 주요내용은 표 1-2와 같다.

표 1-2 재가복지서비스의 주요내용

제공기관	영역	내용
장애인 종합복지관	의료재활	진료, 진단, 각종 검사, 물리 · 작업 · 운동 · 언어 · 약물치료, 보장구처방 및 장착훈련, 치과진료, 수술의뢰, 진료실 운영
	교육재활	학령 전 장애아조기교육, 장애아학습지도, 청각 및 시각장애아 조기교육
	직업재활	직업상담, 직업능력평가, 직업훈련, 보호작업장훈련, 자립작업장 운영, 재가장애인 부업지도, 장애인 자영지도, 취업알선 및 사후지도, 직업정보은행 운영
	사회심리적 재활	재활상담, 심리치료, 가족치료, 심성개발, 사회적응훈련, 특별활동, 체육활동, 교양강좌, 여름 및 겨울학교, 결혼상담 및 맞선대회, 점자 및 녹음도서실 운영, 재활전화상담실 운영, 만남의 장 개최, 백일장, 사생대회, 예술제 개최
	기타 사업	장애인 욕구 및 실태조사, 재활연구 및 자료제작, 재활 프로그램 개발 및 평가, 자료실 운영, 정보제공, 타 기관과의 연계사업
재가복지센터	재가장애인 순회재활 서비스	상담, 정보제공, 부모지원, 진단, 치료, 교육, 가정봉사(가사, 간병, 정서, 결연, 의료, 자립지원서비스), 장애인심부름센터 운영, 재가장애인결연, 장애인자녀지도, 지역체육대회 개최, 무료이발 및 미용, 무료투약, 관광 및 경로잔치
	사회교육	장애인부모교육, 재활전문요원교육, 실습생교육, 자원봉사자교육, 지역지도자교육, 수화교육, 일일장애체험, 장애예방교육
	지역사회 조직 및 자원활용	지역대책위원회, 자문위원회, 부모회, 후원회 등 조직 및 운영, 자원봉사자 모집 및 활용, 후원사업 실시, 전시회 · 바자회 개최
	계몽 및 홍보	관보발행, 의식개혁을 위한 각종 팸플릿 제작배포, 방문 및 견학자를 통한 홍보, 시청각자료 제작

표 1-2 재가복지서비스의 주요내용(계속)

제공기관	영역	내용
보건소	직접간호	정서적 지지, 운동지도, 혈압관리 및 투약, 가족교육, 보행지도, 일상생활동작지도, 재활운동기구대여, 언어훈련, 욕창치료, 사회적응훈련
	재활기관과 연계서비스	재활병원에 의뢰, 개인의원 및 일반종합병원에 의뢰, 의료기관까지 이송수단 제공, 장애등급평가 의뢰, 재활훈련(운전면허, 컴퓨터 등) 의뢰, 특수교육 의뢰
	복지기관과 연계서비스	의료보호정책 등 동사무소와 관련된 서비스 협조, 후원금 및 기타 복지기관과 관련된 서비스 협조, 도우미 및 자원봉사자 연결서비스, 보장구 및 재활용품 구입원조서비스

7. 연습문제

문항 1

지역사회 물리치료 관련 전문 직종의 업무 또는 역할을 바르게 설명한 것은?

① 의사의 주된 업무는 대상자의 전신관리를 행하거나 의견서를 작성한다.

② 요양보호사는 의사의 진료를 보조한다.

③ 간호사는 물리치료사와 업무내용이 비슷하다.

④ 사회복지사는 일상생활의 원조지도가 주된 업무이다.

⑤ 작업치료사의 주된 업무는 상담과 원조 업무이다.

문항 2

지역사회 물리치료의 종류를 나열하시오.

정답: 1 ① 2 재가방문 물리치료, 특수학교 물리치료, 노인의료복지시설 물리치료, 노인여가복지시설 물리치료, 재가노인복지시설 물리치료, 자원봉사자로서의 물리치료

참고문헌

김명철 외(2014). 지역사회물리치료학. 대학서림.

김영미, 조정선(2013). 지역사회중심재활을 기반으로 한 서비스가 뇌졸중 환자의 기능과 삶의질에 미치는 영향, 재활복지. Vol 17 No.3.

김주경(2010). 노인의료비 증가 현황과 대응방안, 이슈와 논점. 제112호. 국회입법조사처.

노인복지법.

노인복지법 시행규칙.

배성수(2006). 가정방문 물리치료 전략. 대한물리치료학회지 제 15권 제 4호. pp.755-762.

보건복지부(2006) 건강증진사업 수립지침서.

보건복지부(2008). 국가복지정보포털. 장애인 생활시설 관련 통계자료.

보건복지부(2011). 제3차 국민건강증진종합계획(2011~2020).

보건복지부(2016). 2016년 지역사회통합건강증진사업 설명회 자료집.

보건복지부(2017). 2017년 지역사회통합건강증진사업 설명회 자료집.

세계보건기구(2010).지역사회중심사회모형.

양영애 외(2016). 지역사회작업치료. 애듀팩토리.

유광수 외(2013). 지역사회 간호학 3판, 정담미디어.

의료기사등에관한 법률.

이동엽 외(2014). 지역사회물리치료. 박영사.

이호성(2004). 노인의 건강상태와 의료비부담 관련요인에 대한 연구. 한국노년학, 제24권 2호, pp.163~189. 한국노년학회.

자격기본법.

장애인 등에 대한 특수교육법.

통계청(2009). 통계청 자료.

한국물리치료정책연구소(2016). 지역사회 물리치료. 현문사.

황현숙, 양영애(2011). 지역사회 재활: 작업치료, 물리치료, 재활간호. 영문출판사.

참고사이트

국민건강보험공단 http://www.nhis.or.kr

법제처 http://www.moleg.go.kr

보건복지부 http://www.mw.go.kr

CHAPTER

02

지역사회 물리치료 관련법

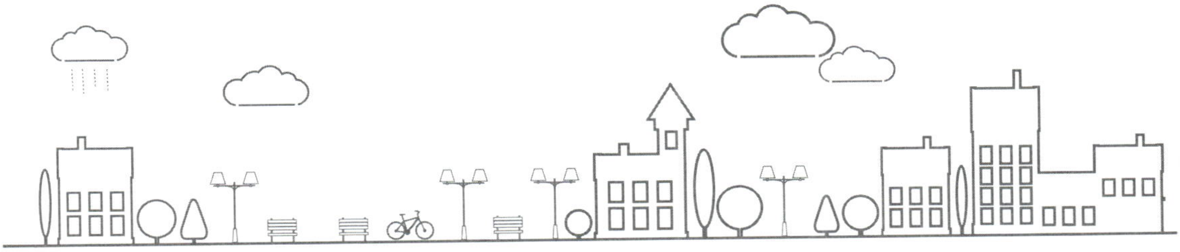

학습목표

1. 국민건강보험법을 이해하고 설명할 수 있다.
2. 노인장기요양보험법을 이해하고 설명할 수 있다.
3. 노인복지법을 이해하고 설명할 수 있다.
4. 장애인복지법을 이해하고 설명할 수 있다.
5. 지역보건법을 이해하고 설명할 수 있다.
6. 발달장애인법을 이해하고 설명할 수 있다.
7. 산업안전보건법을 이해하고 설명할 수 있다.

핵심용어

- 국민건강보험법
- 노인장기요양보험법
- 노인복지법
- 장애인복지법
- 지역보건법
- 발달장애인법
- 산업안전보건법

1. 국민건강보험법(국민건강증진법)

1) 목적

이 법은 국민의 질병·부상에 대한 예방·진단·치료·재활과 출산·사망 및 건강증진에 대하여 보험급여를 실시함으로써 국민보건 향상과 사회보장 증진에 이바지함을 목적으로 한다.

2) 사업의 관장

이 법에 따른 건강보험사업은 보건복지부장관이 맡아 주관한다.

3) 국민건강보험종합계획의 수립

① 보건복지부장관은 이 법에 따른 건강보험(이하 "건강보험"이라 한다)의 건전한 운영을 위하여 제4조에 따른 건강보험정책심의위원회(이하 이 조에서 "건강보험정책심의위원회"라 한다)의 심의를 거쳐 5년마다 국민건강보험종합계획(이하 "종합계획"이라 한다)을 수립하여야 한다. 수립된 종합계획을 변경할 때도 또한 같다.

② 종합계획에는 다음 각 호의 사항이 포함되어야 한다.

1. 건강보험정책의 기본목표 및 추진방향
2. 건강보험 보장성 강화의 추진계획 및 추진방법
3. 건강보험의 중장기 재정 전망 및 운영
4. 보험료 부과체계에 관한 사항
5. 요양급여비용에 관한 사항
6. 건강증진 사업에 관한 사항
7. 취약계층 지원에 관한 사항
8. 건강보험에 관한 통계 및 정보의 관리에 관한 사항
9. 그 밖에 건강보험의 개선을 위하여 필요한 사항으로 대통령령으로 정하는 사항

4) 국민건강보험 요양급여비용 중 물리치료 관련 수가 내역

이학요법료 항목은 2021년 3월 기준 표 2-1과 같다. 또한 유형별 분류에 따른 점수당 단가는 표 2-2와 같고 요양기관 종별가산율은 표 2-3과 같다.

표 2-1 이학요법료 항목

대분류	소분류	점수
기본물리치료	• 표층열치료	9.20
	• 한냉치료	
	– 콜드팩	9.98
	– 냉동치료	14.38
	• 심층열치료	13.11
	• 자외선치료	5.51
	• 경피적 전기신경자극치료	40.83
	• 마사지치료	52.99
	• 단순운동치료	58.46
단순재활치료	• 파라핀욕	25.11
	• 수치료	
	– 증기욕치료	48.16
	– 정규욕치료	79.05
	– 대조욕치료	84.08
	– 회전욕치료	
	수, 족, 지	73.04
	전신	82.55
	– 하버드탱크 치료	112.78
	• 유속치료	43.82
	• 간헐적 견인치료	
	– 경추견인	74.68
	– 골반견인	74.88
	• 전기자극치료	61.48
	• 재활저출력레이저치료	60.99
	• 운동치료	
	– 복합운동치료	91.49
	– 등속성 운동치료	102.29
	• 운동점차단술	370.21
	• 압박치료	67.00
	• 복합림프물리치료	135.00
	• 이온삼투요법	79.34

표 2-1 이학요법료 항목 (계속)

대분류	소분류	점수
전문재활치료	• 풀치료	
	– 보행풀치료	245.93
	– 전신풀치료	385.71
	• 중추신경계발달재활치료	228.59
	• 작업치료	
	– 단순작업치료	53.30
	– 복합작업치료	104.50
	– 특수작업치료	151.28
	• 일상생활동작 훈련치료	151.13
	• 신경인성 방광 훈련치료	226.09
	• 기능적전기자극치료	185.84
	• 근막동통유발점 주사자극치료	77.92
	• 재활사업	
	– 개인력조사	198.42
	– 사회사업상담	121.62
	– 가정방문	415.96
	• 호흡재활치료	83.67
	• 재활기능치료	
	– 매트 및 이동치료	185.62
	– 보행치료	177.42
	• 연하장애재활치료	182.63
기타 이학요법료	• 적외선치료	8.01
	• 상기도 증기흡입치료	21.10
	• 자외선치료	6.29
	• 약욕	116.61
	• 피부과적 자외선치료	59.96~83.32
	• 피부광화학요법	141.80~256.00
	• 고빌리루빈혈증에 대한 광선요법	294.39
	• 간헐적호흡치료	525.23
	• Air fluidized therapy	546.38
	• 양위 양압호흡치료	1,428.48
	• 수압팽창술	624.50
	• 신경인성 장훈련치료	177.54
	• 고빈도 흉벽진동요법	166.00
	• 항문직장 및 골반근의 생체되먹이기치료	352.34
	• 분사신장치료	145.21
	• 요실금 전기자극치료	115.82
	• 체위성안진교정치료	408.83
	• 악관절고착해소술	165.93

* 건강보험요양급여비용 2021년 3월판 중 '제7장 이학요법료'.

표 2-2 유형별 분류에 따른 점수당 단가

유형별 분류	점수당 단가
「의료법」제3조제2항제3호에 따른 의료기관 중 병원, 요양병원 및 종합병원	77.3원
「의료법」제3조제2항제1호에 따른 의료기관 중 의원	87.6원
「의료법」제3조제2항제1호 및 같은 항 제3호에 따른 의료기관 중 치과의원 및 치과병원	88.7원
「의료법」제3조제2항제1호 및 같은 항 제3호에 따른 의료기관 중 한의원 및 한방병원	89.8원
「의료법」제3조제2항제2호에 따른 조산원	140.3원
「약사법」제2조제3호에 따른 약국 및 같은 법 제91조에 따른 한국희귀의약품센터	90.9원
「지역보건법」에 따른 보건소 · 보건의료원 및 보건지소와 「농어촌등 보건의료를 위한 특별조치법」에 따라 설치된 보건진료소	86.1원

*건강보험요양급여비용 2021년 3월판.

표 2-3 요양기관 종별가산율

요양기관	가산율
• 상급종합병원으로 인정받은 종합병원 • 상급종합병원에 설치된 치과대학 부속 치과병원 • 상급종합병원에 설치된 특수전문병원	30%
• 상급종합병원을 제외한 종합병원 • 상급종합병원에 설치된 경우를 제외한 치과대학 부속 치과병원 • 허가 병상 수가 30병상 이상이고, 한방 6개 과가 설치되어 있는 한의과대학 부속 한방병원 • 국립병원 한방진료부	25%
• 병원 • 치과병원 • 한방병원 • 요양병원	20%
• 의원 • 치과의원 • 한의원 • 보건의료원	15%
• 약국 및 한국희귀의약품센터 • 조산원, 보건소, 보건지소, 보건진료소 • 「의료법」 제35조에 의한 부속 의료기관	적용 안 함

*건강보험요양급여비용 2021년 3월판 중 '요양기관 종별 가산율'.

2. 노인장기요양보험법

「노인장기요양보험법」은 노인성 질환으로 일상생활을 수행하기 어려운 노인에게 가사지원 또는 신체활동을 제공하기 위한 장기요양급여에 관한 법률이다. 장기요양급여는 혼자서 6개월 이상 일상생활을 수행하기 어려운 자에게 가사활동의 지원, 신체활동 또는 간병 등의 서비스나 이에 갈음하여 지급하는 현금 등을 의미한다.

1) 「노인장기요양보험법」의 목적

「노인장기요양보험법」은 2008년 7월 1일 시행되어 현재까지 여러 번 개정되어 시행 중인 법으로 일상생활을 유지하지 못하는 노인에게 가사지원과 장기요양급여에 관한 사항을 정하여 노후의 생활안정과 건강증진을 도모하는 법이다. 고령이나 노인성 질병 등으로 일상생활을 혼자서 수행하기 어려운 노인 등에게 요양문제에 대하여 신속하게 대처하고 욕구를 충족시키는 것과 신체활동 가사지원 서비스를 공급하여 노후의 삶의 질을 향상시키고 그 가족의 부담을 덜어줌으로써 복지증진에 이바지하려는 데 목적이 있다.

2) 「노인장기요양보험법」의 내용

대통령령으로 정하는 노인 등이란 65세 이상의 노인 또는 65세 미만의 자로서 치매, 뇌혈관성 질환 등 대통령령으로 정하는 노인성 질병을 가진 자를 말한다. 요양서비스에는 시설서비스 2종, 재가서비스 10종이 있는데 시설서비스에는 요양시설, 전문요양시설 등의 간병서비스 혹은 간병비 지급 등의 혜택이 있으며, 재가서비스에는 방문간병, 방문목욕, 방문간호, 방문재활, 주간보호, 단기보호, 요양관리지도, 복지용구 대여 및 구입지원, 그룹홈, 요양서비스 계획 작성 지원 등이 있다.

(1) 방문목욕서비스

목욕에 필요한 장비 및 물품을 갖추고 가정에 방문하여 목욕을 제공한다.

(2) 방문간병서비스

요양대상자가 거주하는 곳을 요양보호사가 방문하여 식사보조, 배변, 개인위생, 목욕 등의 일상생활활동을 지원하거나 심부름, 가정관리 등의 가사지원 서비스를 제공한다.

(3) 방문간호서비스

의료법에 해당하는 간호, 치료의 보조, 위생업무 등의 요양 서비스를 제공한다.

(4) 주 · 야간보호서비스

부득이한 사유로 가족의 보호를 받을 수 없는 요양대상자를 하루 중 일정시간 장기요양기관에 보호를 맡겨 신체활동 지원, 교육, 훈련 등을 제공하는 장기요양급여이다.

(5) 단기보호서비스

일정기간 동안 요양기관에 피치 못할 사유로 가족의 보호를 받을 수 없어 요양대상자를 보건복지부령으로 정하는 테두리 안에서 일시적으로 보호가 필요한 심신이 허약한 노인과 장애노인을 보호시설에 단기간 입소시켜 보호할 경우 제공하는 장기요양 급여이다.

3. 노인복지법

1) 「노인복지법」의 목적 및 기본개념

고령화 시대에 접어들면서 노인의 증가와 맞물려 노인문제는 이미 사회문제 중 하나로 대두되었고, 이를 대처하기 위해 1981년 5월 8일 임시국회에 「노인복지법」이 최초로 상정되어 같은 해 6월 5일 시행되었으며, 노인의 질환을 사전 예방하거나 조기발견하여 질환상태에 따른 적절한 치료, 요양으로 심신의 건강을 유지하고, 노후의 생활안정을 위하여 필요한 조치를 강구함으로써 노인의 보건복지증진에 기여함을 목적으로 한다. 노인은 후손의 양육과 국가 및 사회의 발전에 기여하여 온 자로서 존경받으며 안정된 생활을 보장받는다. 그리고 적당한 일에 종사하고 사회적 활동에 참여할 기회를 보장받는다. 또한 노령에 따르는 심신의 상태를 점검하여 심신의 건강을 유지하고 그 지식과 경험을 활용하여 사회의 발전에 기여하도록 노력하여야 한다.

2) 「노인복지법」의 내용

복지실시기관, 국가 및 지방자치단체가 노인복지 증진의 책임 주체가 되며, 노인복지를 위한 상담 및 지도업무를 담당하기 위해 시 · 군 · 구에 노인복지상담원을 두고 있다. 그리고 국가와 국민은 우리나라의 경로효친의 미풍양속에 따른 건전한 가족제도가 유지 · 발전되도록 노력하여야 하며, 노인의 보건복지 증진을 위해 시책을 강구하여 추진하여야 한다. 경로연금은 65세 이상의 생활보호대상자, 65세 이상의 기준금액 이하의 소득인 자에게 경로연금을 지급한다. 보건복지 조치사항으로는 노인의 생업지원, 사회참여 지원, 경로우대, 건강진단, 상담 및 입소 등의 조치와 노인재활요양사업, 치매관리사업 등이 있다.

3) 노인복지시설의 종류

노인복지를 증진하기 위한 다양한 서비스를 제공하는 노인복지시설은 사회적 장치로써 여러 해당시설이 있다(「노인복지법」 제31조).

(1) 노인주거복지시설

- 양로시설
- 노인공동생활가정
- 노인복지주택

(2) 노인의료복지시설

- 노인요양시설
- 노인요양공동생활가정

(3) 노인여가복지시설

- 노인복지관
- 경로당
- 노인교실

(4) 재가노인복지시설

- 방문요양서비스
- 주 · 야간보호서비스
- 단기보호서비스
- 방문목욕서비스
- 그 밖의 서비스

(5) 노인보호전문기관

- 중앙노인보호전문기관

(6) 노인일자리지원기관

- 노인인력개발기관
- 노인일자리지원기관
- 노인취업알선기관

(7) 학대피해노인 전용쉼터

4. 장애인복지법

장애인이란 「장애인복지법」상 신체적 · 정신적 장애로 오랫동안 일상생활이나 사회생활에서 상당한 제약을 받는 자로 규정되어 있다. 구체적인 장애의 종류나 기준은 대통령령으로 정해져 있다.

1) 「장애인복지법」의 목적과 기본개념

「장애인복지법」의 궁극적인 목적은 장애인의 복지와 사회 참여 증진을 통하여 사회 통합을 이루는 데 있다. 장애인 문제를 개인이나 가족의 문제가 아닌 사회문제로 인식하고 장애인에 대한 이념적 평등과 장애인의 권리의식 향상에 따라 범국가적 차원에서 장애인 문제를 해결하고자 하는 취지의 법이다. 1981년 6월 5일에 "심신장애자복지법"이 제정되었고, 1989년 12월 30일에 "장애인복지법"으로 전부 개정되어 현재까지 전부 또는 일부 개정되었다. 이 법은 장애인 복지의 기본이념으로서 장애인의 "완전한 사회참여와 평등을 통한 사회통합" 실현에 있다고 규정하고 있다.

2) 「장애인복지법」의 구체적 · 실천적 목적

(1) 장애인의 인간다운 삶과 권리보장을 위한 국가와 지방자치단체의 책임을 명확히 한다.

(2) 장애인복지대책으로서 장애예방, 의료 · 교육 · 직업재활 및 생활환경개선을 종합적으로 추진하는 데 목적이 있다.

(3) 장애인의 자립생활 및 수당지급 등에 관하여 규정함으로써 장애인의 생활안정에 기여하고자 한다.

5. 지역보건법(보건소법)

「지역보건법」은 지역보건의료계획과 지역보건의료기관에 관한 법률로 1956년 12월 13일 "보건소법"이 제정되었고, 1995년 12월 29일에 "지역보건법"으로 개정되어 현재까지 일부 개정되었다.

1) 보건소법의 목적

이 법은 보건행정을 합리적으로 조직 · 운영하고 보건시책을 효율적으로 추진하여 국민보건의 향상에 이바지함을 목적으로 보건소 등 지역보건 의료기관의 설치 · 운영 및 지역보건의료사업의 연계성 확보에 필요한 사항을 규정하고 있다.

2) 보건소법의 내용

(1) 각 지역의 사회서비스 제공의 거점역할을 보건소가 담당한다.

(2) 보건소는 지방자치단체의 관할구역 안에서 국민의 보건 증진을 위한 업무를 담당하며 시 · 군 · 구에 1개소씩 설치되어 있다.

6. 발달장애인법

1) 재정 배경 및 목적

발달장애인은 전체 등록 장애인 중 소수에 불과하지만 성인이 되어서도 세수, 화장실 사용 등의 간단한 일상생활조차도 타인의 도움없이 생활하기가 어려워 일생동안 돌봄이 필요한 경우가 대부분이다. 따라서 이들은 인지력 · 의사소통 능력 등이 부족하여 자신의 권리를 주장하거나 스스로 보호하는 것에 상당한 어려움이 있어 학대 · 성폭력, 인신매매, 장기적인 노동력 착취 등의 피해가 되는 경우가 지속적으로 발생하였다. 그리고 복지서비스는 그 필요량에 비해 지원규모가 작아서 발달장애인을 돌보고 있는 부모나 보호자들의 신체적 · 정신적 · 경제적 · 정서적인 부담이 상당히 높은 수준이고, 발달장애인 직업훈련이나 평생교육 등 능력계발을 위한 지원체계도 부족한 상황이었다. 따라서 발달장애인에 대한 구체적인 장애범위, 그 가족이나 보호자 등의 특수한 수요에 일치할 수 있는 지원체계 및 발달장애인 지원센터 설립의 근거를 만들어 정함으로써 발달장애인의 권리를 보호하고, 그 보호자 등의 삶의 질을 향상시킬 수 있도록 하여 국민전체의 행복에 기여할 수 있도록 하려는 것이 이 법의 목적이다.

2) 「발달장애인법」의 내용

「발달장애인법」의 주요내용으로는 정의, 설치 및 운영에 관한규정, 개인지원계획에 관한 규정, 발달 재활 서비스 등에 관한 규정, 가족프로그램 등에 관한 규정, 설치근거가 있다. 지원대상을 아동 및 성인 발달장애인과 그 가족으로 확대하여 발달장애인이란 지적장애, 자폐성 장애 및 인지적 장애를 동반한 장애인으로 정의하고 있다. 발달장애인을 위한 복지정보 제공, 발달장애인 학대 등 신고접수 시 현장출동 · 조사 · 보호조치 · 상담 및 인식개선 홍보, 개인별 지원계획 수립 등의 업무를 수행하는 발달장애인지원센터의 설치 근거를 마련하였다.

7. 산업안전보건법

「산업안전보건법」은 1981년 12월 31일 제정되어 산업재해를 예방하고 근로자의 안전과 보건을 유지하고 증진시키기 위해 제정되었다. 이 법은 근로자의 안전과 보건을 유지 · 증진하기 위한 목적으로 산업안전 · 보건에 관한 기준을 확립하고 그 책임을 명확히 하여 산업재해를 사전에 예방하고 쾌적한 작업환경을 갖추도록 한다. 각종 기업의 의무실에서 근무하는 물리치료사의 수가 증가하고 있으며 근로자의 근육 뼈대계통 질환에 대한 물리치료서비스 및 예방적 업무를 수행한다.

8. 연습문제

문항 1

노인의 의료복지시설의 종류에 해당하는 것은?

① 양로시설

② 노인교실

③ 노인요양공동생활가정

④ 노인복지주택

⑤ 노인인력개발기관

문항 2

「국민건강보험법」의 목적으로 가장 옳은 것은?

① 노후에 신체활동 가사 서비스를 제공한다.

② 보험급여를 통한 국민의 건강증진 및 국민보건 향상과 사회코장증진에 이바지한다.

③ 노인질환을 사전 예방하거나 노후의 생활안정을 위해 필요한 조치를 강구한다.

④ 장애인의 “완전한 사회참여와 평등을 통한 사회통합”의 실현에 있다.

⑤ 산업재해를 예방하고 근로자의 안전과 보건을 유지한다.

정답: 1 ③ 2 ②

참고문헌

김명철 외(2014). 지역사회 물리치료학. 대학서림.
김영미, 조정선(2013). 지역사회 중심재활을 기반으로 한 서비스가 뇌졸중 환자의 기능과 삶의 질에 미치는 영향, 재활복지. Vol 17 No.3.
김주경(2010). 노인의료비 증가 현황과 대응방안, 이슈와 논점. 제112호. 국회입법조사처.
노인복지법.
노인복지법 시행규칙.
박지환 외(2010). 일상생활활동(생활환경과 여가활동). 현문사.
박지환 외(2013). STANDARD 물리치료학개론. 현문사.
배성수(2006). 가정방문 물리치료 전략. 대한물리치료학회지 제 15권 제 4호. pp.755-762.
보건복지부(2006) 건강증진사업 수립지침서.
보건복지부(2008). 국가복지정보포털. 장애인 생활시설 관련 통계자료.
보건복지부(2011). 제3차 국민건강증진종합계획(2011~2020).
보건복지부(2016). 2016년 지역사회통합건강증진사업 설명회 자료집.
보건복지부(2017). 2017년 지역사회통합건강증진사업 설명회 자료집.
세계보건기구(2010).지역사회중심사회모형.
양영애 외(2016). 지역사회작업치료. 애듀팩토리.
의료기사등에관한 법률.
이동엽 외(2014). 지역사회 물리치료. 박영사.
이호성(2004). 노인의 건강상태와 의료비부담 관련요인에 대한 연구, 한국노년학, 제24권 2호, pp.163~189. 한국노년학회.
자격기본법.
장애인 등에 대한 특수교육법.
주택도시연구원(2006). 고령사회에 대응한 국민임대주택 모델 개발.
통계청(2009). 통계청 자료.
한국물리치료정책연구소(2016). 지역사회 물리치료. 현문사.
황현숙, 양영애(2011). 지역사회 재활; 작업치료, 물리치료, 재활간호. 영문출판사.
학교작업치료학(2012). 정담미디어.

참고사이트

국민건강보험공단 http://www.nhis.or.kr
법제처 http://www.moleg.go.kr
보건복지부 http://www.mw.go.kr

CHAPTER

03

건강증진사업

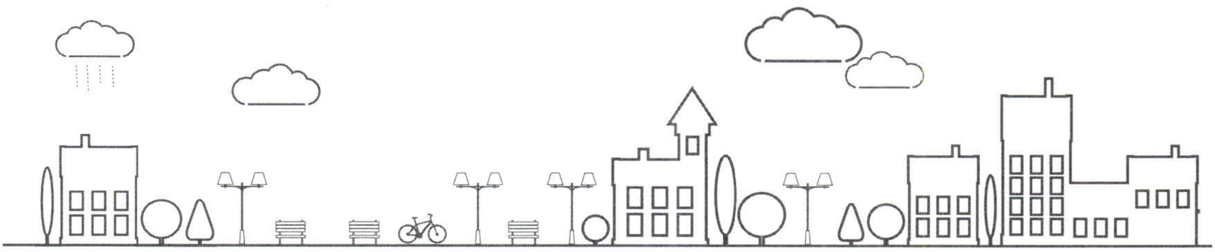

학습목표

1. 건강증진사업에 대해서 설명할 수 있다.
2. 국민건강증진법에 대해서 설명할 수 있다.
3. 국민건강증진종합계획에 대해서 설명할 수 있다.
4. 지역사회 통합건강증진에 대해서 설명할 수 있다.
5. 건강생활지원센터사업에 대해서 설명할 수 있다.

핵심용어

- 건강증진사업
- 국민건강증진법
- 국민건강증진종합계획
- 지역사회 통합건강증진
- 건강생활지원센터사업

1. 건강증진사업

우리나라에서는 1995년 제정된 「국민건강증진법」에 의거하여 중앙정부에서는 국민건강증진종합계획을 수립해 오고 있다. 지난 2002년 우리나라에서 처음으로 제1차 국민건강증진종합계획이 있었고, 2005년 제2차, 2010년 제3차 건강증진종합계획(Health Plan: HP 2020), 2015년 제4차 계획(2016~2020)은 제3차 HP 2020의 중간 수정의 형태로 수립 · 추진되어 왔다. 심혈관질환, 각종 암 등 만성질환으로 인한 사망이 국민의 주요 사망원인이 됨에 따라 예방을 중심으로 한 보건정책과 사업이 더 절실히 요구되었기 때문에 이러한 중장기적인 국민건강증진종합계획이 수립된 것으로 평가된다. HP 2020에서는 건강생활실천, 만성질환관리, 감염질환관리, 안전환경보건, 인구집단 건강관리, 사업체계관리 등 6개의 분야가 중심이 되었고, 총 31개 중점과제에서 건강수준의 향상과 건강형평성 제고를 위한 다양한 목표를 개발하였다.

국민건강증진사업은 보건교육, 질병예방, 영양개선 및 건강생활의 실천을 통하여 국민의 건강을 증진시키는 사업으로 정의하고 있어 2차적 예방서비스가 포함되는 광의의 건강증진을 의미하는 개념이다. 광의의 건강증진이란 "적극적 건강향상과 불건강의 위험요인 감소를 위한 보건교육, 건강 보호적 환경조성, 질병예방서비스 등의 조합"으로 정의된다.

1) 건강증진의 정의

WHO의 유럽지역 사무소에서는 건강증진은 "사람들로 하여금 건강에 대한 관리를 증가시켜 건강을 향상시킬 수 있게 하는 과정"으로 정의하였으며, 캐나다 오타와에서 개최한 건강증진에 대한 제1차 국제회의에서는 "건강이란 삶의 목적이 아닌 일상생활을 위한 자원이며, 건강증진은 사람들을 자신의 건강에 대한 통제력을 증가시키고 건강을 향상시키는 능력을 갖도록 하는 과정"이라고 정의하였다.

미국 보건성에서는 'Healthy People 2000'라는 연구보고서를 발간하여 건강증진전략으로 생활양식의 개선과 관련된 금연, 알코올 및 약물남용 방지, 영양개선, 운동 및 체력향상, 정신건강과 정신장애, 폭력 및 학대행위 방지, 가족계획, 교육적인 지식사회 중심 프로그램의 8개 영역의 목표를 제시하였다.

2) 건강증진사업의 목적

국민건강증진사업은 국민들에게 건강에 대한 가치와 책임의식을 함양하도록 건강에 관한 바른 지식을 보급하고 스스로 건강생활을 실천할 수 있는 여건을 조성함으로써 국민의 건강을 증진함을 목적으로 한다.

건강한 사람들을 주 대상으로 건강에 유익한 생활양식 및 환경의 변화와 예방서비스의 개선을 통하여 건강잠재력을 함양하고 건강위험요인을 조기발견하고 관리함으로써 긍정적 건강을 향상하고 불건강의 위험요인을 감소하려는 데 목적을 두고 있다.

3) 건강증진의 필요성

■ **건강한 공공정책 확립**

건강증진은 보건의료사업의 범위를 넘어선 활동으로, 모든 부문에서 정책입안자들이 정책 결정의 결과가 건강에 미치는 영향을 인식하게 함으로써 국민건강에 대한 책임을 환기시킨다.

■ **건강지향적 환경조성**

건강을 사회생태학적 접근에서 보면 인간과 환경은 불가분의 관계이므로 자연환경을 보존하는 데 지역사회나 국가, 전 세계가 상호보완적 관계를 유지해야 한다. 일과 여가생활은 건강의 좋은 원천이 된다. 따라서 안전하고 동기조성적이며, 만족과 즐거움을 가질 수 있는 직장환경과 생활환경을 조성해야 건강증진이 가능하다.

■ **지역사회활동 강화**

건강증진사업의 목적을 달성하기 위해서는 우선순위와 활동범위를 결정하고, 전략적 계획과 실천방법 모색을 위한 구체적이고 효과적인 지역사회활동을 통해 수행되어야 한다.

- **개인의 기술개발**

  건강증진활동을 통해 개개인은 건강과 환경에 대한 통제능력을 향상하고, 건강에 유익한 선택을 할 수 있는 능력이 생기게 된다.

- **보건의료사업의 재정립**

  보건의료사업은 사회변화에 민감하게 대처해야 하는데, 이는 건강한 생활을 위하여 개인과 지역사회의 요구를 지지하는 것이며, 보건부문과 광범위한 사회적 · 정치적 · 경제적 · 물리적 환경요소 간의 협력통로를 열어주는 것이다.

4) 건강증진사업의 전략

우리나라 보건정책은 전통적으로 질병치료 중심의 보건의료서비스 확충에 초점을 맞추어 국가 주도형 사업방식을 탈피하여 지자체의 지역 특성 및 주민 수요에 맞는 지역사회 통합 건강증진사업에 중점을 두고 있다. 인간의 건강은 유전적 소인을 비롯한 생활양식, 생물학적 속성, 물리적 환경 및 사회적 환

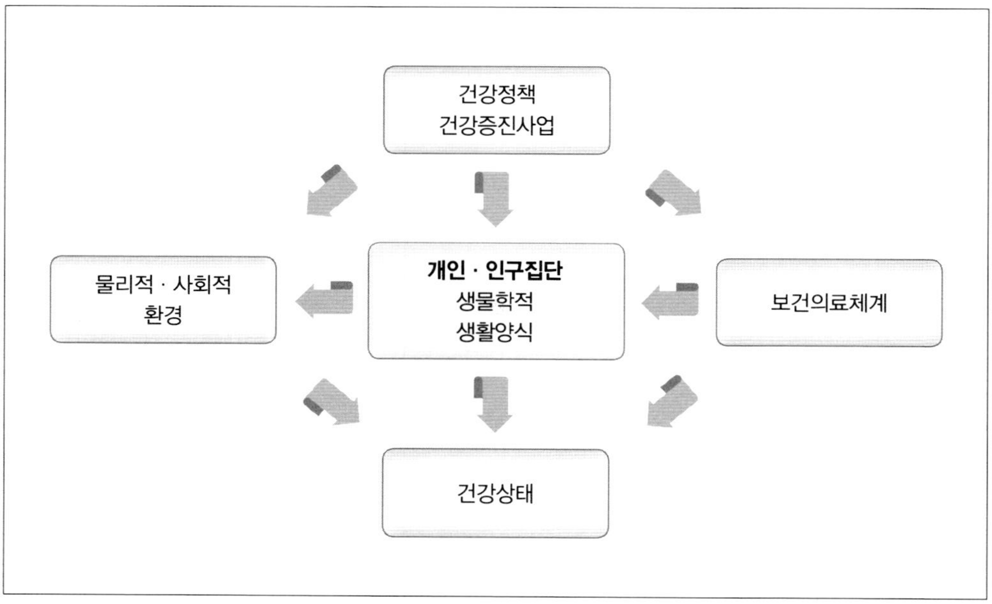

그림 3-1 | **건강의 결정요인과 결정과정**

경, 보건의료체계 등 여러 가지 요인의 영향을 받는 것으로 알려져 있다(그림 3-1).

2. 국민건강증진법

제1조(목적)

이 법은 국민에게 건강에 대한 가치와 책임의식을 함양하도록 건강에 관한 바른 지식을 보급하고 스스로 건강생활을 실천할 수 있는 여건을 조성함으로써 국민의 건강을 증진함을 목적으로 한다.

제2조(정의)

1. "국민건강증진사업"이라 함은 보건교육, 질병예방, 영양개선, 건강관리 및 건강생활의 실천 등을 통하여 국민의 건강을 증진시키는 사업을 말한다.
2. "보건교육"이라 함은 개인 또는 집단으로 하여금 건강에 유익한 행위를 자발적으로 수행하도록 하는 교육을 말한다.
3. "영양개선"이라 함은 개인 또는 집단이 균형 잡힌 식생활을 통하여 건강을 개선시키는 것을 말한다.
4. "건강관리"란 개인 또는 집단이 건강에 유익한 행위를 지속적으로 수행함으로써 건강한 상태를 유지하는 것을 말한다.

제3조(책임)

① 국가 및 지방자치단체는 건강에 관한 국민의 관심을 높이고 국민건강을 증진할 책임을 진다.

② 모든 국민은 자신 및 가족의 건강을 증진하도록 노력하여야 하며, 타인의 건강에 해를 끼치는 행위를 하여서는 아니 된다.

제4조(국민건강증진종합계획의 수립)

① 보건복지부장관은 제5조의 규정에 따른 국민건강증진정책심의위원회의 심의

를 거쳐 국민건강증진종합계획(이하 "종합계획"이라 한다)을 5년마다 수립하여야 한다. 이 경우 미리 관계중앙행정기관의 장과 협의를 거쳐야 한다.

② 종합계획에 포함되어야 할 사항은 다음과 같다.

1. 국민건강증진의 기본목표 및 추진방향
2. 국민건강증진을 위한 주요 추진과제 및 추진방법
3. 국민건강증진에 관한 인력의 관리 및 소요재원의 조달방안
4. 제22조의 규정에 따른 국민건강증진기금의 운용방안

4의2. 아동 · 여성 · 노인 · 장애인 등 건강취약 집단이나 계층에 대한 건강증진 지원방안

5. 국민건강증진 관련 통계 및 정보의 관리방안
6. 그 밖에 국민건강증진을 위하여 필요한 사항

제6조(건강생활의 지원 등)

① 국가 및 지방자치단체는 국민이 건강생활을 실천할 수 있도록 지원하여야 한다.

② 국가는 혼인과 가정생활을 보호하기 위하여 혼인 전에 혼인 당사자의 건강을 확인하도록 권장하여야 한다.

③ 제2항의 규정에 의한 건강 확인의 내용 및 절차에 관하여 필요한 사항은 보건복지부령으로 정한다.

제19조(건강증진사업 등)

① 국가 및 지방자치단체는 국민건강증진사업에 필요한 요원 및 시설을 확보하고, 그 시설의 이용에 필요한 시책을 강구하여야 한다.

② 시장 · 군수 · 구청장은 지역주민의 건강증진을 위하여 보건복지부령이 정하는 바에 의하여 보건소장으로 하여금 다음 각 호의 사업을 하게 할 수 있다.

1. 보건교육 및 건강상담
2. 영양관리
3. 구강건강의 관리

4. 질병의 조기발견을 위한 검진 및 처방

5. 지역사회의 보건문제에 관한 조사 · 연구

6. 기타 건강교실의 운영 등 건강증진사업에 관한 사항

③ 보건소장이 제2항의 규정에 의하여 제2항제1호 내지 제4호의 업무를 행한 때에는 이용자의 개인별 건강상태를 기록하여 유지 · 관리하여야 한다.

④ 건강증진사업에 필요한 시설 · 운영에 관하여는 보건복지부령으로 정한다.

3. 국민건강증진종합계획

1) 국민건강증진종합계획의 추진경과

국민건강증진종합계획은 「국민건강증진법」 제4조에 따라 국민건강증진 및 질병예방을 위해 매 5년마다 수립하는 국가차원의 건강증진 로드맵이다.

2002년 제1차 계획(2002~2005) 수립, 2005년 제2차 계획(2006~2010) 수립, 2010년 제3차 계획부터 2011~2020년에 이르는 10년 계획 수립, 2015년 제4차 계획(2016~2020)은 제3차 HP2020의 중간 수정의 형태로 수립하고 있다(그림 3-2).

2) 국민건강증진종합계획 추진계획

(1) 제1차 국민건강증진종합계획의 추진전략

중점사업을 선정, 집중 추진하여 국민 전체에 대한 파급효과가 크고 취약계층에 대한 지원 효과가 높아 우선적으로 수행되어야 할 건강증진사업을 선정하고, 보건복지부 건강 · 질병정책관 수행과제 중심의 계획으로 40개의 목표와 39개의 추진사업으로 구성, 사업 간 연계를 위해 주체별 · 유형별 유사사업의 추진체계를 통합함으로써 건강증진정책의 효율성 제고, 건강생활실천 · 만성질환예방을 생애주기별 건강증진과 연계한다.

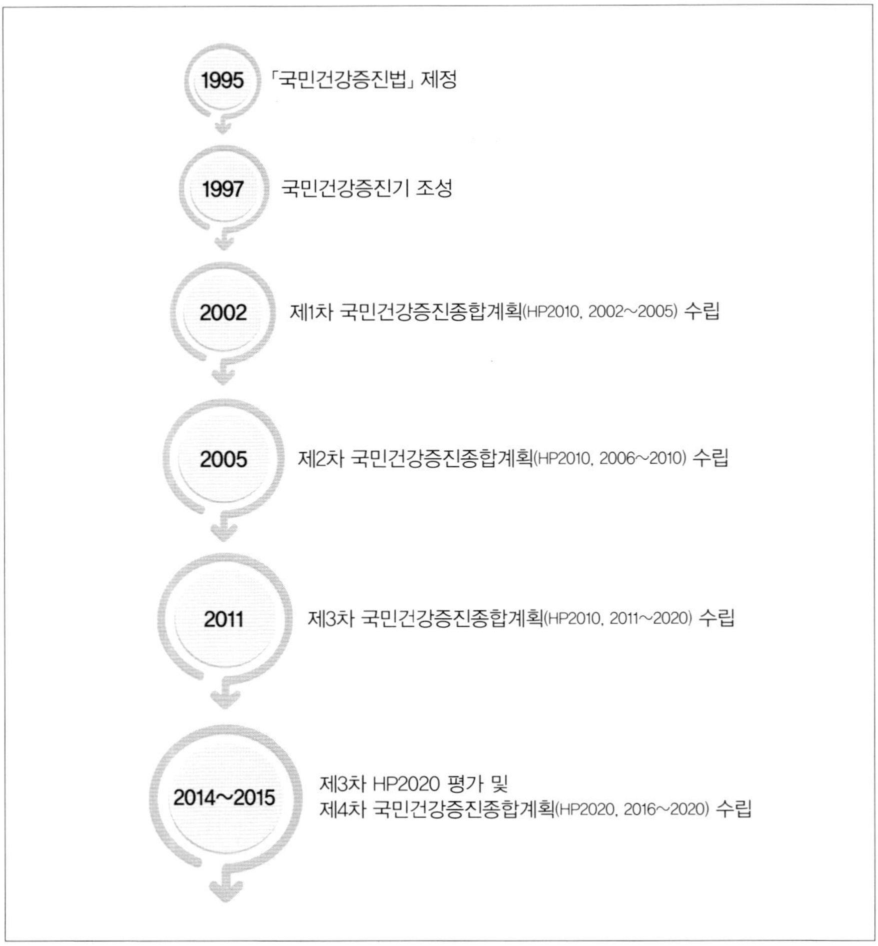

그림 3-2 | 국민건강증진종합계획 추진경과
출처: 보건복지부(2015), 제4차 국민건강증진종합계획.

(2) 제2차 국민건강증진종합계획의 추진전략

건강행태의 변화추진, 건강관련 사회적 환경의 변화추진, 예방보건서비스의 제공, 건강위해환경에 대한 조치 등을 위한 수단의 동원과 활동으로 구성되었다.

(3) 제3차 국민건강증진종합계획의 추진전략

Health Plan 2010의 평가결과를 반영하고 수립하여 공통적으로 건강형평성 문제가 제기되는 취약계층은 인구집단별 건강관리분과에서 별도의 중점과제로 다루도록 추가하여, 중점과제는 건강결정요인을 중심으로 집중적 노력의 대상이 될 중점 사업분야를 선정하여 총 6개 분야가 도출되었으며, 여기에 32개 중점과제를 선정하였다.

(4) 제4차 국민건강증진종합계획의 추진전략

제4차 HP2020의 목표는 제3차와 마찬가지로 WHO 건강증진의 개념, 목표 달성 측정을 위해 계량화 가능 여부와 주요 외국의 추세를 감안하여 "건강수명 연장과 건강형평성 제고"로 제3차 종합계획 사업분야를 유지하되, 평가결과를 고려하여 유사과제 및 집중 · 강화가 필요한 과제를 통합하였으며, 건강생활실천 확산, 예방중심의 상병관리, 안전환경보건, 인구집단별 건강관리 분야 등 6개 분야, 27개 과제로 선정하였다(그림 3-3).

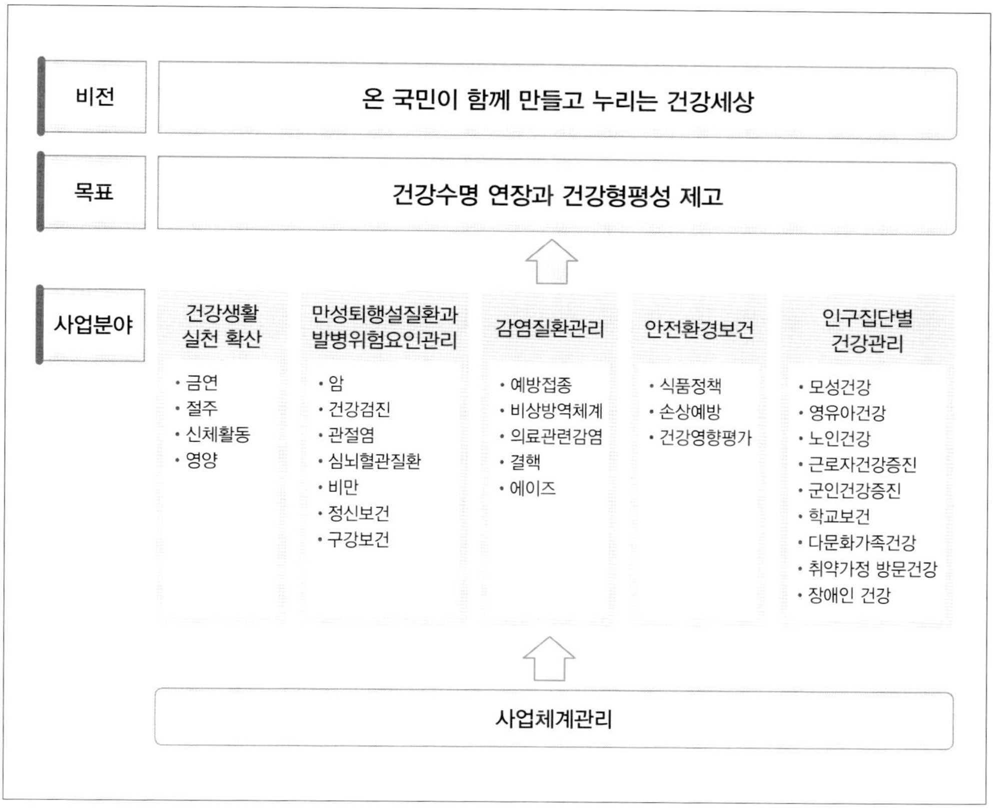

그림 3-3 | 제4차 국민건강증진종합계획(HP 2020)의 기본 틀

출처: 보건복지부(2015), 제4차 국민건강증진종합계획.

3) 국민건강증진종합계획 중점과제

국민건강증진종합계획 제3차 종합계획의 대표지표를 기본으로 하되, 목표달성율 및 2020년 달성 예상도, 관련 정책 추진방향 등을 고려하여 중앙위원회 및 분과위원회의 심의를 거쳐 15개 중점과제와 19개 대표지표를 선정하였다(표 3-1).

(1) 금연

- 흡연의 예방과 흡연자의 금연, 그리고 이를 지지하는 금연 환경을 실현함으로써 흡연율을 낮추고 비흡연자를 보호한다. 이러한 모든 과정에서 형평성을 제고한다.

(2) 절주

- 위험한 음주 행동을 예방하고 알코올 소비를 감소하기 위한 법적 제도적 장치를 마련함으로써 음주로 인한 폐해를 감소시켜 국민의 건강증진에 기여한다.

(3) 신체활동

- 규칙적 신체활동을 통해 건강을 증진시키고, 만성질환 위험인자를 감소시킴으로써, 궁극적으로 삶의 질 향상과 건강 수명 연장에 기여한다.

(4) 영양

- 「국민영양관리법」에 근거한 체계적 영양관리 및 영양교육의 실현에 초점을 맞추고, 우리 국민의 건강한 식생활 실천을 유도하고 관련 만성질환을 예방하여 건강수명 연장에 기여하고자 한다.

(5) 암

- 일차예방으로 암발생률을 낮추고, 조기검진으로 암사망률을 낮추며, 적절한 진단과 치료로 암생존율을 높이고, 암생존자에 대한 통합적 지지를 통해 암환자의 삶의 질을 향상시킨다.

표 3-1 제4차 국민건강증진종합계획 2020 대표지표 현황

영역		대표지표	2008년 기준치	2013년 현황	2020년 목표치
1	금연	성인 남성 현재흡연율	47.7%	42.1%	29.0%
		중 · 고등학교 남학생 현재흡연율	16.8%	14.4% ('15, 11.9%)	9.0%
2	절주	성인 고위험 음주율	남성 28.3% 여성 8.5%	남성 22.5% 여성 7.2%	남성 19.0% 여성 5.1%
3	신체활동	유산소 신체활동 실천율	–	57.1%('14년)	62.8%
4	영양	건강식생활 실천율(지방, 나트륨, 과일/채소, 영양표시 4개 지표 중 2개 이상을 만족하는 인구 비율)	30.2%	35.6%	48.6%
5	암관리	암 사망률(인구 10만 명당)	103.8명	90.4명	82.3명('19년)
6	건강검진	일반(생애) 건강검진 수검률 (건강보험적용자)	64.3%	72.2%	80.0%
7	심뇌혈관 질환	고혈압 유병률	26.9%	27.3%	23.0%
		당뇨병 유병률	9.7%	11.0%	11.0%
8	비만	성인 비만 유병률	남성 35.6% 여성 26.5%	남성 37.6% 여성 27.5%	남성 ≤ 37.0% 여성 ≤ 27.0%
9	정신보건	자살률 감소(인구 10만 명당)	26명	28.5명	20명
10	구강보건	아동청소년 치아우식 경험률(영구치)	61.1%('06년)	57.3%('12년)	45.0%
11	결핵	신고 결핵 신환자율(인구 10만 명당)	78.9명('11년)	71.4명	39.5명
12	손상예방	인구 10만 명당 손상 사망률	61.7명	61.3명	56.0명
13	모성건강	모성사망비(출생 10만 명당)	12명	11.5명	9명
14	영유아	영아사망률(출생아 천 명당)	3.4명	3.0명	2.8명
15	노인건강	노인 활동제한율 –일상생활수행능력(ADL) 장애율	11.4%	6.9%('14년)	6.5%

출처: 보건복지부(2015), 제4차 국민건강증진종합계획.

(6) 건강검진

- 국가건강검진 수검률 향상, 질 향상 및 효과적인 사후관리를 통해 만성질환의 예방과 조기 발견, 검진 사후 건강행태 개선을 도모하여 심뇌혈관질환의 발생률, 사망률 감소를 유도한다.

(7) 관절염

- 건강한 생활 실천으로 관절염 발생률 억제, 그리고 관절염 환자들에 대한 적절한 개입으로 장애와 합병증을 최소화하여 삶의 질 향상 및 건강형평성을 개선한다.

(8) 심뇌혈관질환

- 고혈압, 당뇨병, 고지혈증 등 선행질환에 대한 자가관리능력 향상 및 지속치료를 통해 뇌졸중, 심근경색증 등 심뇌혈관질환 발생을 예방한다.
- 심뇌혈관질환 발병 시 병원 전 단계, 병원 내 단계에서 적절한 조치 및 치료 · 재활을 달성함으로써 심 · 뇌혈관질환으로 인한 사망과 장애를 감소시킨다.

(9) 비만

- 급속한 증가일로에 있는 국내 비만인구의 증가를 억제한다.
- 균형 잡힌 식생활, 규칙적인 운동 등의 비만 예방을 위한 건강생활 실천을 향상시킨다.
- 비만으로 인한 질병 감소와 의료비를 절감한다.

(10) 정신보건

- 국민의 정신건강증진과 정신질환의 치료 및 관리 강화를 통해 질환으로 인한 사회적 부담을 감소시키고 삶의 질을 향상시키고자 한다.

(11) 구강보건

- 국민의 정신건강증진과 정신질환의 치료 및 관리 강화를 통해 질환으로 인한 사회적 부담을 감소시키고 삶의 질을 향상시키고자 한다.

(12) 예방접종

- 국민의 정신건강증진과 정신질환의 치료 및 관리 강화를 통해 질환으로 인한 사회적 부담을 감소시키고 삶의 질을 향상시키고자 한다.

(13) 비상방역체계

- 자연환경과 인문환경의 변화로 새로이 출현(신종인플루엔자, SARS 등)하였거나 재출현(두창, 말라리아 등)하여 공중보건위기를 초래할 수 있는 급성 중증 감염병에 대비한 감염병 대응체계를 강화하고 감시 및 대응 체계를 확립한다.

(14) 의료관련 감염

- 의학적인 치료 및 병원 환경과 관련된 감염을 체계적으로 감시하고 관리하여, 환자와 보호자뿐만 아니라 병원에서 근무하는 모든 직원을 감염으로부터 보호한다.
- 의료관련 감염을 일으키는 중요 병원균을 관리함으로써, 다약제 내성균, 신종 감염병 병원체 등이 지역사회로 확산되는 것을 방지한다.

(15) 결핵

- 결핵 감염과 발생을 예방하여 결핵 사망률을 감소시킴으로써 국민의 건강증진 및 삶의 질을 향상시킨다.

(16) 에이즈

- HIV/AIDS의 유행을 예방하고 HIV 감염인의 삶의 질을 개선하여 국민건강증진과 건강형평성 보장에 기여하고자 한다.

(17) 식품안전

- 2000년대 이후 국민소득이 2만 달러를 넘기면서 국내적으로는 식품안전에 관한 국민적 관심이 증가하고 있고, 또한 외식증가 등 식생활 행태가 변화하고 있다. 국제적으로는 1995년 세계무역기구(WTO) 출범에 따른 세계교역의 자유화와 개방화에 의해 위해한 식품의 의도적 · 비의도적 유입이 증가하

는 등 식품안전을 둘러싸고 있는 내외부 환경이 변화하고 있다.

- 최근에는 식품안전에 위협이 되는 지구온난화 등 자연 환경적 변화가 급격히 일어나고 있어 적절한 대응방안 모색이 필요하게 되었고, 동시에 2020년까지 식품안전관리수준을 선진화하여 국민의 건강을 증진하고 식품에 대한 신뢰를 제고시키는 데 목적이 있다.

(18) 손상예방

- 손상으로 인한 사망 및 장애를 예방하기 위하여 건강증진 및 환경적 지원정책의 기반을 조성한다.

(19) 모성건강

- 모성의 건강행위 실천과 주산기 관리를 강화함으로써 임산부 및 태아의 건강위험요소를 사전 예방하고 장애발생을 최소화하며 건강한 출산을 도모하고 모성의 사망률을 감소시킨다.

(20) 영유아건강

- 미래세대 국민건강을 좌우하는 영유아에 대한 사전 예방적 건강관리 강화로 영유아 질병 예방 및 건강증진을 강화한다.

(21) 노인건강

- 노인에게 건강증진, 건강검진 등 예방사업을 통해 노년기 신체 및 인지건강 · 기능상태를 유지 및 향상한다.

(22) 근로자 건강증진

- 모든 근로자가 퇴직할 때까지 육체적 및 정신적 건강을 유지 및 증진하도록 지원함으로써 퇴직 후 노년기 건강의 질을 보장하기 위함이다.

(23) 군인 건강증진

- 군부대에 근무하는 군인을 대상으로 육체적 및 정신적 건강을 유지 · 증진시켜 최상의 전투력을 유지하게 하고 전역 후에는 건강한 삶을 유지하여 국민건강증진에 기여하기 위함이다.

(24) 학교보건

- 학교건강증진사업을 통해 학생(초 · 중 · 고등학교)들의 질병과 사고를 예방하고, 건강에 대한 올바른 지식을 습득하게 하고 건강한 태도 및 습관의 형성으로 성인기의 질병예방과 평생건강의 기틀을 형성하기 위함이다.

(25) 취약가정 방문건강

- 빈곤, 고령, 질병, 장애 등 건강위험요인이 큰 취약가정의 건강격차 해소 및 건강형평성 제고를 위하여 가정방문을 통한 건강관리서비스를 제공한다.

(26) 장애인 건강관리

- 장애인의 건강을 증진하고, 장애로 인한 이차적인 질환이나 장애를 예방하며, 장애인의 의료 이용의 불평등을 해소하여 장애인의 삶의 질 향상을 도모하고자 한다.

(27) 사업체계

- 건강증진사업을 제대로 수행하기 위해서는 무엇보다도 지역사회 공공보건체계 강화가 필요하다. 하지만 지난 20년간 우리나라는 금연, 절주, 영양, 신체활동 등 분야별 건강증진사업의 목표와 개별 프로그램의 목표는 제시하여 사업을 추진하고 있으나 현재 공공보건체계에 대한 목표는 제시되어 있지 않아 사업의 지속성 및 효과성에 대한 평가의 어려움이 있다.

4. 지역사회 통합건강증진사업

1) 의의 및 특성

지역사회 통합건강증진사업이란 지자체가 지역사회 주민을 대상으로 실시하는 건강생활실천 및 만성질환 예방, 취약계층 건강관리를 목적으로 하는 사업을 통합하여 지역특성 및 주민 수요에 맞게 기획 · 추진하는 사업이다.

기존 전국을 대상으로 획일적으로 실시하는 국가 주도형 사업방식에서 지역 여건에 맞는 사업을 추진할 수 있도록 지자체 주도방식으로 개선하고 있다(그림 3-4).

2) 사업목적

지역사회 주민의 건강수준 향상을 위한 사업을 지자체가 주도적으로 발굴하여 추진함으로써 지역주민의 건강증진사업 체감도를 향상시키고, 중앙정부와 지방정부가 함께 노력하여 제3차 국민건강증진종합계획(2011~2020) 목표 달성, 지역별 다양한 특성과 수요에 부합하는 차별적인 건강증진사업 개발에 목적이 있다.

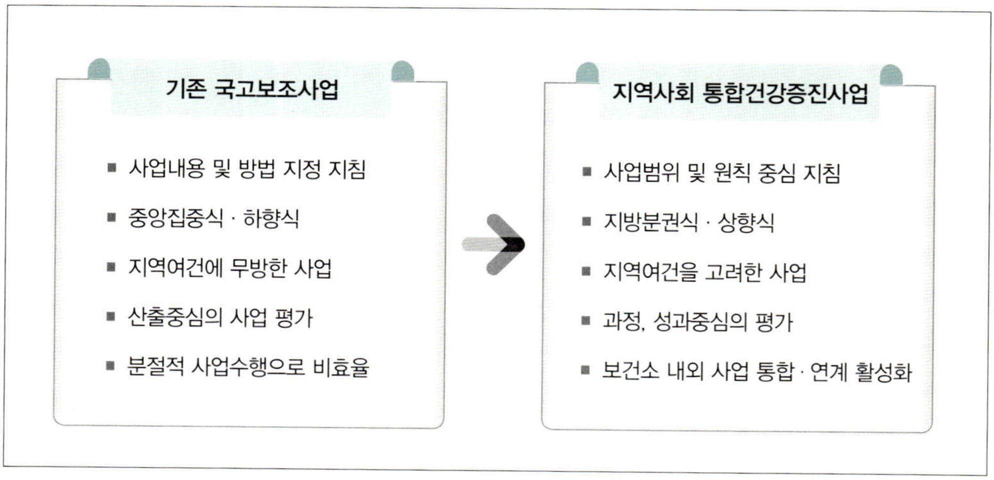

그림 3-4 | 2016년 보건복지부 지역사회 통합건강증진사업

출처: 보건복지부(2015), 지역사회 통합건간증진사업 안내.

3) 사업체계도

보건복지부, 시 · 도, 시 · 군 · 구의 역할과 한국건강증진재단과 시 · 도 통합건강증진사업지원단의 역할수행을 통해 건장증진사업 수행 추진체계 및 사업시행 절차의 흐름을 알 수 있다(그림 3-5).

4) 사업 기본방향

(1) 건강증진사업 통합 및 재편성을 통한 사업의 효율성 제고

보건소 건강증진사업 통합 및 국가건강증진 목표인 국민건강증진종합계획에 부합하도록 사업구조 재편성사업을 건강영역별, 생애과정별로 재구성하여 포괄적 연계 · 협력을 통한 대상자 중심의 통합서비스를 제공할 수 있도록 여건을 조성한다.

(2) 포괄보조형태로 전환하여 지자체의 자율성 확대

지자체가 재원의 용도 및 세부내역을 자율적으로 설계 · 집행할 수 있도록 개선하며, 지역별 건강문제, 지역 여건 등을 반영하여 우선순위에 따라 사업영역 및 사업량을 선택 · 운영한다.

(3) 지자체의 재정 운용 책임성(평가) 제고

사업운영의 자율성을 부여하되 책임성을 담보하기 위하여 지자체 건강증진사업 평가체계를 개선하고, 수동적 산출량 중심의 평가에서 지자체별 자율적인 사업운영에 대한 성과 및 과정 평가를 실시할 수 있도록 체계를 개선한다.

5) 사업추진 체계 및 수행절차

보건복지부, 광역자치단체, 기초자치단체(보건소), 한국건강증진개발원, 한국보건복지인력개발원, 한국보건복지정보개발원, 시 · 도 통합건강증진사업지원단의 역할수행을 통해 건강증진사업 수행 추진체계 및 수행절차의 흐름을 알 수 있다(그림 3-6, 3-7).

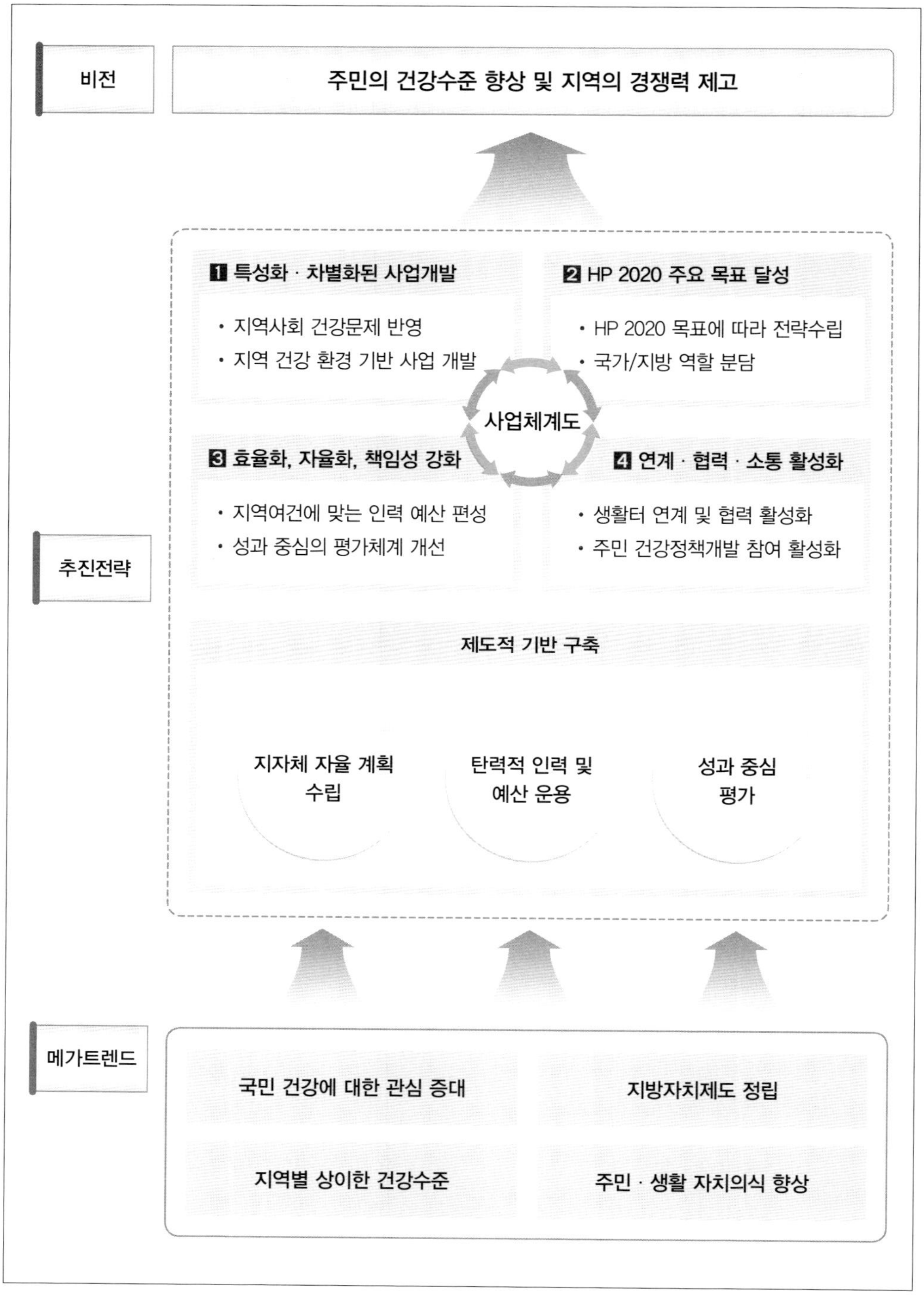

그림 3-5 | 사업체계도

출처: 보건복지부(2015), 지역사회 통합건강증진사업 안내.

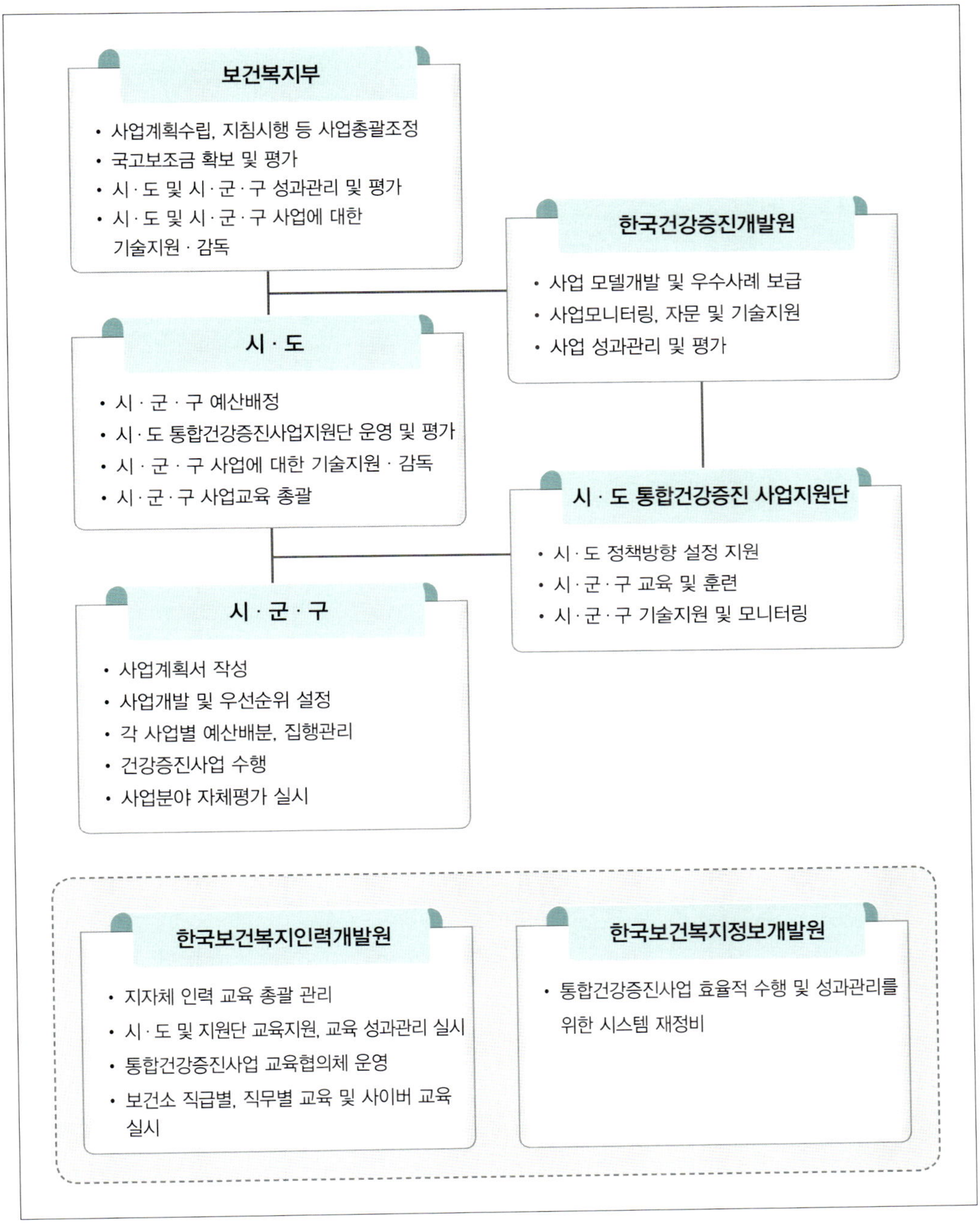

그림 3-6 | 2015년 지역사회 통합건강증진사업 사업추진 체계

출처: 보건복지부(2015). 지역사회 통합건강증진사업 안내.

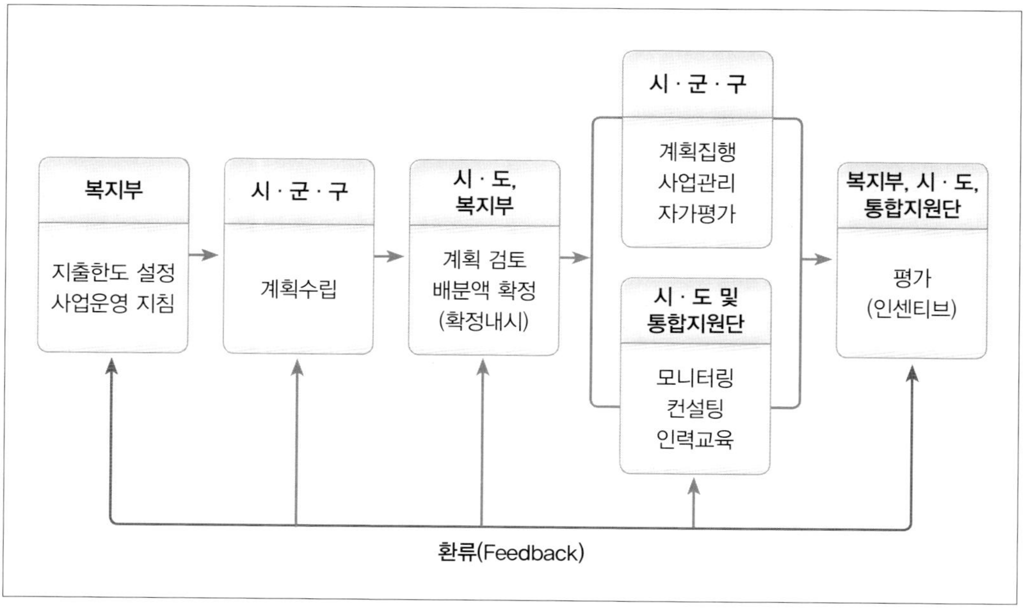

그림 3-7 | 지역사회 통합건강증진사업 시행절차
출처: 보건복지부(2015). 지역사회 통합건강증진사업 안내.

6) 사업 구성요소

지역사회 통합건강증진사업 구성은 HP2020에 맞추어 13가지 사업을 중앙에서 총괄 조정하여 지자체에서 사업영역 중 선택하여 지자체 실정에 맞도록 자율적으로 세부사업을 설계하여 사업을 운영할 수 있다. 사업 구성 요소는 건강문제, 대상군, 수행방법 측면을 고려하여 사업을 구성하고 추진한다(그림 3-8).

7) 지역사회 통합건강증진사업 내용

지역사회 통합건강증진사업은 금연, 절주, 신체활동, 심뇌혈관질환예방관리 등의 13가지 사업분야에서 세부사업 항목과 사업목적을 통해 국민건강증진을 달성하고자 한다(표 3-2).

8) 포괄적 사업계획 수립

지역사회 통합건강증진사업은 개인 · 대인 간 요인, 조직/환경 수준, 지역사회, 정책의 포괄적 사업계획을 수립하여야 한다(그림 3-9).

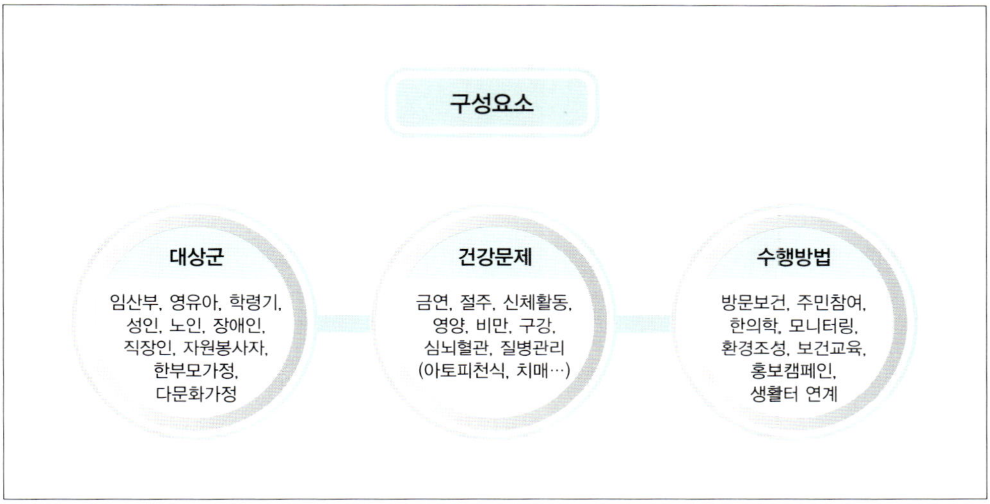

그림 3-8 | 통합건강증진사업 구성요소
출처: 보건복지부(2015), 지역사회 통합건강증진사업 안내.

표 3-2 지역사회 통합건강증진사업 유형 및 개요

사업분야		사업 유형	사업 개요
1	금연	• 흡연예방, 흡연자 금연촉진 • 간접흡연 없는 환경 (smoke-free) 조성	• 흡연을 예방하고 흡연자의 금연을 촉진하여, 비흡연자를 보호하기 위한 간접흡연 없는 환경을 조성함으로써 건강증진 및 건강수명 연장
2	절주	• 교육 및 홍보, 조기 선별 및 상담	• 건전음주문화 조성 및 위험음주의 조기 발견 · 개입을 통하여 지역사회의 음주폐해 감소
3	신체활동	• 생애주기별 교육 및 프로그램 제공 • 비만 및 만성질환예방을 위한 개인별 서비스 • 홍보 및 캠페인, 환경조성 • 지역사회지원 및 연계강화	• 신체활동 실천인구 증가 및 걷기 · 중등도 신체활동 실천율 증가

표 3-2 지역사회 통합건강증진사업 유형 및 개요 (계속)

사업분야		사업 유형	사업 개요
4	영양	• 대국민 홍보 환경조성	• 건강수명 증가를 위한 최적의 영양관리 및 식생활습관 개선 • 식품 및 음식 영양정보 확인 환경조성 사업으로 나트륨 저감화 홍보 및 캠페인으로 지역주민의 나트륨 과잉섭취 경각심 고취 및 행동변화 유도 • 올바른 영양관리 · 식생활에 대한 정보 제공 및 홍보를 통하여 지역주민의 건강한 식생활 습관에 대한 인식 제고
5	비만	• 정보제공 및 홍보 · 캠페인 사업 • 만성질환예방 및 비만관리 상담사업	• 국내 비만인구의 증가 억제 • 건강한 식생활, 규칙적인 신체활동 등 비만예방을 위한 건강생활실천 향상
6	구강보건	• 구강건강증진 • 구강병예방진료	• 예방중심의 평생구강건강관리체계 강화로 국민의 구강건강 수명 연장 및 삶의 질 향상 도모
7	심뇌혈관 질환	• 심뇌혈관질환교육 · 홍보 • 만성질환예방관리사업	• 심뇌혈관질환의 심각성과 예방 가능성에 대한 국민의 인식 제고 • 고혈압, 당뇨병 환자의 자가관리능력 및 생활습관 실천율, 지속치료율 향상
8	한의약 건강증진	• 한의약건강증진사업	• 생애주기별로 나타나는 주요 건강관련 문제에 있어서 지역사회를 중심으로 질병의 원리와 한의약적 기법을 사용하여 국민의 건강증진과 삶의 질 향상에 기여
9	아토피 · 천식 예방관리	• 지역사회 알레르기 질환 예방관리수준 향상 • 취약계층아토피 · 천식환자 지원 • 아토피 · 천식 교육	• 지역사회 알레르기 질환 예방관리수준 향상 • 학교 중심의 아토피 · 천식 관리를 통해 환아의 건강증진과 삶의 질 향상 • 취약계층 환자 지원을 통해 건강수준향상과 건강형평성 제고
10	여성 어린이 특화	• 임산부등록관리 • 산모건강관리 • 가임기여성건강증진 • 다문화가정여성 · 어린이 건강증진 • 영유아건강증진	• 임신 · 출산 · 육아 관련 건강서비스를 제공으로 여성과 어린이 건강증진

표 3-2 지역사회 통합건강증진사업 유형 및 개요 (계속)

사업분야		사업 유형	사업 개요
11	치매관리	• 치매노인사례관리사업 • 치매검진사업	• 치매환자를 조기 발견 · 치료하여 치매로 인한 중증화를 예방 및 지연시키고, 가족지지사업으로 가족들의 삶의 질 제고
12	지역사회 중심재활	• 장애인재활사업 • 장애인사회참여사업 • 장애발생예방사업	• 지역사회 장애인의 건강증진과 사회적 참여 확대
13	방문 건강관리	• 건강행태개선 • 만성질환관리 및 합병증 예방 • 임산부 · 신생아 및 영유아 관리 • 노인허약예방 • 다문화가족 및 북한이탈주민 관리 • 장애인재활관리	• 취약계층의 건강인식제고, 자가건강관리능력 향상, 건강상태 유지 및 개선 • 체계적인 건강관리를 통해 고혈압 · 당뇨 · 암 등 주요 만성질환의 유병률을 감소시키고 만성질환으로 인한 사망과 장애를 최소화 • 노인의 신체적 · 인지적 · 정서적 · 사회적 기능의 회복, 유지 및 증진을 통하여 건강한 노후생활을 도모하고 장기요양상태를 사전 예방 • 장애 조기발견, 2차 장애예방 및 재활치료 등 지속적 관리로 장애의 최소화 및 일상생활 자립능력 증진

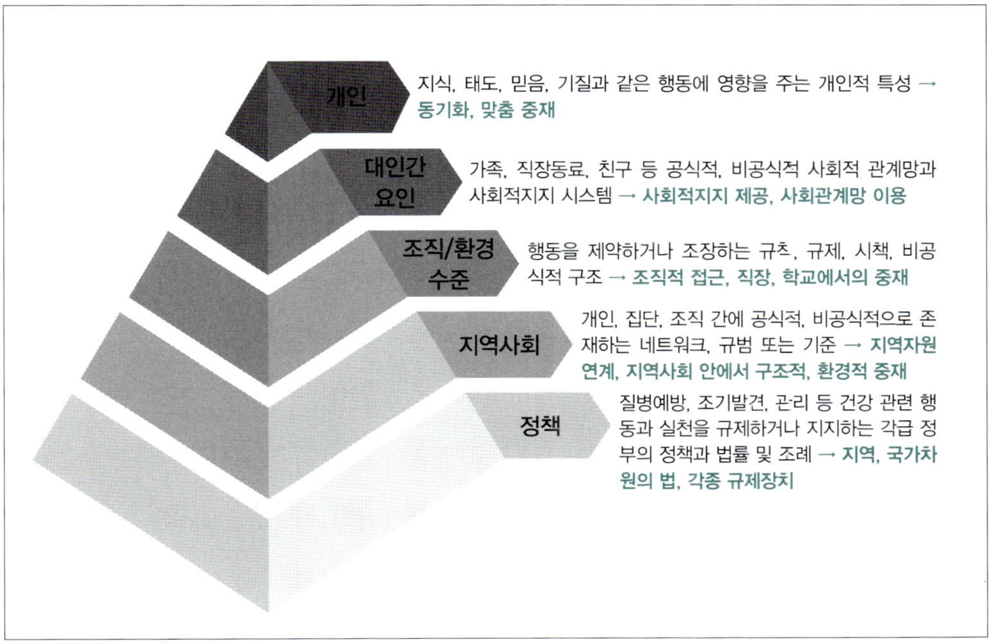

그림 3-9 | 포괄적 사업계획 수립

출처: 보건복지부(2015). 지역사회 통합건강증진사업 안내.

5. 지역사회 통합건강증진사업 [신체활동]

1) 사업목적

지역사회 건강문제를 고려한 생애주기 · 생활터별 신체활동 교육을 제공하여, 주민신체활동 참여기회 제공 및 신체활동 관련 정보이해능력 향상, 개별 맞춤 신체활동 서비스를 제공하여 지역주민의 건강위험요인 감소를 도모한다. 또한, 홍보 · 캠페인을 통하여 주민의 인식개선, 건강관리 기술개발을 독려하여 규칙적인 신체활동 실천을 유도하고 환경조성을 통해 신체활동 실천 장애요인을 완화하며 주민들의 신체활동 실천, 접근성을 개선하여 신체활동 실천인구 및 걷기 · 중강도 · 고강도 신체활동 실천율을 증가시키는 데 목적이 있다.

표 3-3 신체활동 실천율 증가–제4차 국민건강증진종합계획(이하 HP2020)

성과지표		2014년 전국현황	2017년 목표치	2020년 목표치
1	**신체활동 실천율을 증가시킨다.**			
	1–1. 유산소 신체활동 실천율 증가 – 성인(만 19세 이상)	57.1	59.9	62.8
	1–2. 유산소 신체활동 실천율 증가 – 노인(만 65세 이상)	41.1	43.1	45.2
	1–3. 유산소 신체활동 실천율 증가 – 청소년(중고생)	5.0	5.3	5.6
	1–4. 근력 신체활동 실천율 증가 – 성인(만 19세 이상)	20.8	21.8	22.8
	1–5. 근력 신체활동 실천율 증가 – 노인(만 65세 이상)	16.8	17.6	18.4
	1–6. 근력 신체활동 실천율 증가 – 청소년(중고생)	22.1	23.2	24.3
2	**신체활동의 형평성을 제고한다.**			
	2–1. 소득 1/4분위층 유산소 신체활동 실천율 증가(표준화)	56.4	59.6	62.8
	2–2. 소득 1/4분위측 근력 신체활동 실천율 증가(표준화)	18.2	20.5	22.8

※2014년도 국민건강영양조사부터 신체활동 실천율 도구가 IPAQ[1]에서 GPAQ[2]로 변경됨에 따라 IPAQ를 기반으로 하는 지역사회건강조사 결과와 비교 불가

1) International Physical Activity Questionnaire 단문형, WHO

2) Global Physical Activity Questionnaire 장문형, WHO

2) 사업목표

규칙적인 신체활동 실천율 증가, 주민대상 교육, 개별 서비스, 홍보, 환경조성 등의 사업을 통한 제4차 국민건강증진종합계획(이하 HP2020)의 목표를 달성한다(표 3-3).

3) 신체활동의 중요성

신체활동은 '뼈대근육의 작용으로 우리 몸에서 에너지소비를 발생시키는 모든 움직임'으로 세계적으로 매년 320만 명이 신체활동 부족으로 사망하고 있으며, 이는 흡연, 음주 등에 이어 4번째로 높은 수준이다.

신체활동은 운동 · 스포츠를 포함하는 광의의 개념으로 일정강도(중강도와 고강도) 이상의 신체활동은 건강유익을 가져다주는 것으로 알려져 있다(그림 3-10).

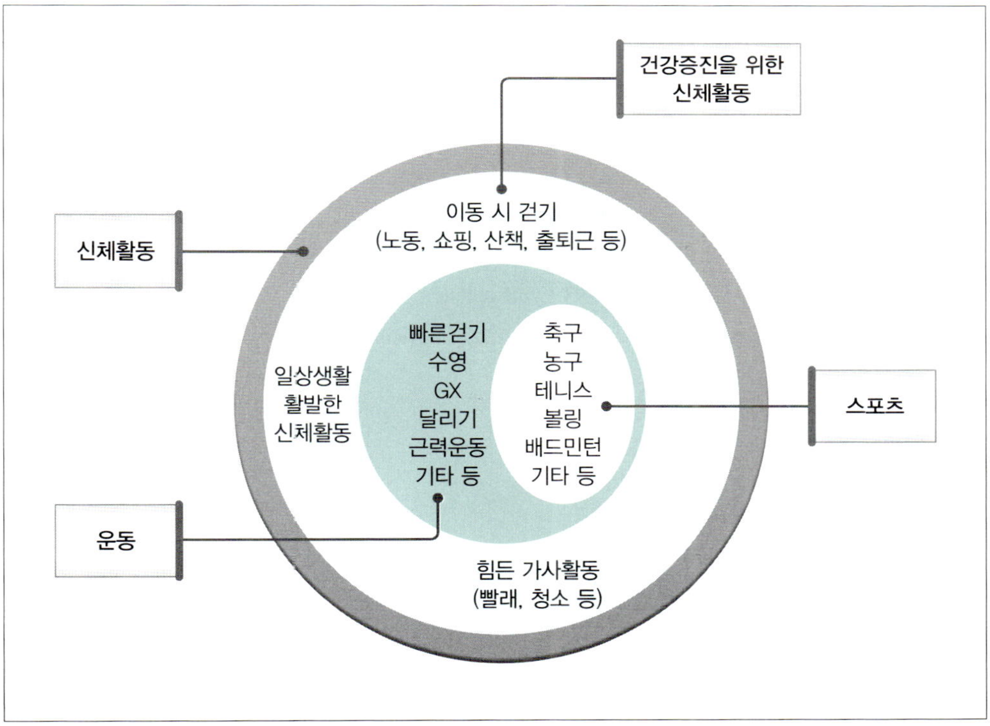

그림 3-10 | 신체활동 개념도

출처: 보건복지부(2017). 2017년 지역사회 통합건강증진사업-신체활동.

4) 신체활동과 건강증진

① 신체활동을 통해 얻을 수 있는 건강효과: 신체활동은 건강증진뿐만 아니라 의료비용 절감의 효과가 있는 것으로 알려져 있다(표 3-4).

② 건강유익 및 질환 예방 · 관리와 같은 생리적 효과와 더불어 의료비용 절감, 인격형성 등과 같은 경제 · 사회적 효과를 도모하기 위해 대국민 신체활동 사업이 요구된다.

5) 신체활동 권고기준의 변화

과거에는 심폐기능 향상을 위한 격렬한 신체활동을 강조하였으나 최근에는 다양한 건강상의 이득을 위한 적당한 신체활동량 실천을 권고하는 것으로 변화된다.

표 3-4 건강증진 및 의료비용 절감

세계보건기구(WHO)
• 관상동맥질환의 위험요인을 감소시키는 데 효과적임 • 식이조절과 함께 과체중 및 비만을 감소시킴 • 중년 이후 성인의 당뇨병(제2형) 유병 관련 위험요인을 감소시킴 • 각종 암 유병률의 감소에 영향을 미치며, 특히 대장암, 유방암의 예방에 효과적임 • 골다공증, 근감소증 관련요인인 근력 · 유연성을 증가시켜 근골격 건강을 향상시킴 • 우울, 스트레스, 불안 등과 같이 심리 · 사회적인 건강 위험요인을 감소시킴
미국, 질병통제예방센터(CDC)
• 체중 조절에 도움이 됨 • 심혈관질환의 위험요인을 감소시킴 • 당뇨병 및 대사증후군의 위험요인을 감소시킴 • 각종 암의 위험요인을 감소시킴 • 뼈와 근육을 강화시킴 • 기분 및 정신건강을 증진시킴 • 노인의 경우 일상생활 활동능력을 증진시키고, 낙상을 예방함 • 수명을 연장할 수 있는 기회를 제공함

미국스포츠의학회(ACSM), 미국질병통제예방센터(CDC), 미국심장협회(AHA), 국립보건원(NIH), 세계보건기구(WHO) 등은 공통적으로 신체활동 부족인 사람들에게 규칙적인 중강도 이상의 신체활동을 추천하고 있다.

6) 신체활동 실천지침서

(1) 기본적인 신체활동 공통지침

- 규칙적인 신체활동은 건강증진, 체력 향상 및 여러 가지 만성질환 예방의 효과가 있다.
- 신체활동은 여가 시간의 운동, 이동을 위한 걷기나 자전거 타기, 직업 활동(노동), 집안일 등을 포함하며, 신체활동을 통해 전반적으로 활동적인 습관을 갖는 것이 중요하다.
- 권장하는 신체활동은 건강이득을 얻기 위한 기본적인 수준이므로 추가적인 효과를 얻기 위해서는 활동 횟수를 늘리거나 신체활동의 강도를 높이는 것이 좋다.
- 움직이지 않고 앉아서 보내는 여가 시간(컴퓨터나 스마트폰 사용, 텔레비전 시청 포함)을 하루 2시간 이내로 줄이는 것이 좋으며, 약간이라도 신체활동을 하는 것이 건강에 좋다.

(2) 생애주기별 권장지침

생애주기별 권장지침은 표 3-5를 참고한다.

7) 신체활동의 추진경과

신체활동사업의 추진경과는 1995년 「국민건강증진법」 제정 후 보건소를 통해 신체활동사업 실시하여, 2013~2015년 '지역사회통합건강증진사업' 13개 영역 중 4대 필수영역으로 신체활동사업 운영, 2016년 '지역보건의료정보시스템(PHIS)' 신체활동 분야 성과관리시스템 개발하여 2017년도 상반기부터 운영 예정이다(그림 3-11).

표 3-5 생애주기별 권장지침

어린이 및 청소년	성인	65세 이상 성인
■ **유산소 신체활동 지침** • 중강도 이상의 유산소 신체활동을 매일 1시간 이상 수행합니다. • 고강도의 신체활동은 일주일에 최소 3일 이상 수행합니다. ■ **근력운동 지침** • 일주일에 3일 이상 실시하며 신체 각 부위를 고루 포함하여 수행합니다. • 근력운동을 한 신체 부위는 하루 이상 휴식을 취합니다. • 근력운동의 예로는 정글짐, 하늘 사다리 등이 있습니다. * 어린이 및 청소년의 신체활동은 가정이나 학교에서 하는 스포츠 활동이나 체육수업 등의 운동 및 이동을 위한 걷기나 자전거 타기 등을 포함하며 일상생활에서 전반적으로 활동적인 습관을 갖는 것이 중요합니다. * 청소년들이 즐겁고 다양한 신체 활동에 참여하도록 적합한 신체 활동을 제시하고 적극적인 활동을 하도록 격려하는 것이 매우 중요합니다.	■ **유산소 신체활동 지침** • 중강도 신체활동을 일주일에 2시간 30분 이상 또는 고강도 신체활동을 일주일에 1시간 15분 이상 수행합니다. • 고강도 신체활동의 1분은 중강도 신체활동의 2분과 같기 때문에 고강도와 중강도 신체활동을 함께하여 각 활동에 상당하는 시간만큼 수행해도 좋습니다. • 유산소 신체활동은 적어도 10분 이상 지속합니다. ■ **근력운동 지침** • 일주일에 2일 이상 실시하며 신체 각 부위를 모두 포함하여 수행합니다. • 한 세트의 반복 횟수는 8~12회가 적당하며, 점진적으로 무게와 세트 수를 늘려 나갑니다. • 근력운동을 한 신체 부위는 하루 이상 휴식을 취합니다. • 근력운동의 예로는 체중 부하 운동(윗몸일으키기, 팔굽혀펴기), 기구운동(덤벨, 탄력밴드) 등이 있습니다.	■ **유산소 신체활동 지침** • 중강도 신체활동을 일주일에 2시간 30분 이상 또는 고강도 신체활동을 일주일에 1시간 15분 이상 수행합니다. • 고강도 신체활동의 1분은 중강도 신체활동의 2분과 같기 때문에 고강도와 중강도 신체활동을 함께하여 각 활동에 상당하는 시간만큼 수행해도 좋습니다. • 유산소 신체활동은 적어도 10분 이상 지속합니다. ■ **근력운동 지침** • 일주일에 2일 이상 실시하며 신체 각 부위를 모두 포함하여 수행합니다. • 한 세트의 반복 횟수는 8~12회가 적당하며, 점진적으로 무게와 세트 수를 늘려 나갑니다. • 근력운동을 실시한 신체 부위는 하루 이상 휴식을 취합니다. • 근력운동의 예로는 체중 부하 운동, 기구운동 등이 있습니다. ■ **평형성 운동 지침** • 낙상 예방을 위해 일주일에 3일 이상 평형성 운동을 수행합니다. • 평형성 운동의 예로는 태극권, 옆으로 걷기, 뒤꿈치로 걷기, 발끝으로 걷기 등이 있습니다. • 처음에는 지지물을 잡고 하는 방법으로 시작하여 지지물 없이 하는 방법으로 난이도를 높여갑니다. * 만성질환으로 인해 제시한 신체활동을 수행하기 어려울 때는 체력이나 신체조건 등 각자의 상황에 맞게 가능한 만큼 신체활동을 하도록 노력해야 합니다.

출처: 보건복지부(2013). 한국인을 위한 신체활동 지침서.

연도	추진 내용	성과
2016년	지역보건의료정보시스템 신체활동 분야 신설	지역사회 신체활동 사업관리 체계 강화
2013~2015년	지역사회 통합건강증진사업 중 신체활동 개별사업으로 운영	통합적 접근전략 강화
2012년	건강생활실천사업으로 명칭 변경	사회적 접근전략 강화
2011년	건강생활실천통합서비스 사업실시	개인별 서비스 체계적 제공
2008년	지역특화 건강행태개선사업 실시	지역 간 차별화된 포괄적 · 통합적 사업추진
2005년	전국 보건소 확대	금연, 영양, 절주, 필수사업으로 추진
2004년	156개 보건소 확대	운동, 영양, 절주 금연사업 중 지자체 자율적 선택
2002~2003년	100개 보건소 건강생활실천 사업 실시	
1998년	18개 보건소 시범실시	「국민건강증진법」 개정 후

그림 3-11 | 신체활동의 추진경과

출처: 보건복지부(2017), 2017년 지역사회 통합건강증진사업-신체활동.

8) 생애주기별 신체활동 교육 및 프로그램 제공

(1) 사업목적

지역주민들을 대상으로 올바른 신체활동 지식을 제공함으로써 일상생활 규칙적인 신체활동 실천 활성화와 체계적인 실기프로그램 제공을 통한 신체활동 실천 방법을 습득하도록 유도한다.

(2) 이론교육

이론교육은 생애주기별 권장이론교육 주제 및 목표를 권장한다(그림 3-12).

(3) 실기 프로그램 제공

신체활동 및 운동 프로그램을 운영하여 주민에게 신체활동 참여기회를 제공하고, 참여자의 신체적 건강증진과 더불어 향후 일상생활에서 자발적으로 신체활동을 실천할 수 있는 방법을 교육하는 데 목적이 있다(표 3-6).

9) 건강위험요인 개선을 위한 개별 맞춤 신체활동 서비스

(1) 사업목적

지역주민을 대상으로 각종 질환과 관련된 건강위험요인 개선을 위하여 개인별 신체활동 서비스를 제공함으로써, 일상생활 신체활동의 실천율 증가 및 만성질환 개선을 도모하고자 한다.

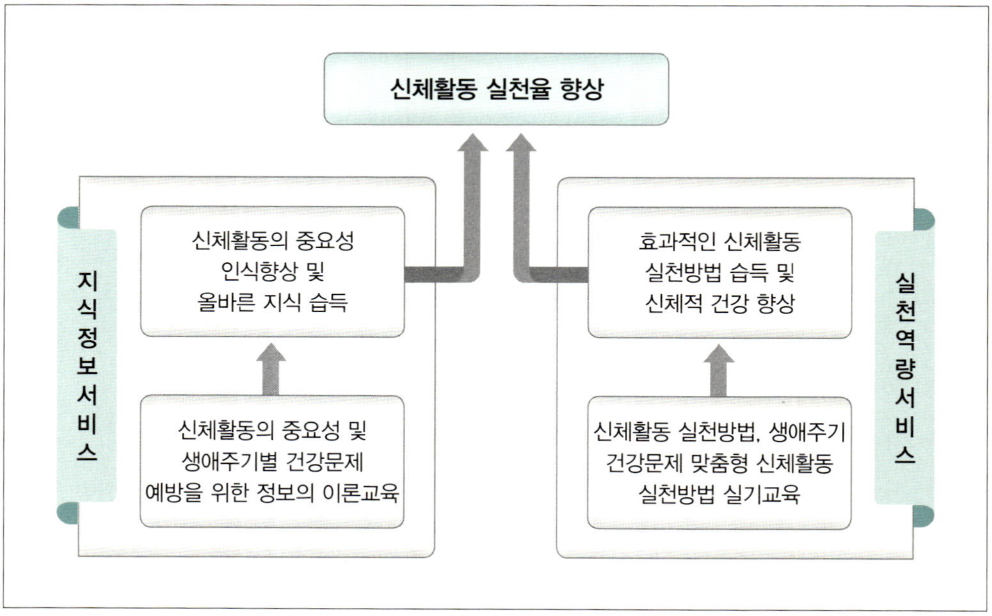

그림 3-12 | 이론교육

출처: 보건복지부(2017), 2017년 지역사회 통합건강증진사업.

표 3-6 생애주기별 권장 프로그램 제공 목표 및 주요 전략

구분	목표	프로그램 전략
아동 · 청소년	성장기의 활동습관 형성 및 체력 향상	① 놀이, 게임, 뉴스포츠 형태로 흥미로운 프로그램 ② 고강도 수준의 신체활동 실천 유도 ③ 주 5회, 1회 60분 이상 권장
성인	비만 및 만성질환 관리	① 일상생활 신체활동 실천 프로그램 제공 ② 비만 및 만성질환 관리를 위한 프로그램 제공 ③ 주 3회, 1회 50분 이상 권장 ④ 내소 · 생활터 방문 프로그램 운영 권장
노인	일상생활 건강기능 유지 및 건강수명	① 낙상예방을 위한 유연성, 평형성, 근력운동 프로그램 ② 걷기 향상을 위한 걷기교육 프로그램 ③ 주 3회, 1회 50분 이상 권장 ④ 생활터 방문 프로그램 운영 권장

출처: 보건복지부(2017). 2017년 지역사회 통합건강증진사업.

(2) 대상자

지역주민 중 다음 항목에 해당하는 희망자

- 보건소 의사 등 의사검진에 의해 건강위험군 또는 질환관리군으로 진단된 자
- 건강위험군으로 서비스가 필요하다고 판단되는 자
- 보건소에 내소하여 신체활동 개별 맞춤 서비스 참여를 희망하는 일반인

(3) 신체활동 행동변화단계 전문상담

국민건강영양조사에서 사용되고 있는 신체활동 설문지를 통해 개인의 신체활동 실천 수준 및 행동 방식을 객관적 평가와 행동변화단계에 따른 신체활동 전문상담을 실시할 수 있다(표 3-7, 그림 3-13).

(4) 신체활동량의 교육

건강생활을 위한 하루 권장 신체활동량을 교육한다(그림 3-14).

표 3-7 신체활동 행동변화단계 상담 가이드 – 행동변화단계 개요

변화단계		단계설명	개입방법
1	무관심단계	• 규칙적인 신체활동을 시작할 준비가 되어 있지 않다.	• 신체활동에 대한 중요성 정보 제공하여 인식 제고 • 신체활동의 유익성, 위험성에 대한 구체적인 정보를 개별화(수준화)하여 제공
2	관심단계	• 6개월 이내에 규칙적인 신체활동을 시작할 생각이 있다.	• 신체활동 방법, 프로그램, 장소 등에 대한 정보를 제공하여 도와 줌 • 작은 계획부터 세워 시작하라고 격려하며 지지
3	준비단계	• 한 달 이내에 규칙적인 신체활동을 시작할 생각이 있다.	• 구체적인 실천 사례 정보 제공 • 시작단계에서 준비해야 할 사항, 유의사항 관련 정보제공 • 목표설정 방법 정보
4	행동단계	• 규칙적인 신체활동을 시작하였으나, 6개월은 되지 않았다.	• 신체활동 실천 적응에 따른 부작용 이해 • 적정수준의 신체활동으로 위험 요소 최소화 유도 • 지속적인 실천에 대한 강화 및 지지 중요
5	유지단계	• 규칙적인 신체활동을 6개월 이상 실시하고 있다.	• 다양한 신체활동 · 운동 실천으로 흥미 요소 고려 • 신체활동 환경 변화로 운동의도 향상 유도 • 신체활동으로 인한 부상 경계 • 지나친 목표 설정에 의한 부작용 경계

출처: 한국건강증진개발원(2012), 건강검진결과상담 매뉴얼 신체활동전문상담.

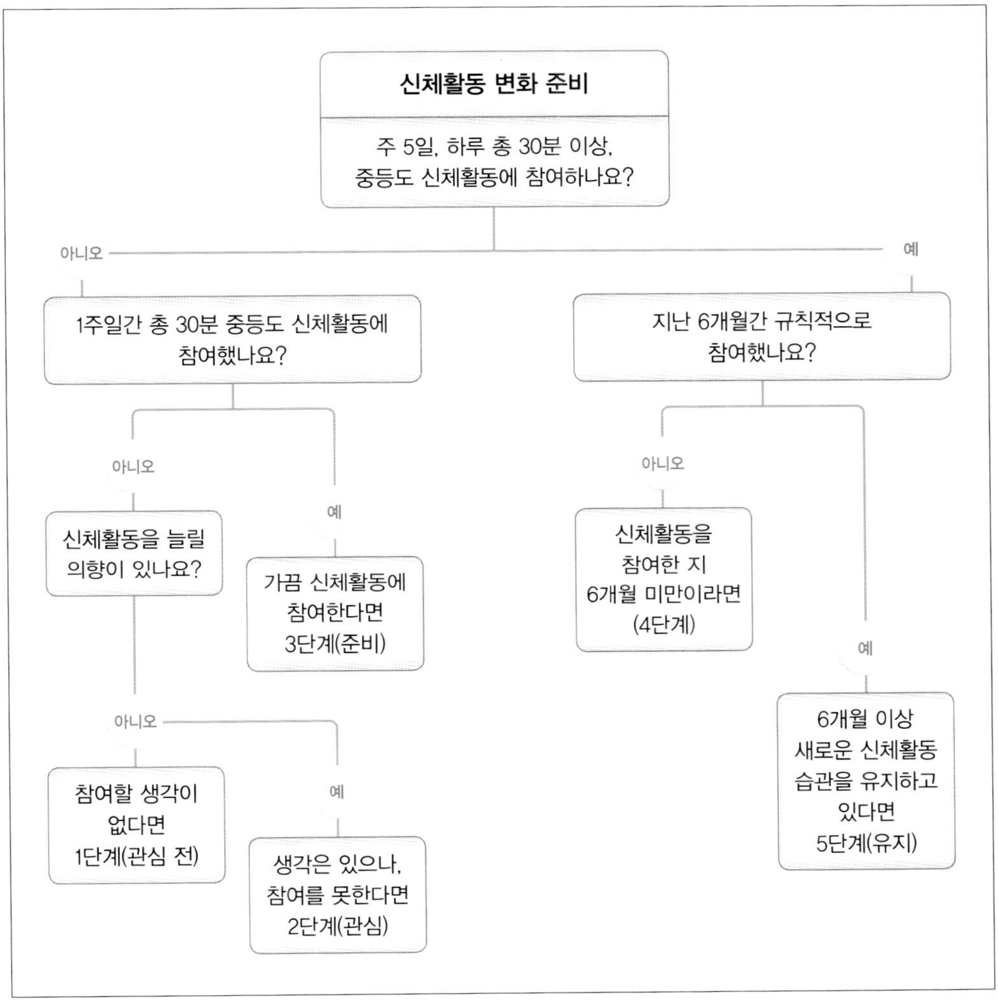

그림 3-13 | **행동변화단계 판별 기준**

출처: 보건복지부(2017). 2017년 지역사회 통합건강증진사업.

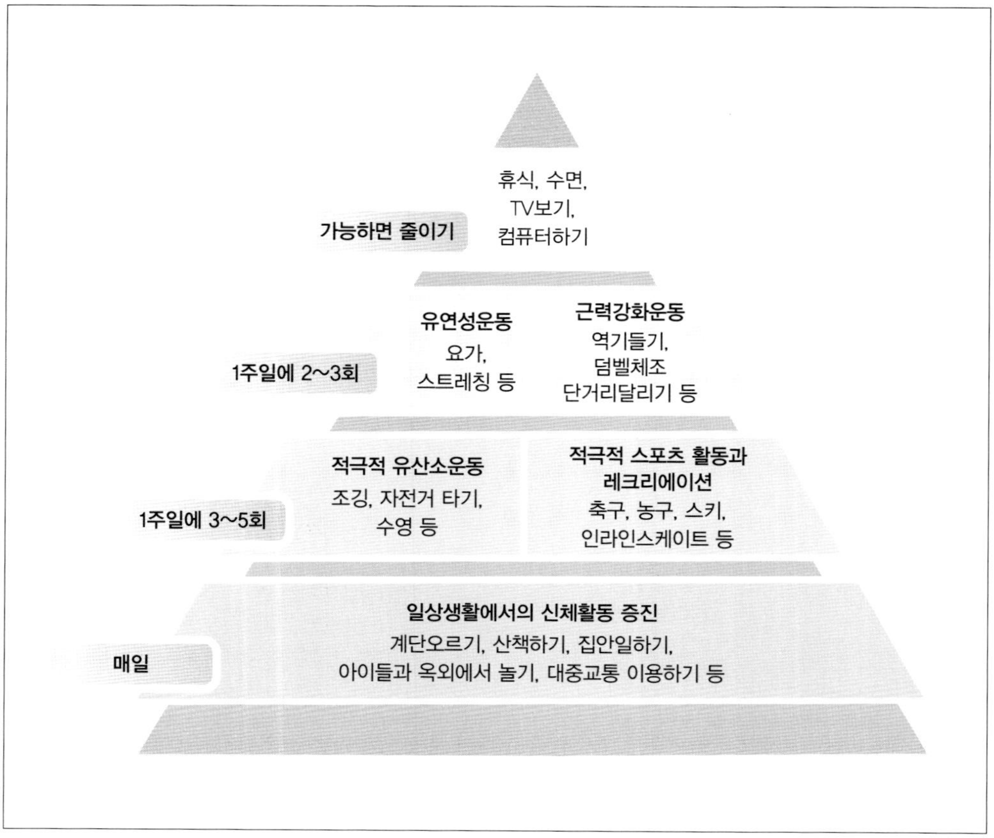
휴식, 수면,
TV보기,
컴퓨터하기
가능하면 줄이기
유연성운동
요가,
스트레칭 등
근력강화운동
역기들기,
덤벨체조
단거리달리기 등
1주일에 2~3회
적극적 유산소운동
조깅, 자전거 타기,
수영 등
적극적 스포츠 활동과
레크리에이션
축구, 농구, 스키,
인라인스케이트 등
1주일에 3~5회
일상생활에서의 신체활동 증진
계단오르기, 산책하기, 집안일하기,
아이들과 옥외에서 놀기, 대중교통 이용하기 등
매일

그림 3-14 | 신체활동 피라미드
출처: 보건복지부(2017), 2017년 지역사회 통합건강증진사업.

6. 건강생활지원센터사업

1) 사업추진 배경 및 필요성

도시지역 주민의 보건의료서비스 필요 미충족 도시지역은 농어촌에 비해 취약 인구가 집중되어 있으나, 대부분 보건소 1개소만으로 공공보건사업을 운영함에 따라 도시 취약지역 주민에 대한 질병예방, 건강증진 등 보건의료서비스 필요가 미충족한 실정이다. 이에 따라 2007년부터 도시지역의 보건지소 확충사업을 수행하였으나 큰 사업규모(825m^2)로 대지 확보가 어렵고, 인력 투입(15명)이 많아 지자체의 사업 참여가 저조하고 큰 사업규모로 진료기능 유인이 존재하여 민간의료기관과 지역 내 갈등을 유발하는 등 전국 사업확산속도도 미미하였다. 설치규모 및 방식 등 효율화하여 지역 밀착형 건강관리 전담기관으로서 '건강생활지원센터' 전환 추진자치단체의 설치 · 운영비 부담 완화 및 진료기능을 둘러싼 민간과의 갈등 불식 등을 위해 인력, 설치규모, 설치방식 등을 효율화하여, 관할 지역에 특화된 건강증진사업에 집중하는 건강생활지원센터 모형으로의 전환 추진이 필요하다. 이에 2013년 시범적으로 대상기관을 선정한 바 지자체 수요 및 요구도가 상당하여 2014년부터 건강생활지원센터로 본격 개편 추진하였다(그림 3-15, 3-16).

2) 사업추진 근거

「지역보건법」 제10조(보건지소의 설치) 및 제19조(비용의 보조)

「지역보건법」 개정으로 '건강생활지원센터' 설치 근거에 의하여 실시되며, 「지역보건법」 개정을 통해 보건기관 유형에 건강증진서비스를 전담하는 '건강생활지원센터'를 추가하여, 지역여건이나 주민요구에 따라 능동적으로 보건기관의 기능을 전환할 수 있는 여건 마련 예정이다.

[지역보건법]

제10조 (보건지소의 설치) 지방자치단체는 보건소의 업무수행을 위하여 필요하다고 인정하는 때에는 대통령령이 정하는 기준에 따라 당해 지방자치단체의 조례로 보건소의 지소(이하 "보건지소"라 한다)를 설치할 수 있다.

제19조 (비용의 보조) ① 국가와 시 · 도는 보건소의 설치와 운영에 필요한 비용 및 지역보건의료계획의 시행에 필요한 비용의 일부를 보조할 수 있다.
② 제1항의 규정에 의하여 국비보조금을 보조하는 경우 설치비와 부대비에 있어서는 그 3분의 2 이내로 하고, 운영비 및 지역보건의료계획의 시행에 필요한 비용에 있어서는 그 2분의 1 이내로 한다.

3) 사업추진 절차

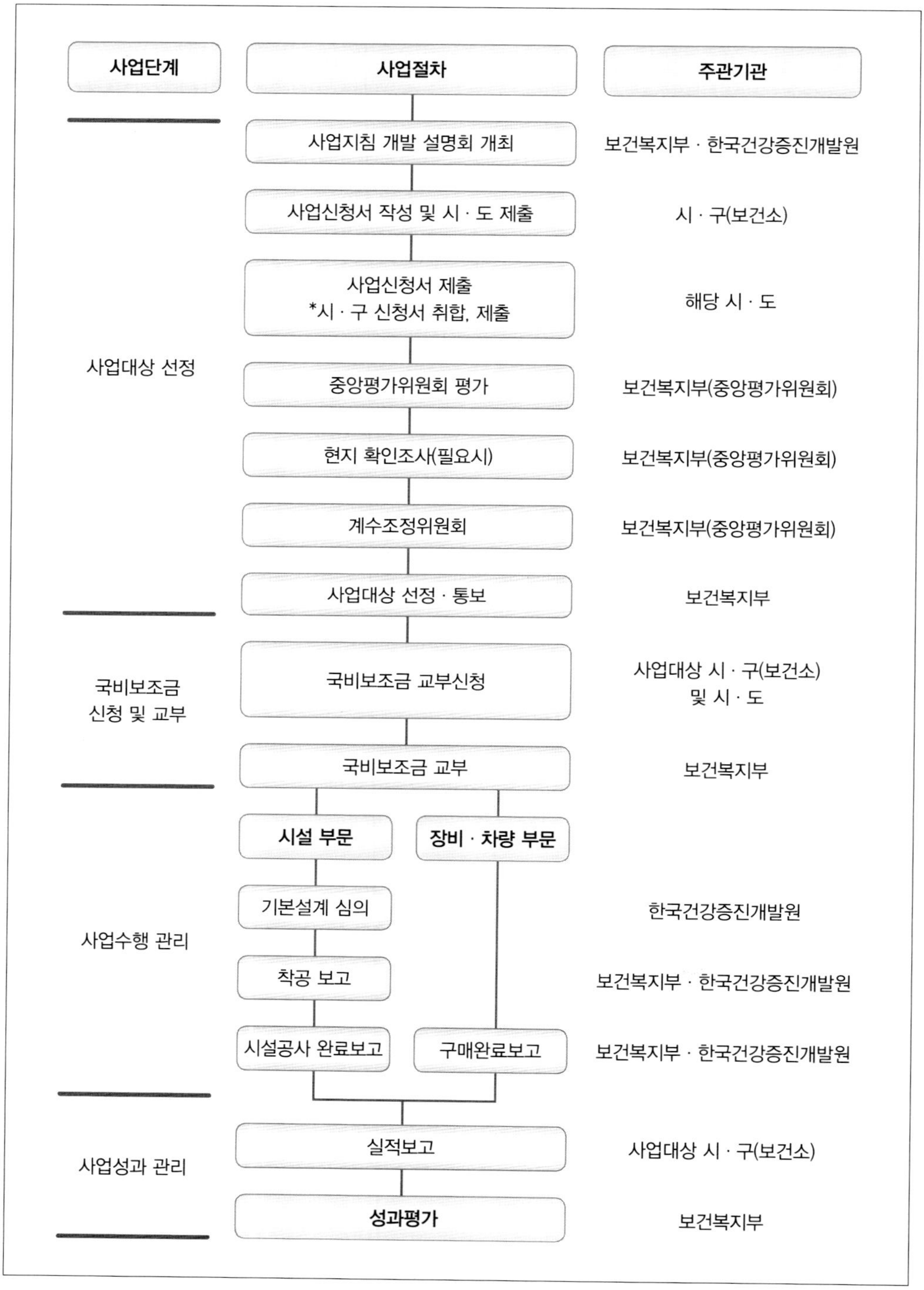

그림 3-15 | 2015년 생활건강지원센터 사업추진 절차

출처: 보건복지부(2014). 2015 건강생활지원센터 사업안내.

4) 사업추진 체계

추진주체	주요 역할
보건복지부 (건강정책과)	• 사업기획 및 예산확보 · 교부 등 총괄 • 사업안내(사업설명회 주최) • 사업신청서 평가 및 지원대상 선정 – 중앙평가위원회, 계수조정위원회, 현지 확인조사 등을 통한 사업대상 평가 및 선정 • 사업관리 – 사업계획변경 보고 · 승인 및 집행실적에 대한 관리 등
시 · 도	• 시 · 구 사업신청서를 취합 · 검토 후 보건복지부와 한국건강증진개발원에 각각 제출 • 시 · 구(보건소)의 사업추진 관리 – 시 · 구(보건소)의 사업추진 관련사항(사업계획 변경보고 · 승인, 착공 및 완료보고, 장비 · 차량 구매변경 · 완료보고 등) 검토 후 보건복지부와 한국건강증진개발원에 제출 – 시 · 구(보건소)의 분기별 집행실적 및 집행추진일정 취합 · 검토 후 결과를 보건복지부와 한국건강증진개발원에 제출 * 시 · 구(보건소)의 시설부문 사업계획 변경사항 발생 시 해당사항 검토 후 시 · 구(보건소)가 제출한 사업계획 변경 서류 및 자체 현지 확인조사 실시하여 결과보고서를 보건복지부와 한국건강증진개발원에 제출 • 사업계획의 검토 · 조정 및 조례개정 등 행정적 지원 • 사업 보건소에 대한 예산지원 및 집행 지도 감독
시 · 구 (보건소)	• 사업신청서 작성 및 관련 자료 시 · 도에 제출 • 지침에 의한 국비지원대상의 사업추진 관련자료 제출 – 시설 설계심의 신청 관련자료 한국건강증진개발원에 제출 – 시설 공사착공 및 완료보고서, 장비 · 차량 구매완료보고서 등 시 · 도에 제출 – 사업계획 변경 등 승인 · 보고 관련 자료(사업계획 및 장비구매 변경 등) 시 · 도에 제출 • 사업추진일정 관리 및 집행추진, 실적보고 관련자료 시 · 도에 제출
한국건강 증진개발원	• 사업대상 선정 기술지원 – 사업지침 설명회 · 평가위원회 개최 등 선정 지원 • 지자체 사업추진 전문 기술지원 – 시설 설계 및 변경 등 전문 기술자문 – 장비 · 차량 구매 및 변경 등 전문 기술자문 • 사업 모니터링 및 성과관리 지원 – 상 · 하반기 사업추진 모니터링 및 사업 성과관리 지원 • 사업 우수사례 발굴 및 지자체 확산 – 우수사례 수집 및 사례집 개발, 사례집담회 개최

그림 3-16 | 2015년 생활건강지원센터 사업추진 체계

출처: 보건복지부(2014), 2015 건강생활지원센터 사업안내.

[지역보건법 개정안]

제2조(정의) 이 법에서 사용하는 용어의 뜻은 다음과 같다.

1. "지역보건의료기관"이란 지역주민의 건강을 증진하고 질병을 예방 · 관리하기 위하여 이 법에 따라 설치 · 운영하는 보건소, 보건의료원, 보건지소 및 건강생활지원센터를 말한다.

제14조(건강생활지원센터의 설치) 지방자치단체는 지역주민의 질병 예방 및 건강한 생활 습관 형성 등을 위하여 대통령령으로 정하는 지역보건의료서비스를 제공하는 건강생활지원센터를 대통령령으로 정하는 기준에 따라 해당 지방자치단체의 조례로 설치할 수 있다.

5) 수행사업

건강증진서비스를 기본으로 지역특성을 반영한 선택적 서비스를 지역주민의 참여를 통해 발굴 · 수행한다.

① '지역사회 통합건강증진사업' 지침에 제시된 13개 사업분야(금연, 절주, 신체활동, 영양, 비만, 구강, 심뇌혈관, 한의약, 아토피천식, 임산부 · 어린이, 치매, 재활, 방문)에서 선정하되, 아래 사업을 필수로 사업계획에 포함하여 추진하여야 한다.

② 관할 지역에 밀착형 사업 구현을 위해 필수사업 외 선택사업으로 지역사회 건강문제, 인구특성, 보건의료수요, 사회적 · 물리적 환경 등을 고려한 지역특화사업을 발굴 및 추진한다.

③ 인력구성은 필수사업 수행을 위해 상근인력은 최소 3인 이상으로 하되, 지역사회 연계 · 협력 및 사업기획 · 관리 인력 등 포함 5~10인 이상 배치를

[필수사업]

- 관할 지역 전체에 대한 금연, 절주, 신체활동, 영양사업
- 건강위험군 등에 대한 만성질환 예방 및 관리사업

권장한다. 상근인력 3인은 사업 분야에 대한 전문적 지식과 경험이 풍부한 전문 인력(의사, 간호사, 영양사, 운동전문인력)으로 배치하여야 하며, 지역 여건 및 수행사업 등에 따라 다양하게 구성 가능하고, 선택사업 수행 시 해당 분야의 전문적 지식과 경험이 풍부한 전문 인력을 추가로 배치하여야 한다(표 3-8).

표 3-8 지역사회 통합건강증진사업 수행을 위한 전문인력 자격 및 기준

사업분야		지역사회 통합건강증진사업 수행을 위한 전문인력 자격 및 기준
1	금연	대학 이상 졸업자로 간호학, 보건교육학, 보건학, 심리학, 상담학 등 보건의료 및 관련 전공자, 보건교육사, 보건업무 5년 이상 경력자
2	절주, 신체활동, 비만	의사, 간호사, (임상)영양사, 운동전문인력, 보건교육사
3	영양	(임상)영양사
4	구강보건	치과의사, 치위생사
5	고혈압, 당뇨병, 고지혈증 등 만성질환	의사, 한의사, 간호사, (임상)영양사
6	한의약건강증진	한의사, 간호사, 영양사, 운동전문인력, 기공지도사
7	아토피 · 천식	의사, 간호사, (임상)영양사
8	임산부 · 어린이 특화	의사, 간호사, 조산사
9	치매	의사, 한의사, 간호사, 사회복지사
10	지역사회중심재활	의사, 간호사, 물리치료사, 작업치료사
11	방문	간호사, 물리치료사, 작업치료사, 운동전문인력, 영양사, 치과위생사, 사회복지사, 북한이탈주민 상담사 등 팀 구성

출처: 보건복지부(2014), 2015 지역사회 통합건강증진사업 안내.

7. 연습문제

문항 1

국민에게 건강에 대한 가치와 책임의식을 함양하도록 건강에 관한 바른 지식을 보급하고 스스로 건강생활을 실천할 수 있도록 여건을 조성하는 목적으로 올바른 것은?

① 보건의료법

② 노인복지법

③ 장애인복지법

④ 국민건강증진법

⑤ 장기요양보험법

문항 2

지역사회 통합건강증진사업으로 지역특성에 맞게 기획 · 추진하는 곳은?

① 중앙집중식

② 산출중심 사업

③ 지역여건에 무방한 사업

④ 사업내용 및 방법 지정 지침

⑤ 보건소 내외 사업 통합 · 연계활성화

정답: 1 ④ 2 ⑤

참고문헌

교육학용어사전(1995). 서울대학교 교육연구소.

국민건강보험공단(2013). 복지용구 급여제품 안내.

김명철 외(2014). 지역사회 물리치료학. 대학서림.

박지환 외(2010). 일상생활활동(생활환경과 여가활동). 현문사.

박지환 외(2013). STANDARD 물리치료학개론. 현문사.

보건복지부(2006) 건강증진사업 수립지침서.

보건복지부(2008). 국가복지정보포털. 장애인 생활시설 관련 통계자료.

보건복지부(2011). 제3차 국민건강증진종합계획(2011~2020).

보건복지부(2016). 2016년 지역사회통합건강증진사업 설명회 자료집.

보건복지부(2017). 2017년 지역사회통합건강증진사업 설명회 자료집.

세계보건기구(2010).지역사회중심사회모형.

양영애 외(2016). 지역사회작업치료. 애듀팩토리.

통계청(2009). 통계청 자료.

한국물리치료정책연구소(2016). 지역사회 물리치료. 현문사.

황현숙, 양영애(2011). 지역사회 재활; 작업치료, 물리치료, 재활간호. 영문출판사.

Anne Cronin, MaryBeth Mandich(2013).인간발달과 수행. 정담미디어.

참고사이트

건강생활실천사업 G-health:http://www.g-kealth.kr/orotal/index.do

보건복지부 http://www.mw.go.kr

지역사회통합건강증진사업 http://www inhealth.or.kr

한국건강증진개발원 http://www.khealth.or.kr/Index.do

CHAPTER

04

보건소

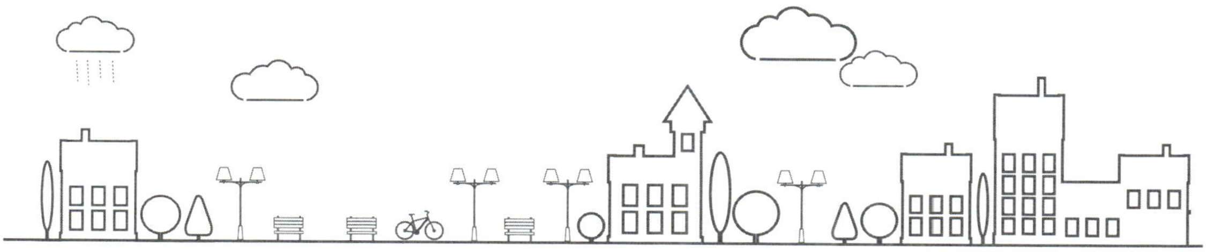

학습목표

1. 지역사회중심재활의 정의를 설명할 수 있다.
2. 보건소 물리치료사의 역할을 설명할 수 있다.
3. 장애인 재활치료 프로그램을 설명할 수 있다.

핵심용어

- 지역사회중심재활(Community Based Rehabilitation, CBR)
- 보건소
- 방문재활서비스
- 과제지향 순환식 프로그램

1. 개요

2014년 장애인 실태조사에 따르면 2014년을 기준으로 추정 장애인구수(273만 명), 장애출현율(5.59%), 장애인등록률(91.7%), 후천적 장애발생률(88.9%), 65세 이상 장애인구(43.3%), 장애인가구 중 1인 가구(24.3%)로 조사되었으며 전체적으로 시간에 따른 증가 추세를 보이고 있다. 최근 장애인 시 · 도별 현황자료를 보면 다음과 같다(표 4-1, 4-2).

표 4-1 광역시 · 도별 장애종류별 등록장애인 인구

(단위: 명, %)

광역 시 · 도	전체장애	지체장애	뇌병변장애	청각장애	시각장애	지적장애	기타 장애
서울	407,274(15.9)	204,073(15.4)	43,802(17.1)	40,876(15.9)	43,153(16.8)	24,595(13.2)	50,775(18.2)
부산	174,403(6.8)	89,222(6.7)	20,137(7.9)	14,279(5.6)	18,495(7.2)	10,426(5.6)	21,844(7.8)
대구	119,477(4.7)	58,524(4.4)	13,461(5.3)	11,598(4.5)	12,428(4.8)	8,897(4.8)	14,569(5.2
인천	137,723(5.4)	74,318(5.6)	12,894(5.0)	13,400(5.2)	13,781(5.4)	9,040(4.8)	14,290(5.1)
광주	70,589(2.8)	33,985(2.6)	6,928(2.7)	8,463(3.3)	7,462(2.9)	5,768(3.1)	7,983(2.9)
대전	73,857(2.9)	37,241(2.8)	7,806(3.0)	7,530(2.9)	7,312(2.9)	5,535(3.0)	8,433(3.0)
울산	50,459(2.0)	25,777(1.9)	4,816(1.9)	6,197(2.4)	5,031(2.0)	3,658(2.0)	4,980(1.8)
세종	8,173(0.3)	4,247(0.3)	683(0.3)	854(0.3)	829(0.3)	714(0.4)	846(0.3)
경기	522,886(20.4)	276,369(20.8)	52,934(20.7)	47,835(18.6)	51,182(20.0)	37,048(19.9)	57,518(20.7)
강원	101,491(4.0)	54,315(4.1)	9,612(3.8)	11,181(4.4)	9,616(3.8)	7,581(4.1)	9,186(3.3)
충북	96,333(3.8)	49,662(3.7)	8,792(3.4)	9,936(3.9)	9,139(3.6)	9,332(5.0)	9,472(3.4)
충남	128,240(5.0)	67,762(5.1)	11,183(4.4)	13,773(5.4)	12,359(4.8)	10,508(5.6)	12,655(4.5)
전북	134,406(5.2)	72,215(5.4)	12,670(4.9)	13,593(5.3)	12,123(4.7)	11,337(6.1)	12,468(4.5)
전남	146,117(5.7)	78,191(5.9)	12,024(4.7)	16,804(6.5)	14,788(5.8)	10,873(5.8)	13,437(4.8)
경북	172,909(6.7)	88,074(6.6)	16,990(6.6)	18,886(7.4)	17,164(6.7)	14,689(7.9)	17,106(6.1)
경남	184,171(7.2)	99,191(7.5)	17,979(7.0)	17,274(6.7)	17,213(6.7)	13,573(7.3)	18,941(6.8)
제주	33,850(1.3)	14,832(1.1)	3,467(1.4)	4,373(1.7)	4,321(1.7)	2,918(1.6)	3,939(1.4)
전국	2,562,358(100)	1,327,998(100)	256,178(100)	256,852(100)	256,396(100)	186,492(100)	278,442(100)

출처: 부산대학교 산학협력단 · 보건복지부(2016), 장애인 보건의료센터를 이용한 장애인 건강 보건관리 전달체계 구축연구.

2014년 말 기준 장애종류별 장애인 인구는 지체장애인(51.8%), 청각장애인(10.0%), 시각장애인(10.0%), 뇌병변장애인(10.0%), 지적장애인(7.3%) 순서로 많고 지역별로 보면 경기도, 서울, 경남, 경북 및 부산 순서로 많다(표 4-1).

건강검진 수검률을 보면 비장애인(76.54%), 장애인(69.65%), 지체장애(74.09%), 뇌병변장애(49.50%) 순서대로 수검률이 떨어지며, 특히 장애인 중에서 뇌병변장애인의 건강검진 수검률은 확연한 차이가 있다(표 4-2). 따라서 장애인

표 4-2 장애인 건강검진 수검률

(단위: 명/명/%)

시도명	비장애인			장애인			지체장애			뇌병변장애		
	대상자	수검자	수검률	대상자	수검자	수검률	대상자	수검자	수검률	대상자	수검자	수검률
합계	**17,468,215**	**13,369,946**	**76.54**	**941,120**	**655,464**	**69.65**	**575,804**	**426,637**	**74.09**	**75,585**	**37,411**	**49.50**
서울	3,350,027	2,459,739	73.42	146,271	97,828	66.88	85,325	61,071	71.57	12,865	6,070	47.18
부산	1,218,417	941,892	77.30	61,466	43,079	70.09	37,202	27,800	74.73	5,874	2,942	50.09
대구	840,373	638,454	75.97	41,888	28,906	69.01	24,821	18,221	73.41	3,716	1,830	49.25
인천	984,382	770,110	78.23	51,498	36,984	71.82	32,628	24,825	76.08	3,646	1,742	47.78
광주	476,249	384,802	80.80	24,729	18,070	73.07	14,299	10,993	76.88	1,983	1,071	54.01
대전	512,224	409,520	79.95	26,320	18,899	71.80	15,922	12,103	76.01	2,164	1,108	51.20
울산	432,572	353,920	81.82	21,141	15,527	73.44	12,852	10,074	78.38	1,513	770	50.89
세종	51,661	40,181	77.78	2,963	2,104	71.01	1,823	1,371	75.21	181	92	50.83
경기	4,194,260	3,187,554	76.00	199,305	137,352	68.92	124,279	91,079	73.29	15,384	7,355	47.81
강원	525,206	404,554	77.03	36,897	26,275	71.21	23,130	17,453	75.46	2,336	1,523	53.70
충북	565,064	448,411	79.36	35,630	25,796	72.40	21,821	16,620	76.17	2,673	1,422	53.20
충남	731,085	561,768	76.84	48,361	33,614	69.51	29,949	22,054	73.64	3,468	1,774	51.15
전북	617,984	488,531	79.05	47,413	33,987	71.68	30,037	22,825	75.99	3,818	1,970	51.60
전남	637,018	497,956	78.17	53,917	38,571	71.54	33,732	25,566	75.79	3,823	2,064	53.99
경북	955,242	730,110	76.43	61,883	42,709	69.02	37,430	27,502	73.48	5,217	2,644	50.68
경남	1,182,346	912,982	77.22	69,333	48,224	69.55	44,316	32,844	74.11	5,434	2,618	48.18
제주	194,105	139,462	71.85	12,105	7,539	62.28	6,238	4,236	67.91	990	416	42.02

출처: 국민건강보험공단(2016. 3. 31).

의 건강관리가 매우 중요함을 알 수 있다.

또한 우리나라는 65세 이상 인구의 비중이 2015년도 13.1%로 '고령화사회(65세 이상 인구가 총인구의 7% 이상인 사회)'를 넘어 '고령사회(14% 이상)'로 접어들고 있기 때문에 앞으로 장애인의 건강관리 및 건강사업에 대한 필요성이 대두되고 있다.

장애인구의 증가와 함께 노인인구의 증가는 보건의료에 대한 사회적인 필요성이 커지고, 시설중심의 시스템은 제한된 수용인원과 높은 비용, 장애인의 사회적인 분리를 발생시키는 문제가 있다. 그러므로 장애인의 재활은 지역사회와 가정을 중심으로 시행되어야 하고, 지역사회의 가치관과 정서습관에 근거한 재활시스템을 갖추어 재활에 대한 관심과 참여를 높여서 장애인이 지역주민과 함께 하는 체계를 갖추어야 한다. 지역사회중심재활사업은 새로운 건물, 장비, 단체, 기구보다 장애인 본인과 가족, 기존 지역사회 인력과 자원을 훈련 및 활용을 통하여 보다 경제적이고 효율적으로 장애인의 재활 및 사회적 통합을 이루고자 하는 것이다.

많은 장애인들이 발병 후 3차 의료기관에서 치료를 받고 퇴원하여 지역 의료기관으로 옮기게 되는데, 지속적이고 포괄적인 재활의료전달체계가 마련되지 못해서 경제적 부담(치료비와 간병비 등)으로 충분한 재활치료를 받지 못하는 실정이므로 지역장애인에 대한 지역사회의 역할이 커지고 있다. 그러므로 2013년부터 보건소 건강증진사업을 중앙정부에서 이관하여 각 지방자치단체가 기획하고 반영하는 포괄보조방식을 실시함으로써 '지역사회중심재활(Community Based Rehabilitation, CBR)'이 화두가 되고 있다.

정부 차원에서 장애인의 재활욕구를 제공하고 효율성 · 접근성 · 지속성 등을 반영한 필수적인 재활의료서비스를 '공공재활의료'라고 하는데, 국립재활원은 공공재활 의료기관을 총괄하는 역할을 하고 있다. 공공재활과 관련하여 특히 지역사회중심재활사업을 통해서 장애인 재활의 방향과 구체적인 길을 제시하고 있다. 세계보건기구(WHO)는 장애인의 효율적인 건강관리를 위해 지역사회중심재활이라는 전략을 제안했으며, 국내에서는 2000년부터 보건소를 중심으로 국가보건사업으로서 추진되고 있다. 지역사회중심재활을 활성화하기 위해서 국립재활원에서는 다양한 역할을 하고 있다. 첫째, 장애발생예방교육 및 장애체험을 통해 장애인 인식개선을 지원하고, 둘째, 찾아가는 장애인 운전교육을 지원하고, 셋째, 중앙보조기구센터로서 보조기구 지원서비스를 연계하고, 넷째, 과정별 지역사회중심재활교육을 연간 12회 정도 진행하고, 다섯째, 현장중심의 지역사회중심재활사업을 소개하고 사업수행에 대한 실무지식과 기술을 지원하기 위해서 연 1회 사업담당자만을 위한 교육을 하고, 여섯째, 사업의 성과를 평가하고 환류하기 위해서 매년 대규모 성과대회를 하고, 일곱째, 다양한 실무자료를 개발 및 제작하여 사업담당자들에게 제공하고 있다. 최근에 지역사회중심재활사업의 주요 변경사항은 표 4-3과 같다.

표 4-3 2017년도 지역사회중심재활사업 주요 변경사항

구분		주요 내용
사업 개요	목적	지역사회장애인 건강관리 및 건강사업의 원활한 수행을 위해, 보건소를 중심으로 지역사회 인적 · 물적 자원을 최대한 개발 · 활용하여 재활서비스를 체계적으로 제공함으로써 재활촉진 및 사회참여를 증진시켜 보다 건강한 삶을 누릴 수 있도록 한다.
	추진배경	장애인은 비장애인보다 취약한 건강상태로 많은 건강문제를 가지고 있으나 경제적 부담, 환경제약 등으로 의료서비스를 제한적으로 이용하고 있어, 장애로 인한 2차적 질환이나 장애를 예방하고 장애인의 의료이용 불평등을 해소하여 장애인의 삶의 질 향상을 도모할 필요가 있다.
	사업추진 체계	■ 재활사업총괄: 장애인정책과 ■ 2017년 지역사회중심재활사업 운영보건소 현황(254개소)
사업 내용	인력구성	■ 직제상 팀구성 원칙으로 한다. ■ 어려운 경우: 기능형 재활팀으로 5명 이상 구성한다. ※ 기본인력[전담자 1명(정규직), 재활전담요원 1명 이상] + 의사(연계), 간호사, 물리치료사(또는 작업치료사), 영양사, 사회복지사 등
	계획수립	권역재활병원을 비롯한 각급병원, 장애인복지관, 관련기관, 대학, 보조기기센터 등 유관기관과 지역사회재활협의체(회)를 구성하여 기본계획 수립 시 참여한다.
	사업대상	**관리 대상자 범위** ■ 등록장애인 관리대상자: 지역사회등록 장애인 중 5% 이상을 관리대상자로 확보한다. ■ 미등록 관리대상자: 5% 이상 등록장애인 관리대상자 충족 시 추가적으로 미등록 관리대상자를 사업대상에 포함하여 관리한다. ※ 미등록 관리대상자란 법적장애등록이 안 된 장애인(장애 발생 후 조기퇴원 등올 장애등급 받기 전 상태) 및 고령, 만성질환 등 재활이 필요한 대상자를 말한다.

표 4-3 2017년도 지역사회중심재활사업 주요 변경사항(계속)

<table>
<tr><th colspan="2">구분</th><th>주요 내용</th></tr>
<tr><td rowspan="4">사업
내용</td><td>사업대상</td><td>관리대상자 분류
대상자는 등록장애인 관리대상자(정기 및 부정기 등록장애인), 미등록 관리대상자로 분류하고 재활기록지를 작성하여 지속적으로 관리한다.
■ 정기 등록장애인 관리대상자
※ 정기 등록장애인 관리대상자 우선순위 선정 기준
• 방문재활이 필요한 1~3급 중증 장애인
• 병 · 의원 등 지역사회 관련기관에서 퇴원하여 지속적 재활이 필요한 장애인
• 당해연도 신규등록 중증 장애인
• 저소득층(기초생활수급대상자, 차상위계층)으로 지역사회에서 지속적 관리가 필요한 재가 장애인
■ 부정기 등록장애인 관리대상자
■ 미등록 관리대상자</td></tr>
<tr><td rowspan="3">중점 서비스
활동</td><td>장애인 건강보건관리사업(필수사업)
■ 재활치료 프로그램
• 거동불능장애인 방문재활: 일상생활동작 관리, 욕창/피부관리, 삼킴장애 관리, 배뇨 · 배변관리, 호흡재활 등
• 이동가능장애인 재활교실: 관절운동, 작업치료, 기능평가, 근력증진, 보행 및 이동동작 관리, 통증치료 등
• 장애아동 재활교실: 삼킴장애 관리, 감각운동, 미술 · 놀이 · 음악치료 등</td></tr>
<tr><td>기타사업(선택사업)
■ 목적: 지역사회의 자원을 활용하여 삶의 질을 높이고 일상생활을 영위하는 데 기여한다.
■ 주 서비스 내용(예시)
• 보조기구 지원서비스: 보조기구 대여 및 사용법 교육, 정보제공 및 추후관리, 보장구 세척 및 수리 등
• 가옥 내 편의시설 지원서비스: 가옥진단, 안전바, 문턱제거, 경사로 등 편의시설 설치
• 장애인 운전지원서비스
• 보건소 연계사업(지역사회 통합건강증진 사업 연계서비스)</td></tr>
<tr><td>연계병원 퇴원관리 상담활동
■ 권역재활병원 · 의료재활시설 · 재활전문병원, 보조기기센터 등과의 연계 권장한다.</td></tr>
</table>

표 4-3 2017년도 지역사회중심재활사업 주요 변경사항(계속)

구분		주요 내용
사업 내용	지역자원 기반	**지역사회재활협의체(회) 구성 및 운영(필수사항)** ■ 구성: 지역사회 내 행정기관, 의료기관, 전국보조기기센터, 복지기관, 교육기관, 자원봉사 단체 등 관련기관 기관장, 팀장, 담당자 등(최소 2거 기관 이상)으로 구성한다.
		전국 보조기기센터와의 연계 지역사회재활 협의체(회) 구성 및 기능형 재활팀으로 연계하여 팀접근 회의를 통한 대상자를 발굴 · 연계한다. ■ 연계내용 • 대상자 발굴 • 보조기기 서비스: 보조기기 개조 · 제작, 구매 전 체험, 보조기기 유지관리(점검, 수리, 세척) • 보조기기 교육: 이동보조기기 안전교육, 보조기기 사용/훈련 교육 ※ 전국 보조기기센터(11개) : 중앙센터(국립재활원), 부산, 대구, 인천, 광주, 대전, 경기도, 충북, 전북, 경남, 제주
		지역(권역)간담회 운영 ■ 운영: 시 · 도 사업담당자가 주도하고 지역간사와 협력하여 연 2회 간담회를 개최한다. ■ 멘토보건소 역할: 신규보건소 또는 신규담당자에 대한 상담 및 자문(멘토 역할), 정보제공 및 정보공유, 견학 프로그램 기획, 지역의 의견을 수렴하여 중앙에 건의, 권역재활병원과의 협력 등

출처: 보건복지부 · 국립재활원(2017), 2017 지역사회 통합건강증진사업 안내[지역사회중심재활분야], 2017년도 지역사화중심재활사업 주요 변경사항.

1) 지역사회중심재활의 목표

지역사회중심재활의 목표는 그림 4-1과 같다.

2) 추진방향

(1) 지역사회중심재활의 기본방향

• 첫째, 사회통합을 위한 장애인 건강보건관리: 지역사회 중심의 장애예방 및 조기발견, 재활치료, 장애인의 건강증진, 가족지지, 지속적 관리체계를 적용

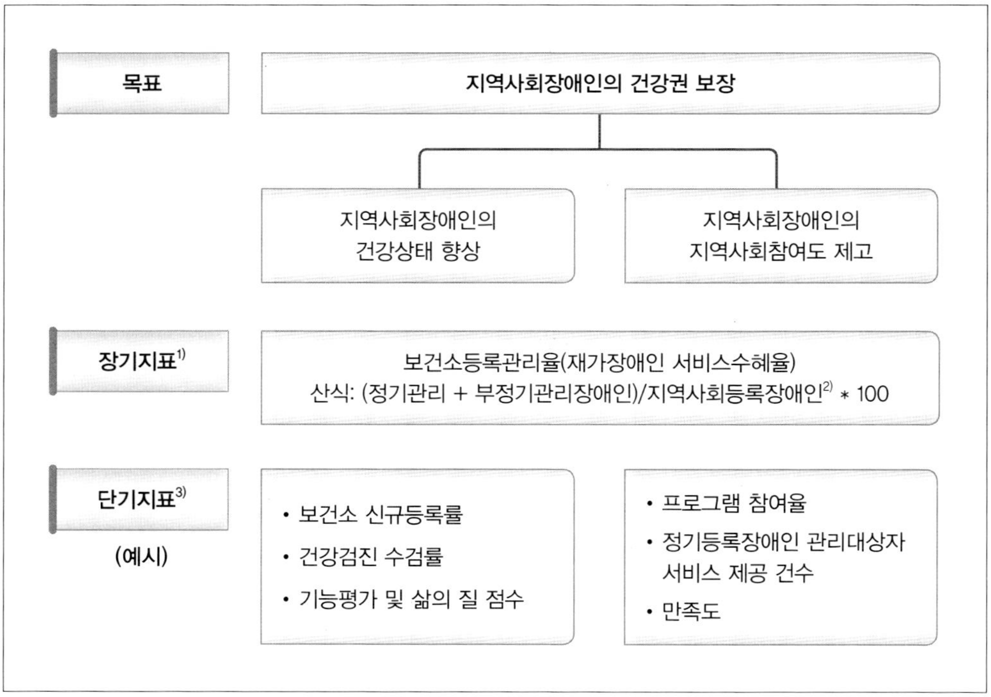

그림 4-1 | 지역사회중심재활 목표

1) 장기목표는 공통으로 사업계획에 반드시 포함(산식 통일)
2) 정신장애는 정신보건사업 대상자로 분류되므로 지역사회등록장애인에서 제외할 것
3) 단기지표는 예시로 제시한 것으로 지자체 여건에 맞게 활용할 것
출처: 보건복지부 · 국립재활원(2017), 2017 지역사회 통합건강증진사업 안내[지역사회중심재활분야], 지역사회중심재활 목표.

함으로써 장애를 최소화하고 일상생활 촉진과 자립능력을 증진시키는 것이다.

- 둘째, 지역사회 역량강화: 지역주민들의 재활의식 개선 및 관련 기관 간 연계관계를 구축함으로써 지역사회 내 재활서비스 제공 역량을 강화하는 것이다.
- 셋째, 통합적 네트워크 구축: 지역사회의 자발적인 참여와 유기적인 연계를 위한 지역사회재활 협의체(회)를 운영하여 다양한 자원을 통한 포괄적인 재활 서비스를 제공하는 것이다.
- 넷째, 지역 특성별 모형 개발: 지역사회 여건에 맞는 재활사업의 전략 및 프로그램을 개발 · 시행 · 평가하여 지역 특성별 사업모형을 보급 및 확산하는 것이다.
- 다섯째, 「장애인 건강권 및 의료접근성 보장에 관한 법률」 기반 사업을 추진하는 것이다.

(2) 지역사회중심재활의 추진방향

지역사회중심재활사업은 크게 보건소 주요사업과 지역사회 연계사업으로 나눌 수 있다. 보건소 주요사업은 건강과 연관된 사업이고 지역사회 연계사업은 교육, 생계, 사회적 욕구, 역량강화와 연관된 사업으로써 그림 4-2와 같이 다양한 세부 사업을 진행한다.

3) 주요사업 내용

(1) 사업추진체계

사업추진체계를 살펴보면 보건복지부, 국립재활원(공공재활의료지원과), 시 · 도, 권역별재활병원, 시 · 군 · 구 재활사업 운영보건소(보건지소, 보건진료소

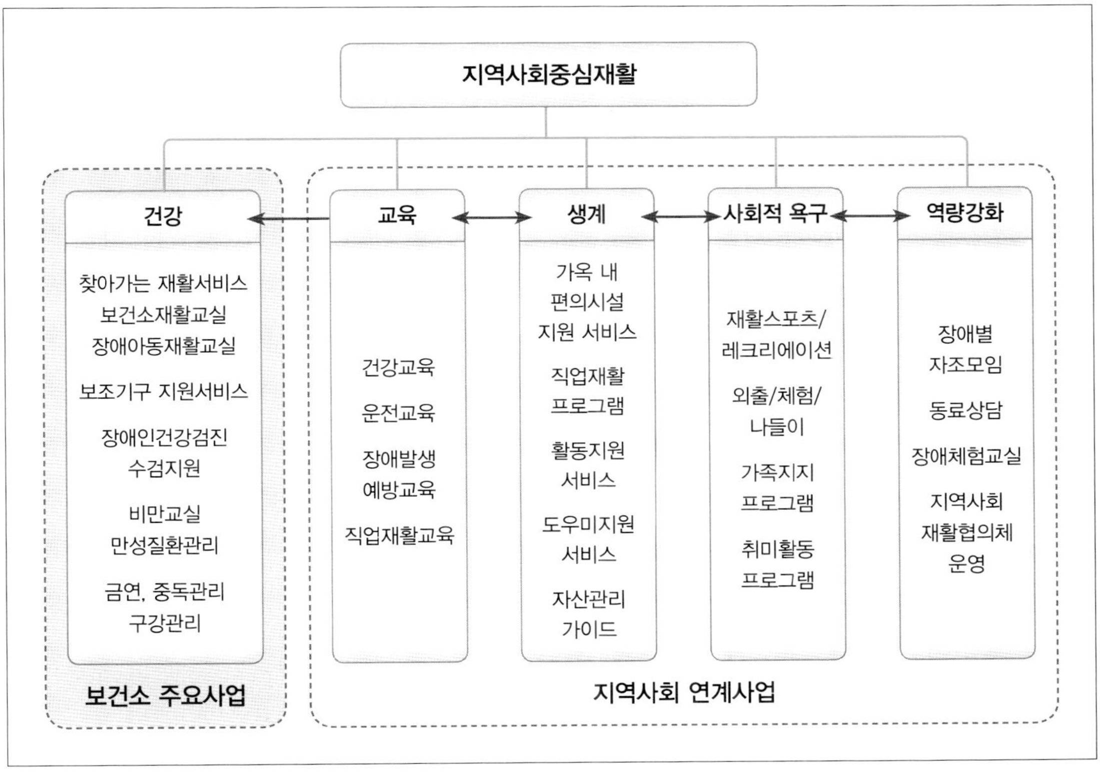

그림 4-2 | 지역사회중심재활의 추진방향

출처: 보건복지부 · 국립재활원(2017), 2017 지역사회 통합건강증진사업 안내[지역사회중심재활분야], CBR Matrix 보건소 활용예시.

포함), 시 · 군 · 구 장애인담당과, 한국보건복지인력개발원, 사회보장정보원 등의 다양한 단체들이 유기적으로 지역사회중심재활사업을 협력하여 추진해간다. 특히 보건소는 지역별 세부실천계획 수립, 재활서비스 제공, 지역주민교육 및 인식개선, 지역자원 개발 및 연계 등의 실무를 담당하는 기관이므로 그 역할이 매우 중요하다(그림 4-3).

(2) 2017년 지역사회중심재활사업의 운영보건소 현황(254개소)

지역사회중심재활사업이 2017년부터 필수로 지정되고 전국적으로 확대됨으로써 신규보건소 담당자들을 대상으로 '2017년 지역사회중심재활사업 신규보건소 담당자 연수과정'이 국립재활원 공공재활의료지원과의 주최로 2016년 12월 6일(화)에 개최되었다. 신규보건소 84개 중 78개소, 124명이 참여하였으며 '2017년 지역사회중심재활사업 추진방향 및 의의'에 관한 내용을 듣고 추후 보건소의 역할과 발전방안에 대한 의미 있는 내용을 나누었다(표 4-4).

(3) 주요사업

① 재활프로그램

PDCA(Plan→Do→Check→Action; 계획→실천→확인→조치를 반복 실행하여 목표를 달성하고자 하는 데 사용하는 기법)처럼 대상 장애인의 건강상태와 재활치료의 필요를 알아보고, 장애 종류와 상태별 필요한 재활치료를 실행하고, 재활프로그램을 제공 후 확인을 위한 평가(만족도와 기능평가 조사) 실시 후 반영한다.

재활프로그램은 사업명에 따라서 필수/선택 사업으로 크게 4가지로 나눌 수 있는데 사업에 따른 다양한 프로그램을 다음과 같이 구분할 수 있다(표 4-5).

② 연계병원 퇴원관리 상담활동

연계병원에서 재활치료를 받는 장애인은 퇴원관리와 퇴원직후 일상생활에 적응하기 위한 준비과정이 필요하므로 관련 정보수집, 재활치료 계획, 의사결정, 직업복귀 및 진로, 건강문제 해결, 사례관리 등을 효과적으로 진행하기 위한 전체적인 상담활동을 말하며 장애인의 건강과 동기부여에 도움이 될 것이다(표 4-6).

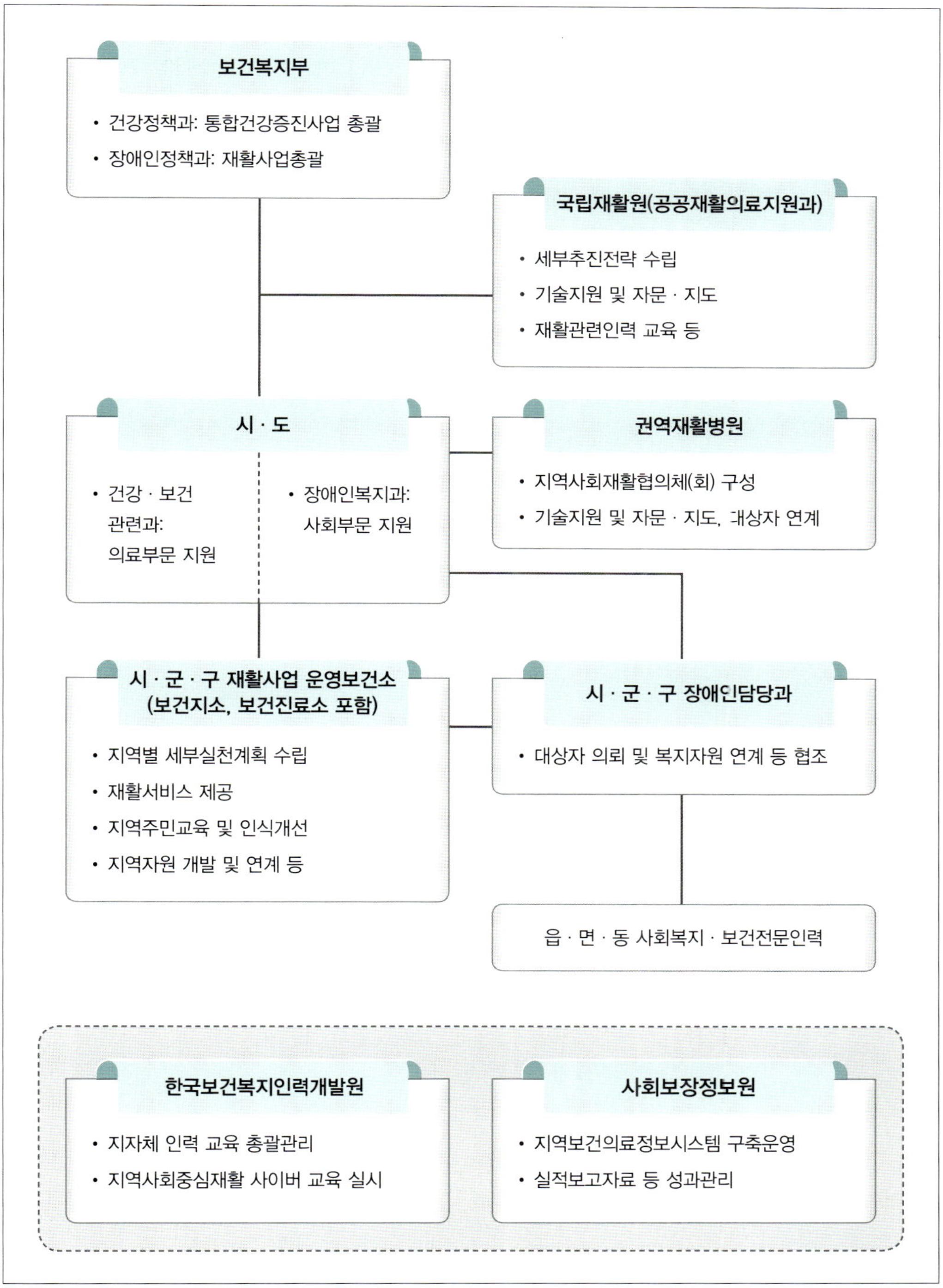

그림 4-3 | 지역사회중심재활의 추진체계

출처: 보건복지부 · 국립재활원(2017). 2017 지역사회 통합건강증진사업 안내[지역사회중심저활분야]. [지역사회중심재활분야]. 사업 추진체계.

※ 권역재활병원 · 의료재활시설 · 재활전문병원, 보조기기센터 등과의 연계를 권장한다.

표 4-4 2017년 지역사회중심재활사업의 운영보건소 현황

지역	보건소
서울특별시(25개소)	(기존) 도봉구[1], 강북구, 양천구, 성북구, 서초구, 송파구, 중구, 광진구, 중랑구, 노원구, 은평구, 영등포구, 서대문구, 관악구, 강동구, 성동구, 동대문구, 강남구 (신규) 종로구, 용산구, 마포구, 강서구, 구로구, 금천구, 동작구
부산광역시(16개소)	(기존) 진구, 해운대구, 동구[1], 연제구, 기장군, 남구, 금정구, 동래구, 사상구, 중구, 북구, 수영구 (신규) 서구, 영도구, 사하구, 강서구
대구광역시(8개소)	(기존) 동구[1], 북구 (신규) 남구, 중구, 서구, 수성구, 달서구, 달성군
인천광역시(10개소)	(기존) 부평구, 계양구[1], 강화군, 남구, 연수구, 남동구 (신규) 옹진군, 중구, 동구, 서구
광주광역시(5개소)	(기존) 동구[1], 서구, 광산구, 남구, 북구
대전광역시(5개소)	(기존) 동구, 서구[1] (신규) 중구, 유성구, 대덕구
울산광역시(5개소)	(기존) 동구, 울주군[1], 중구, 남구 (신규) 북구
경기도(44개소)	(기존) 성남시 수정구, 성남시 분당구, 김포시, 화성시, 포천시, 의왕시, 양평군[1], 성남시 중원구, 안산시 단원구, 안성시, 양주시, 평택시 과천시, 부천시, 구리시, 평택시 송탄, 고양시 덕양구, 용인시 기흥구, 용인시 수지구, 용인시 처인구, 안산시 상록수, 여주시, 고양시 일산서구 (신규) 광명시, 수원시 장안구, 수원시 권선구, 수원시 팔달구, 수원시 영통구, 안양시 만안보건과, 안양시 동안보건과, 시흥시, 군포시, 이천시, 광주시, 하남시, 오산시, 고양시 일산동구, 남양주시, 의정부시, 파주시, 동두천시, 가평군, 연천군보건의료원 건강증진센터, 부천시 소사 · 오정 보건센터
강원도(18개소)	(기존) 원주시[1], 속초시, 평창군, 양구군, 고성군, 영월군, 춘천시, 강릉시, 동해시, 홍천군, 화천군, 양양군, 인제군, 횡성군, 삼척시, 정선군 (신규) 태백시, 철원군

표 4-4 2017년 지역사회중심재활사업의 운영보건소 현황(계속)

지역	보건소
충청북도(14개소)	(기존) 제천시, 옥천군, 영동군, 청주시 흥덕[1], 청주시 청원, 충주시, 보은군, 음성군, 진천군 (신규) 청주시 상당, 청주시 서원, 증평군, 괴산군, 단양군
충청남도(16개소)	(기존) 금산군[1], 당진시, 청양군, 논산시, 아산시, 서천군, 보령시, 서산시, 부여군, 예산군, 태안군 (신규) 천안시 동남구, 천안시 서북구, 공주시, 계룡시, 홍성군
전라북도(14개소)	(기존) 군산시[1], 남원시, 진안군, 순창군, 장수군, 전주시, 부안근, 완주군 (신규) 정읍시, 김제시, 무주군보건의료원, 임실군보건의료원, 고창군, 익산시
전라남도(22개소)	(기존) 장흥군, 함평군, 담양군[1], 해남군, 무안군, 장성군, 보성군, 곡성군, 화순군, 강진군, 영광군, 여수시, 광양시, 목포시, 구례군, 진도군, 신안군 (신규) 순천시, 나주시, 고흥군, 영암군, 완도군보건의료원
경상북도(25개소)	(기존) 김천시, 청도군[1], 안동시, 성주군, 포항시 남구, 포항시 북구, 영천시, 고령군, 칠곡군, 영주시, 영양군, 경산시, 경주시, 상주시, 구미시 구미, 군위군, 영덕군 (신규) 의성군, 청송군보건의료원, 구미시 선산, 문경시, 예천군, 봉화군, 울진군, 울릉군보건의료원
경상남도(20개소)	(기존) 사천시, 거제시, 양산시[1], 하동군, 합천군, 창원시 진해, 진주시, 남해군, 통영시, 김해시, 밀양시, 의령군, 함안군, 창녕군, 함양군 (신규) 창원시창원, 고성군, 산청군보건의료원, 거창군, 창원시 마산
제주특별자치도(6개소)	(기존) 제주시 제주[1], 제주시 서부, 서귀포시 서귀포, 서귀포시 동부 (신규) 제주시 동부, 서귀포시 서부
세종특별자치시(1개소)	(기존) 세종시

출처: 보건복지부 · 국립재활원(2017), 2017 지역사회 통합건강증진사업 안내[지역사회중심재활분야], 2017년 지역사회중심재활사업 운영보건소 현황 254개소.

※ [1]멘토보건소(총 16개)

- (정의) CBR사업의 연혁과 더불어 사업경험이 풍부하여 멘토역할을 수행하는 보건소
- (역할) 신규보건소 또는 신규담당자에 대한 상담 및 자문(멘토역할), 정보제공 및 정보 공유, 견학 프로그램 기획, 지역의 의견수렴하여 중앙에 건의, 권역재활병원과의 협력 등

표 4-5 지역사회중심재활사업 유형에 따른 재활프로그램

사업명(필수/선택사업)	프로그램	
	건강증진 프로그램	재활치료 프로그램
장애인 건강보건관리사업 (필수사업)	• 장애인 건강검진 지원 서비스 • 장애인 건강관리 서비스 • 장애인 건강보건정보 서비스 • 장애인 및 가족 건강교육	• 거동불능장애인 방문재활 • 이동가능장애인 재활교실 • 장애아동 재활교실
장애인 사회참여사업 (선택사업)	• 장애별 자조모임 • 가족지지/동료상담 • 운전교육 프로그램	• 재활스포츠/레크리에이션 • 외출/나들이 체험프로그램 • 취미활동 프로그램
	장애발생예방 교육	장애체험 교육
장애발생 예방사업 (선택사업)	• 낙상예방교육 • 뇌졸중예방교육 • 교통안전교육 • 산업안전교육 • 허약노인장애예방	• 시각장애의 봉사체험 • 소감문 작성 • 지체장애의 휠체어 등 체험
기타사업 (선택사업)	• 보조기구 지원서비스 • 장애인 운전지원서비스	• 가옥내 편의시설 지원서비스 • 보건소 연계사업

출처: 보건복지부 · 국립재활원(2017), 2017 지역사회 통합건강증진사업 안내[지역사회중심재활분야], 장애인 건강보건관리사업(필수사업).

표 4-6 지역사회중심재활(CBR) 연계 의료기관 현황

※ 권역재활병원[1], 공공의료기관 및 의료재활시설, 복지부 인증 재활전문병원[2]

지역	명칭
서울	중앙보훈병원, 서울의료원, 국립재활원[2], 서울재활병원[2], SRC재활병원, SRC재활센터부설의원, 주몽재활의원, 명지춘혜병원[2]
부산	부산보훈병원, 부산대학교병원, 부산의료원, 천성의원
대구	근로복지공단대구병원[2], 대구보훈병원, 인제재활병원, 대구의료원, 남산병원[2]
인천	경인의료재활센터병원[1], 인천산재병원, 인천광역시의료원, 미추홀재활전문병원[2], 브래덤병원[2], 인천광역시의료원
광주	호남권역재활병원[1], 광주보훈병원, 전남대학교병원
대전	대전충청권역의료재활센터[1], 대전산재병원, 대전보훈병원, 성세병원, 유성웰니스 재활전문병원[2], 성화대전요양병원

표 4-6 지역사회중심재활(CBR) 연계 의료기관 현황(계속)

지역	명칭
경기	안산산재병원, 경기산재요양병원, 경기도의료원 수원병원 · 이천병원 · 안성병원 · 의정부병원 · 포천병원 · 파주병원, 러스크분당병원[2]
강원	강원도재활병원1), 태백산재병원, 동해산재병원, 정선산재병원, 강원대학교병원, 삼척의료원, 영월의료원, 원주의료원, 강릉의료원, 속초의료원
충북	충북대학교병원, 청주의료원, 충주의료원, 충북재활의원
충남	충남대학교병원, 공주의료원, 홍성의료원, 천안의료원, 서산의료원, 충남장애인 사랑의원
전북	전북대학교병원, 군산의료원
전남	순천산재병원, 화순전남대학교병원, 목포시의료원, 순천의료원, 강진의료원
경북	경북대학교병원, 경북재활병원, 김천의료원, 포항의료원, 안동의료원, 울진군 의료원
경남	영남권역재활병원[1], 창원산재병원, 경상대학교병원, 양산부산대병원, 마산의료원, 홍익재활병원, 마하재활병원
제주도	제주권역재활병원[1], 제주대학교병원, 서귀포의료원, 제주의료원, 제주춘강의원, 늘봄재활전문병원[2]

출처: 보건복지부 · 국립재활원(2017), 2017 지역사회 통합건강증진사업 안내[지역사회중심재활분야], 지역사회중심재활사업 연계 의료기관 현황.

■ 전국 보조기기센터 연계

보조기기서비스 지원내용, 수행절차, 보조기센터 설치현황은 다음과 같다(표 4-7, 그림 4-4, 4-5).

표 4-7 보조기기서비스 지원내용

보조기기서비스 지원	내용
보조기기서비스	보조기기 9개 영역에 따른 개조 · 제작, 구매 전 체험(단기대여), 유지관리(점검, 수리, 세척) 서비스를 제공
보조기기 교육	안전교육, 보조기기 사용/훈련 교육
보조기기서비스 영역	휠체어 및 이동보조기기, 레저, 앉기 및 자세, 자동차 보조기기, 주택 및 환경개조, 일상생활, 컴퓨터접근, 보완대체 이사소통, 감각 보조기기

출처: 보건복지부 · 국립재활원(2017), 2017 지역사회 통합건강증진사업 안내[지역사회중심재활분야], 보조기기서비스 지원내용.

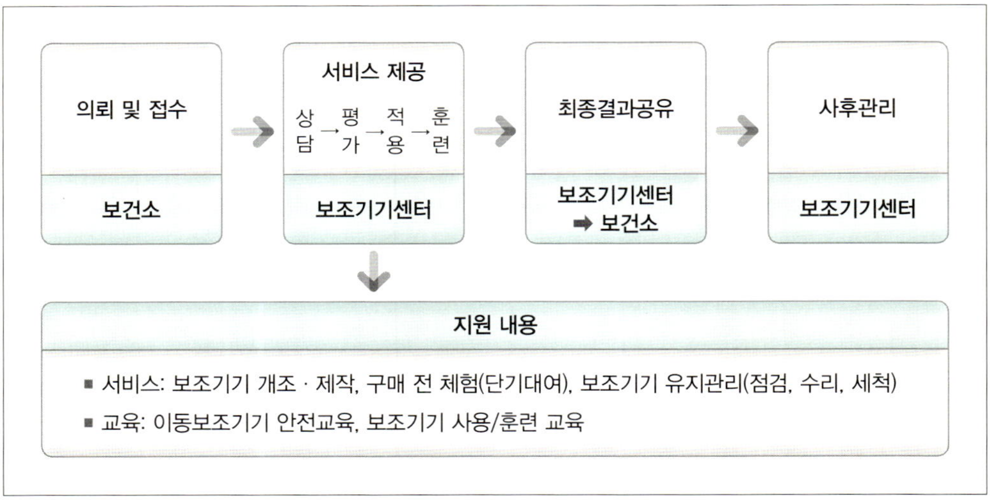

그림 4-4 | 보조기기서비스 수행절차

출처: 보건복지부 · 국립재활원(2017), 2017 지역사회 통합건강증진사업 안내[지역사회중심재활분야], 보조기기서비스 수행절차.

※ 콜센터 대표번호 1670-5529 이용 시 지역 보조기기센터로 직접 연결.

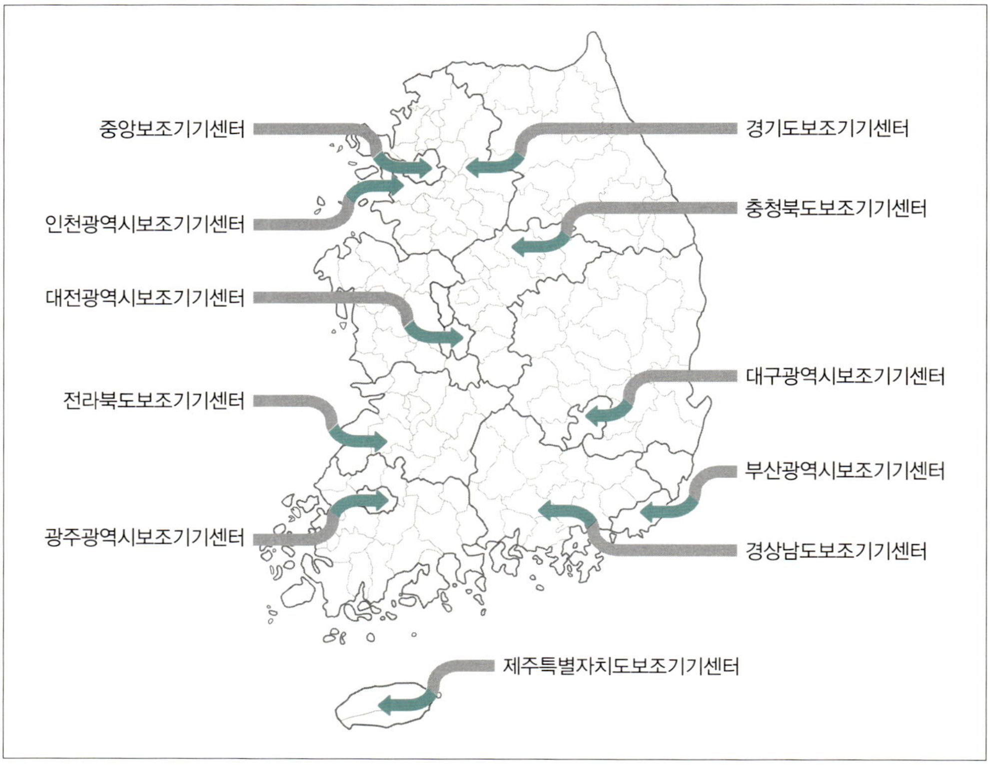

그림 4-5 | 보조기기센터 설치현황

출처: 보건복지부 · 국립재활원(2017), 2017 지역사회 통합건강증진사업 안내[지역사회중심재활분야], 전국 보조기기센터 설치현황.

2. 보건소 물리치료사의 역할

보건소에서 근무하는 물리치료의 주 대상자는 지역사회장애인들이며, 그들은 취약한 건강상태로 여러 가지 건강문제를 가지고 있으나 재정적 브담과 환경문제 등으로 재활서비스를 제한적으로 이용하고 있다. 물리치료사는 ICF에 근거하여 대상자들의 신체기능/구조, 활동, 참여, 개인적 요소, 환경적 요소 등을 고려하는데, 기능적 제한과 구조적 주 손상을 평가를 통해서 정확히 찾아낸다. 또한 손상과 제한의 문제를 해결하면서 일상생활의 기능적 움직임 증진을 위한 기능훈련을 대상자의 필요에 따라 제공하고 장애로 인한 2차적 질환과 장애예방을 위한 교육 또한 제공하여야 한다.

보건소의 지역사회중심재활사업 측면에서 구체적인 물리치료사의 역할은 주로 장애인 재활사업 프로그램이다. 첫째, 연중 지역주민을 대상으로 주로 통증 치료를 담당하는 내소 물리치료인 핫팩, 초음파, 경피신경전기자극치료, 간섭파치료, 적외선치료, 견인치료, 파라핀 욕조, 운동치료 등을 실시한다. 둘째, 연중 등록장애인을 대상으로 진행하는 방문 물리치료는 관절운동, 근력강화운동, 기능적 전기자극치료, 경피신경전기자극치료, 자가운동교육, 테이핑치료 등을 실시한다.

특히, 보건소 물리치료실 내 운동치료실을 통해서 지역장애인들을 위한 다양한 운동기구와 프로그램으로 기능적인 움직임 증진에 도움이 되드로 지역사회중심재활사업의 활성화에 부합한다. 운동치료실을 지역사회장애인들이 자유롭게 매일 무료로 이용할 수 있는 것이 이용만족도를 높인 중요한 요인으로 드러났으며 테이핑 또한 만성 통증에 대한 선호도가 높았다.

그리고 보건소라는 상황에서, 다음 사항을 추가로 고려할 필요가 있다. 첫째, 만성질환 환자 관리와 재활치료 시 협력할 수 있는 지역병원과 의료시스템을 사전에 보건소별로 확립하여야 한다. 둘째, 지역 대학의 물리치료학과와 연계하여 물리치료(학)과 학생 자원봉사자를 이용하여 다양한 프로그램을 진행할 수 있도록 한다. 셋째, 장기요양보험의 시행으로 가정봉사파견센터와 협력하여 요양보호사를 필요로 하는 대상자들에게 연결시킬 수 있다. 넷째, 농촌형 보건소는 보건지소를 활용하여 프로그램을 실시할 수 있도록 사전에 준비할 필요가 있다.

3. 보건소 프로그램 실제

1) 장애인 건강보건 관리사업

장애인 건강보건 관리사업은 필수 사업으로 장애인 건강증진 프로그램과 장애인 재활치료 프로그램으로 구분되며, 목적은 지역사회 장애인을 위한 재활서비스를 제공하고 건강을 관리하고 일상생활의 독립과 사회참여를 지원하는 것이다. 구체적인 프로그램의 내용은 다음과 같다.

(1) 장애인 건강증진 프로그램

장애인 건강증진 프로그램은 표 4-8을 참조한다.

표 4-8 장애인 건강증진 프로그램

세부사업명	내용	횟수	대상 범위	방법	예산활용	연계
장애인 건강검진 지원 서비스	• 직접검진 · 이동검진 • 검진지원: 수검독려 전화 및 홍보, 이동차량 지원, 검진기관 정보제공 및 안내	1회	개인	전화/내소/방문	행사실비 보상금, 홍보비	국민건강보험공단, 의료기관, 이동지원센터, 복지관
장애인 건강관리 서비스	• 영양관리: 영양상담 및 식이지도, 운동관리, 혈액검사	8~10주	개인/그룹 10~15명	내소	강사비, 사무관리비, 의료 및 구료비	영양사업
	• 구강관리: 구강검진, 치료	1~3회	개인	내소	–	구강보건센터
	• 중독관리: 알코올중독, 약물중독, 인터넷중독 등 교육 및 상담	대상자별 횟수조절	개인/그룹 20~30명	내소	강사비	정신보건센터
	• 금연관리: 금연상담, 금연침 시술	대상자별 횟수조절	개인	내소	–	금연사업/한의약건강증진 사업
	• 만성질환(고혈압, 당뇨 등) 관리: 혈압 · 혈당체크, 투약관리	4회	개인/그룹	내소/방문	강사비, 행사실비 보상금	심뇌혈관질환 예방사업, 방문건강관리사업

표 4-8 장애인 건강증진 프로그램(계속)

세부사업명	내용	횟수	대상 범위	방법	예산활용	연계
장애인 건강보건정보 서비스	• 건강보건 관련 정보제공 및 상담, 건강보건교육 · 홍보	4회	개인/그룹	전화/내소/방문	강사비, 행사실비, 홍보비	의료기관
장애인 및 가족 건강교육	• 자가관리교육, 만성질환 교육, 뇌졸중재발방지, 낙상/화상예방 등	2~4회	개인/그룹	내소/방문	강사비, 사무관리비	의료기관, 심뇌혈관질환 예방사업, 국립재활원 교육홍보과

출처: 보건복지부 · 국립재활원(2017), 2017 지역사회 통합건강증진사업 안내[지역사회중심재활분야], 장애인 건강증진 프로그램.

(2) 장애인 재활치료 프로그램

장애인 재활치료 프로그램은 표 4-9를 참조한다.

표 4-9 장애인 재활치료 프로그램

세부사업명	내용	횟수	대상 범위	방법	예산활용	연계
방문재활 서비스	일상생활동작관리	2~5회 또는 대상자별 지속관리	개인 (중증 재가 장애인)	방문	여비, 강사비, 의료 및 구료비	방문 건강관리 사업, 병원
	욕창/피부관리					
	연하장애관리					
	배뇨관리					
	배변관리(변비관리)					
	호흡재활					
보건소 재활교실	기능평가, 근력증진, 기능향상, 운동 및 통증치료, 관절운동, 작업치료, 보행 및 이동동작 관리 등	연중	개인/그룹	내소/방문	여비, 홍보비, 의료 및 구료비	대학(물리/작업치료과), 재활병원
장애아동 재활교실	삼킴장애, 미술, 놀이, 음악, 감각운동 등	8회	그룹 10~20명	내소	강사비, 재료비	교육기관, 복지관

출처: 보건복지부 · 국립재활원(2017), 2017 지역사회 통합건강증진사업 안내[지역사회중심재활분야], 장애인 재활치료 프로그램.

① 사업명: 방문재활서비스

■ **일상생활동작관리**

- **목적**: 일상적인 생활에서 중요한 움직임을 배워서 독립적으로 일상생활을 실행할 수 있도록 도와주는 것이다.
- **내용**
  - 수정바델지수를 통한 기능평가
  - 일상생활동작 관리 시 유의사항 알기
  - 관리의 실제
    - 옷 입고 벗기(상의 입고 벗기, 하의 입고 벗기)
    - 식사하기(손가락 사용, 숟가락, 젓가락, 포크, 컵 사용하기)
    - 화장실 이용하기(침대와 이동식 양변기 이동하기)
    - 목욕활동, 개인위생 등
- **대상범위**: 개인(중증재가장애인)
- **예산활용**: 여비, 강사비, 의료 및 구료비
- **연계**: 방문건강관리사업

■ **욕창/피부관리**

- **목적**: 피부를 잘 관리해서 욕창을 방지하고, 욕창발생 시 잘 관리해서 합병증을 막고 빠른 회복을 도와주는 것이다.
- **내용**
  - 욕창의 정의 및 발생요인 · 호발부위 알기
  - 욕창 예방법
    - 하루 한 번 이상 피부 점검하기
    - 피부 청결히 하기
    - 침상에서 주의점 및 휠체어에서 주의점
  - 욕창단계 평가, 욕창 위험도 평가(Braden scale)
  - 욕창상태에 따른 드레싱 방법 및 관리
  - 영양관리

- **대상범위**: 개인(중증재가장애인)
- **예산활용**: 여비, 강사비, 의료 및 구료비
- **연계**: 방문건강관리 사업, 병원

■ **호흡재활**

- **목적**: 폐 합병증을 방지하고, 호흡 형태의 향상과 기능적 호흡 능력을 도와주는 것이다.
- 내용
  - 호흡훈련 방법
    - 흡기운동(입술오므리기, 심호흡, 호흡근 저항운동)
    - 기침운동(앰부백 짜기, 자가보조 기침법, 도수보조 기침법)
    - 재조건화 운동(수영, 체조, 탁구 등 숨이 차거나 땀을 흘릴 수 있는 운동)
    - 기타 노래부르기, 크게 웃기, 휴지 불기, 촛불 끄기, 풍선 불기 등
  - 호흡기계 건강수칙 알기
- **대상범위**: 개인(척수손상 장애인, 조금만 움직여도 숨이 찬 장애인)
- **예산활용**: 여비, 강사비, 의료 및 구료비
- **연계**: 방문건강관리사업, 병원

② 보건소 재활교실

■ **과제지향 순환식 프로그램**

- 내용

▶ **과제1**. 체조 및 훌라후프 운동(10분)
목적: 유연성 증진 및 부상방지
방법: 몸통 → 팔(어깨, 팔꿈치, 손목) → 골반 → 다리(무릎, 발목)

▶ **과제2.** 물건 옮기기(5분) 및 물건 집어올리기(5분)
목적: 팔과 몸통연계 및 손기능 향상
방법: 정해진 시간 안에 정해진 개수를 다른 바구니로 옮기도록 함.
바구니 높이 변화에 따라 체간, 상지의 다양한 움직임 유도

▶ **과제3.** 세라밴드를 이용한 근력강화(10분)

목적: 팔 및 몸통 근력 증진

방법: 상하, 전후 및 대각선 방향으로 탄성이 있는 세라밴드를 이용하여 묶인 팔, 다리 등의 근력을 증진시킴

▶ **과제4.** 골반운동(10분)

목적: 보행 시 골반의 움직임 증진

방법: 전후, 좌우 방향으로 다양한 골반의 움직임 증진을 통해 보행 시 몸통과 다리의 움직임이 잘 연계될 수 있도록 함

▶ **중간휴식**(10분)

▶ **과제5.** 균형운동 및 보행훈련(10분)

목적: 균형능력 증진 및 계단훈련

방법: 한발서기(움직이지 않는 상자 → 움직이는 물건으로 변화)
보행훈련(푹신한 매트 위 걷기 → 계단오르기 등으로 난이도 변화)

▶ **과제6.** Time Up & Go Test(TUG)

목적: 다리 근력 강화 및 보행 능력 증진

방법: 정해진 시간 내에 앉은 자세에서 일어나 3m 걸어가서 오재미를 바구니에 담고 제자리로 돌아오도록 함.
(의자의 높낮이 및 걸어가는 거리를 달리하여 난이도 조정)

▶ **과제7.** 발로 물건 차기(10분)

목적: 하지 근력 강화 및 보행 능력 증진

방법: 기능에 따라 장애물을 피해 물건차기로 난이도 변화

▶ **과제8.** 마무리 체조(10분): 과제1 반복

- **대상범위:** 개인/그룹
- **예산활용:** 홍보비, 의료 및 구료비
- **연계:** 대학(물리/작업치료과), 재활병원

■ 관절운동

- 내용
  - 수정바델지수를 이용한 기능평가
  - 관절 가동범위 운동
    - 상지 관절운동: 어깨관절(굽힘/벌림 · 모음/안쪽 · 가쪽돌림), 팔꿈치관절(굽힘 · 폄/아래팔 엎침 · 뒤침), 손목관절, 손가락관절 운동
    - 하지 관절운동: 엉덩관절(굽힘 · 폄/벌림 · 모음/안쪽 · 가쪽돌림), 발목관절(발등굽힘 · 발바닥굽힘/가쪽번짐 · 안쪽번짐), 발가락관절(굽힘 · 폄)
  - 뇌졸중 · 척수 · 관절질환의 관절운동
- **예산활용:** 여비, 강사비, 홍보비, 의료 및 구료비
- **연계:** 대학(물리/작업치료과), 재활병원

■ 이동동작 관리

- 내용
  - 침상에서 이동: 일어나 앉기, 침상에서 휠체어로 옮기기, 위로 옮기기, 옆으로 옮기기
  - 휠체어에서 이동: 바닥에서 휠체어 이동, 뒤에서 안아 올리기, 높은 턱 뒤로 넘기, 계단오르기, 자동차에 탑승하기, 엘리베이터 타기
  - 보행기 이동: 침상에서 보행기 이동, 보행기 보행
- **예산활용:** 여비, 강사비, 홍보비
- **연계:** 대학(물리/작업치료과), 재활병원

■ 균형 및 보행

- **목적:** 낙상을 예방하기 위한 균형능력과 보행능력을 향상시키는 것이다.
- 내용
  - 균형평가: 낙상효능척도(FES), 버그균형척도(BBS)
  - 균형 및 보행 종합 평가: Time Up & Go Test(TUG)
  - 스트레칭, 코어운동(근력강화운동), 자세배열 및 균형운동
  - 보행을 위한 기능적 보조도구 활용

- **예산활용:** 여비, 강사비, 홍보비
- **연계:** 대학(물리/작업치료과), 재활병원

※ **참고**(Time Up & Go Test, TUG)

대상자는 팔걸이 있는 의자에 앉아서 출발신호와 함께 의자에서 일어나 3m 거리를 걸어가 다시 되돌아와서 의자에 앉는 속도 측정. 1회 연습과정을 거친 후 3회 반복 측정하여 평균값을 구함(정상 7~10초, 이동능력 의존적 · 혼자서 실외 이동 불가 30초 이상)

■ 기타

- 기능적 전기자극기 & 저주파치료기를 이용한 통증관리, 재활운동기구 이용 등

2) 장애인 사회참여사업

장애인 사회참여사업은 선택 사업으로써 목적은 재가장애인들이 지역사회의 구성원으로서의 사회참여를 높이는 것이며, 구체적인 프로그램의 내용은 다음과 같다(표 4-10).

■ **뇌병변 대상자 자조관리 프로그램**

- **목적:** 지역사회 뇌병변장애인의 재활치료를 위하여 비슷한 문제를 가진 분들이 정기적인 모임을 통하여 비슷한 문제를 함께 공유하고 문제를 해결하며, 본인의 건강을 스스로 관리하도록 도와주는 것이다(표 4-11).
- **운영**
  - 매주 계획된 내용에 대해 참여자가 함께 토의하고 필요한 내용은 진행자가 설명
  - 운동 등은 진행자가 시범을 보이며 설명하고 참여자는 따라함
  - 모든 참여자는 진행자와 함께 자신의 일상생활을 근거로 목표량을 약속
  - 모든 프로그램 시작 전에 참여자의 수행목표 달성률과 수행의 어려움 등을 발표하고 진행자, 참여자와 함께 박수로 격려

표 4-10 장애인 사회참여사업

세부사업명	내용	횟수	대상 범위	방법	예산활용	연계
장애별 자조모임	장애인 상호지지, 정보교류, 교육	8~10회	그룹 10~20명	내소	강사비, 홍보비	장애인복지관, 장애인협회 등 관련기관
레크리에이션	탁구, 게이트볼, 휠체어에어로빅, 줄넘기, 좌식배구 등	8~10회	그룹	내소	강사비	스포츠센터, 장애인복지관, 장애인협회 등 관련기관
가족지지 프로그램	사회복귀훈련, 재활정보제공 및 상담, 스트레스 예방관리, 가족간호	1~2회	개인/그룹	내소	강사비	장애인복지관, 장애인협회 등 관련기관
외출/체험/나들이 프로그램	문화공연 · 영화관람, 걷기, 등산, 박람회, 전시장 관람 등	1~2회	그룹 20~30명	내소	행사실비 보상금 (관람료 등) 행사여행자 보험금, 여비	자원봉사자, 장애인복지관, 장애인협회 등 관련기관
운전교육 프로그램	운전면허 취득과정 (학과시험합격자), 중도장애인 운전적응교육	5회	개인	내소	홍보비	국립재활원 운전지원과
취미활동 프로그램	공예, 사진, 시낭송, 원예, 미술, 다도, 염색, 서예 등	8회	그룹	내소	강사비, 재료비	장애인복지관, 장애인협회등 관련기관

출처: 보건복지부 · 국립재활원(2017), 2017 지역사회 통합건강증진사업 안내[지역사회중심재활분야], 장애인 사회참여 사업.

표 4-11 뇌병변 대상자 자조관리 프로그램

주수	주제(예시)	구체적 내용(예시)
1	• 등록하기	• 자조모임에서무엇을 하나요? • 뇌졸중 환자의 재활
2	• 함께하는 세상	• 현재 나의 건강상태: 사전평가 • 우리는 하나: 친교의 시간

표 4-11 뇌병변 대상자 자조관리 프로그램(계속)

주수	주제(예시)	구체적 내용(예시)
3	• 영양 및 식이 • 약물관리 • 삼킴장애 관리	• 단백질 음식, 야채, 저염식, 고섬유질 등 유쾌한 환경조성 • 고혈압, 당뇨 등 복용약물 관리 • 바른자세, 식사 시 주의집중 등
4	• 배변 배뇨 • 골반근 강화 • 건강한 수면	• SELF 원칙 • 케겔운동 • 뇌졸중환자의 건강한 수면
5	• 피부 위생 • 욕창방지	• 피부 위생 및 건강한 피부관리 • 욕창방지용 방석, 자세유지 등
6	• 정서 및 대인관계 • 취미생활, 레크리에이션 • 회상요법, 편지쓰기	• 종교활동, 자기표현, 취미가 같은 사람끼리 대화 • 삶을 돌아보기 • 노래방, 노래자랑, 게임 등
7	• 안전 • 낙상예방 • 응급상황대처	• 환경 내 위험요소 제거, 손잡이 설치 등 미끄럼방지 • 뇌졸중 장애인의 낙상예방관리 • 휴대폰 비상번호저장, 자신의 상태 알림 메모 소지
8	• 독립적 생활증진 • 기억력 향상	• 가정관리 활동을 실제적으로 스스로 수행 • 낱말카드놀이 연상법, 옛 물건 이름
9	• 지역사회정보 • 사례관리 • 가옥구조개선, 보조기수리 및 대여	• 지역사회에 '뇌졸중' 관련한 정보안내 • 사례관리팀 • 보장구, 주거환경 서비스
10	• 사후평가	• 재활기록지 I, 삶의 질 평가, 한국형 도구적 일상생활활동 측정도구(K-IADL)
11	• 수료식	• 80% 이상 참가 시 수료증 수여

출처: 보건복지부 · 국립재활원(2017), 2017 지역사회 통합건강증진사업 안내[지역사회중심재활분야], 뇌병변 대상자 자조관리 프로그램 예시.

- **진행 및 프로그램**
  - 참여자: 10~15명 정도
  - 시간: 1시간 30분~2시간
  - 횟수 및 기간: 주 2회, 10주(본 프로그램 8주)
  - 진행인원: 2명(보조자 포함)
- **평가:** 만족도 조사, 수정바델지수, 삶의 질 평가 등

3) 장애발생 예방사업

장애인 예방사업은 선택 사업으로써 목적은 모든 지역사회 주민들이 후천적인 질병 및 사고로부터 발생하는 장애를 예방하는 것이며, 구체적인 프로그램의 내용은 다음과 같다(표 4-12).

■ **허약노인 장어예방 프로그램**

- **목적:** 지역사회 내에서 신체기능 매우 약한 집단인 허약노인을 모으고, 운동, 영양, 낙상예방 등 맞춤형 건강관리를 적용함으로써 장애발생을 막고 장기요양관리 대상자로의 진입을 막기 위한 것이다.
- **운영**
  - 영양관리
    - 목표: 기초측정표 점수를 낮춘다.
      간이 영양평가 점수를 23.5점 이상으로 높인다.
    - 기간: 총 6회 방문(1회 방문시 45~60분 소요)
    - 구성: 1회 – 영양관리의 중요성
      2회 – 힘나는 음식 먹기
      3회 – 체중증가 요령
      4회 – 중간평가

표 4-12 장애발생 예방사업

세부사업명	내용	횟수	대상 범위	방법	예산활용	연계
장애발생 예방 교육	허약노인 장애예방, 교통안전교육, 산업안전교육, 낙상예방교육, 뇌졸중예방교육	1~2회	개인/그룹 (20~80명)	방문/내소	여비, 강사비 (재활원 강사이용 시 50% 지원), 홍보비, 행사실비 보상금	국립재활원 교육홍보과
장애체험 교육	시각, 지체장애 등 체험, 소감문 작성	1~2회	그룹	내소	강사비	국립재활원 교육홍보과

출처: 보건복지부 · 국립재활원(2017), 2017 지역사회 통합건강증진사업 안내[지역사회중심재활분야], 장애발생 예방사업.

5회 – 낙상예방관리, 저영양 상태 원인 중재
6회 – 사후 평가

– 운동관리
- 목표: 기초측정표 점수를 낮춘다.
  간이신체기능 평가점수를 향상시킨다.
- 구성: 1회 – 간이 평가 및 운동의 중요성 교육
  2~5회 – 기본운동의 숙지와 실천
  6회 – 중간평가
  7~11회 – 기능향상을 위한 구체적 목표에 따른 운동처방
  12회 – 사후평가

4) 보건소 프로그램의 예

보건소 프로그램은 지역 보건소마다 지역의 필요에 따라 다르고 지역사회재활 협의체의 구성에 따라 다를 수 있다. 실제 보건소에서 실시하고 있는 프로그램을 알아보고자 보건소 홈페이지를 통해 알아본 결과, 경북 경산시 보건소 지역사회중심재활사업을 소개하고자 한다.

(1) 찾아가는 재활서비스(표 4-13)

① 대상자 발굴 및 등록

ⓐ 대상자 기준: 뇌병변, 지체 1~3급 중증재가장애인, 거동이 불가능하여 정기적인 재활서비스 필요도가 높은 경우

ⓑ 기간: 연중

ⓒ 방법: 시청 보건쟁책과, 동 주민센터, 장애인복지관을 통해 장애인 명단 확보
사회복지통합관리망(행복e음)을 통해 대상자 확인
대상자 가구방문 기초조사 후 등록(상담 및 재활기록지 작성)

② 대상자 군 분류

ⓐ 집중관리군: 정기적인 재활서비스 필요도가 높은 경우
기능평가(MBI) 50점/삶의 질 평가(EQ-5D) 0.677점 미만

ⓑ 정기관리군: 정기적인 재활서비스 필요도가 낮은 경우
기능평가(MBI) 50점/삶의 질 평가(EQ-5D) 0.677점 이상
집중관리군 서비스가 종료된 경우

③ 군별 관리

ⓐ 집중관리군

- 서비스 제공: 물리치료사가 대상자 가정에 직접 방문하여 주 1회/10주간 맞춤형 재활서비스 제공
- 서비스 내용
  - 대상자 평가 및 요구도 파악: 재활기록지 작성
  - 재활운동: 근력 및 균형능력 강화, 스트레칭 및 관절구축예방
  - 작업치료: 작업치료 도구사용으로 인지능력강화
  - 통증치료: 전기자극치료로 통증 조절 및 완화
  - 건강관리 정보 제공: 건강관리교육 및 통합사업 연계, 건강검진 독려
- 대상자 재평가 10주차

표 4-13 찾아가는 재활서비스 프로그램

구분	서비스 내용	목표
1주차	• 프로그램 운영 설명 • 재활기록지 작성 • 기능평가(Modified Barthel Index, MBI) • 삶의 질 평가(EQ-5D)	• 사전평가 • 신뢰관계 형성 • 대상자와 함께 재활목표 수립
2~9주차	• 스트레칭 및 관절가동범위(ROM)운동 • 맞춤 재활 운동 및 훈련 • 통증관리 • 인지강화 훈련 • 건강관리교육 및 통합사업 연계	• 근력 및 균형능력 강화 • 통증조절 및 완화 • 인지능력 강화 • 건강관리 정보 제공
10주차	• 관절가동범위(ROM) 체크 • 기능평가(Modified Barthel Index, MBI) • 삶의 질 평가(EQ-5D)	• 사후평가 • 차후 프로그램 연계 및 확대

출처: 경산시 보건소, 보건사업, 지역사회중심재활사업, 찾아가는 재활서비스 프로그램(http://gbgs.go.kr/open_content/health/page.do?mnu_uid=4688&).

- 정기적인 재활서비스 필요도가 낮은 경우: 정기관리군 등록
- 정기적인 재활서비스 필요도가 높은 경우: 집중관리군 재등록 재활서비스 연장

• 세부 일정

ⓑ 정기관리군

• 서비스 제공: 물리치료사가 대상자 가정에 직접 방문하여 연 4회 이상 재활상태 확인 및 재활서비스 제공
• 대상자 재평가: 정기적인 재활서비스 필요도가 높은 경우 집중관리군 재등록

※ 퇴록 기준 재활목표를 달성한 경우

• 미 방문기간이 2년을 초과한 경우
• 대상자나 가족이 거부하는 경우
• 전출, 사망한 경우

(2) 기능향상 재활운동교실

① 대상

• 경산시 등록장애인(뇌병변 · 지체장애인, 성인)
• 재활의 필요성을 충분히 느끼고 있으나 구체적인 방법을 잘 몰라 퇴원 후 적절하게 관리되고 있지 않은 사람
• 독립적인 이동이 가능하거나 보호자 동행이 가능한 분

② 장소: 보건소, 장애인복지관 등

③ 횟수: 주 1회 8주간 운영(연 2회기 운영)

④ 교육방법: 강연

⑤ 내용

• 퇴원 후 지속적인 재활로 현재 남아 있는 기능을 유지 및 향상시켜 일상에서 자가관리 능력을 높이고 2차 장애를 최소화하기 위한 적절한 재활운동 지도

표 4-14 기능향상 재활운동교실

회기	주제	내용
1회차	• 사전평가 및 운동 프로그램 소개	• 사전평가 • 본 프로그램 소개
2~4회차	• 상 · 하지 및 체간근 강화운동 • 유연성 증진운동	• 스트레칭 • 체간 심부근 강화운동
5~7회차	• 협응력 증진운동 • 균형감각 증진운동	• 짐볼을 이용한 균형운동
8회차	• 사후평가	• 사전 · 사후평가 결과 보기 • 본 프로그램 소개 및 마무리

출처: 경산시 보건소, 보건사업, 지역사회중심재활사업, 기능향상 재활운동교실(http://gbgs.go.kr/open_content/health/page.do?mnu_uid=4688&).

- 프로그램 구성(표 4-14)

(3) 장애발생 예방교실

① **대상**: 지역사회 주민(장애에 취약한 허약노인)

② **기간**: 연중

③ **장소**: 건강마을만들기 참여마을(20개소)

④ **내용**: 자가관리 및 낙상예방 등 장애발생 예방교육

⑤ **교육방법**: 강연

(4) 어린이 장애체험교실

① **대상**

- 어린이 건강체험관 프로그램에 참여하는 유아 및 어린이
- 관내 어린이집 및 유치원, 초등학교 저학년(만 5~10세)

② **기간**: 연중(48회 이상)

③ **장소**: 어린이 건강체험관

④ 내용

- 장애의 종류와 이해
- 장애인 보장구 사용방법
- 그룹별 지체, 시각장애체험 활동

4. 보건소 물리치료 발전방향

보건소 물리치료의 발전방향에 대해서 알아보고자 연도별 관련 논문을 다음과 같이 정리할 수 있다.

주무열 등(2001), '지역사회중심재활에 대한 전국 보건소 물리치료사의 인식 조사'에서 지역사회중심재활에 있어서 물리치료사의 역할 및 적극적인 참여방법에 대해 알아보았다.

- **연구방법**

  전국 보건소 중에서 무작위로 122개를 선정하여 의사, 간호사, 물리치료사에게 설문지를 발송 및 회수(의사, 간호사, 물리치료사에게 122부 배포하여 각각 98부, 99부, 98부를 회수함)

- **설문조사 결과**
  - 지역사회중심재활사업에 대한 인식 유무: 알고 있다(85.2%), 모른다(13.7%)
  - 지역사회중심재활사업에 대한 참여 유무: 참여하고 있다(29.5%), 참여하고 있지 않다(69.4%)
  - 지역사회중심재활사업에 대한 참여 계획 결과: 참여(91.6%), 불참(6.3%)
  - 의사, 간호사가 본 지역사회중심재활사업에 있어 물리치료사 참여 필요성: 매우 필요(70.8%), 조금 필요(9.4%), 필요(13.5%), 불필요(6.3%)
  - 지역사회중심재활사업에 있어 물리치료실에 필요한 인원: 1명(17.9%), 2명(57.9%), 3명(17.9%), 4명(1.1%)

- 지역사회중심재활사업의 활성화를 위해 중요한 점
  - 첫째, 물리치료사의 인식 정도 및 참여의사(참여의사는 매우 높았다)
  - 둘째, 물리치료사 인원 충원(지역사회중심재활사업을 활성화하기에는 인원이 부족하였다)
  - 셋째, 지역사회중심재활사업에 대한 물리치료사에 관한 관련 법규제정(필수 인력으로써 정규직 전환이 부족하였다)

문제강(2009), '서울특별시 공공의료기관 물리치료사들의 지역사회중심재활사업에 관한 인식도 조사'에서 물리치료사의 지역사회중심재활사업에 대한 인식과 참여의사를 조사하였다.

- 연구방법

  서울특별시립병원 3개, 지방공사 1개, 보건소 25개소에서 일하는 물리치료사 46명에게 설문지를 발송 및 회수(46부 배포하여 34부를 회수함)

- 설문조사 결과
  - 지역사회중심재활사업 시행 여부: 시행하고 있다(28.2%), 잘 모른다(10.8%), 시행하지 않고 있다(34.7%).
  - 지역사회중심재활사업 인식 결과: 잘 안다(8.6%), 안다(21.7%), 보통이다(21.7%), 모른다(15.2%), 잘 모른다(8.6%).
  - 지역사회중심재활사업에 대한 생각: 매우 필요하다(13.0%), 필요하다(43.4%), 보통이다(0%), 필요하지 않다(2.1%), 매우 필요하지 않다(0%).
  - 참여 의사 결과: 적극적으로 참여하겠다(13.0%), 참여하겠다(30.4%), 보통이다(15.2%), 참여하지 않겠다(15.2%), 절대 참여하지 않겠다(0.0%).

- 제안

  지역사회중심재활에 대한 인식이 높고 사업 참여의사 또한 높게 나타났다. 따라서 다음과 같이 제안하였다.
  - 첫째, 물리치료사들의 지역사회중심재활사업에 대한 명확한 개념과 필요한 교육 프로그램에 대한 인식 변화가 있어야 한다.
  - 둘째, 물리치료사의 정규직화가 우선시되어야 한다.
  - 셋째, 지역사회중심재활사업을 전담할 물리치료사가 따로 필요하다.

보건복지부 · 국립재활원(2017)의 '2017년 지역사회 통합건강증진사업 안내(지역사회중심재활)'에 의하면 지역중심재활사업의 인력구성은 "직제상 팀구성을 원칙으로 하되, 어려운 경우 기능형 재활팀을 구성할 수 있다. 기능형 재활팀이란 직제상 구성되어 있지 않으나, 재활사업 운영에 필요한 인력을 확보하여 필요시 언제든지 활용할 수 있도록 구성된 팀을 지칭하며, 기본인력과 연계인력 5명 이상으로 구성(의사, 간호사, 치료사는 필수인력으로 구성을 권장함)한다"이다. 자세히 보면 "재활사업에 참여하는 기본인력은 재활사업 담당 1명(정규직)과 재활전담요원 1명 이상(무기계약자 또는 인건비로 채용된 기간제 근로자 등 사업전담)으로 구성되고, 재활사업에 참여하는 연계인력은 재활의학과 의사, 간호사, 물리치료사 또는 작업치료사, 영양사 또는 사회복지사 등 기능형 재활팀을 구성하여 협력한다"라고 명시되어 있다.

주무열 등(2001)과 문제강(2009)이 언급한 것처럼 아직 지역사회중심재활사업을 전담할 정규직 물리치료사를 고용해야 하는 법규 제정이 미흡한 것이 현실이지만, 지역사회중심재활사업이 전국 보건소로 확대되어 실시하고 있으므로 물리치료사의 인원충원과 역할이 중요해지고 있는 것은 사실이다. 따라서 앞으로 지역사회중심재활사업의 활성화를 위해서 제도적인 보완과 함께 물리치료사 역할의 질적인 향상이 필요할 것으로 생각된다.

5. 연습문제

문항 1

67세 여성이 외상성 뇌손상으로 인하여 사지마비를 진단 받아 침대에서 지내기만 하는 환자가 되었다. 요양병원에서 재활치료를 받다가 집으로 퇴원하여 지역사회중심재활서비스를 받고자 하는 데 적절한 재활치료 프로그램은?

① 직업훈련　　② 건강교육
③ 방문재활서비스　　④ 일상생활동작 훈련
⑤ 균형 및 보행 훈련

문항 2

영천시에서 거주하던 56세 남성이 뇌출혈로 우측편마비를 진단 받아 대구시 대학병원과 재활병원에서 치료를 받은 후에 지역거주지로 복귀하였다. 재정적 부담과 환경문제로 재활치료를 제한적으로 이용하고 있다. 이 환자에게 지역사회 물리치료를 받을 수 있는 중심이 될 만한 장소는?

① 지역 보건소　　② 지역 주민센터
③ 지역 개인의원　　④ 지역 봉사센터
⑤ 지역 노인 복지관

문항 3

지역 보건소에서 만성 뇌졸중 환자 20명을 대상으로 재활치료 프로그램을 운영하고자 한다. 치료사의 접촉을 줄이고 일상생활에 중요한 과제를 소그룹별로 진행함으로써 서로 긍정적인 시너지 효과를 이끌어낼 수 있는 방법은?

① 스트레칭 프로그램　　② 유산소운동 프로그램
③ 고강도 근력운동 프로그램　　④ 과제지향 순환식 프로그램
⑤ 중추신경계발달치료 프로그램

정답: 1③ 2① 3④

참고문헌

권선숙, 권동연(2003). 일부 보건소의 재활운동실 이용 만족도에 관한 연구, 한국보건간호학회지 17(2), 203-211.

권선진(2007). 장애인 복지론. 청목출판사.

국민건강보험공단(2016)

김영미, 조정선(2013). 지역사회중심재활을 기반으로 한 서비스가 뇌졸중 환자의 기능과 삶의 질에 미치는 영향, 재활복지, 17(3), 273-289.

김완호(2015). 김완호 국립재활원 공공재활의료지원과장 인터뷰, 웰페어 비즈(http://welfare-biz.com/sub_read.html?uid=436&section=sc11)

문제강(2009). 서울특별시 공공의료기관 물리치료사들의 지역사회 중심 재활사업에 관한 인식도 조사, 대한신경치료학회지 14(1), 35-39.

보건복지부와 한국보건사회연구원(2014). 2014 장애인 실태조사(정책보고서 2014-73), 151-162.

보건복지부 · 국립재활원(2016). 지역사회중심재활교육 물리치료전문과정, 89-92.

보건복지부 · 국립재활원(2017). 2017 지역사회 통합건강증진사업 안내[지역사회중심재활분야], 하나프린팅.

부산대학교 산학협력단 · 보건복지부(2016). 장애인 보건의료센터를 이용한 장애인 건강 보건관리 전달체계 구축연구, 401.

이동엽(2014). 지역사회물리치료. 박영사. 131.

이한숙(2008). 지역중심재활사업을 위한 보건소 활성화 방안, 특수교육재활과학연구, 47(4), 47-64.

주무열, 김종순, 배성수(2001). 지역사회중심재활에 대한 전국 보건소 물리치료사들의 인식조사, 대한물리치료학회지 13(3), 711-718.

통계청(2015). 세계와 한국의 인구현황 및 전망(http://kostat.go.kr/portal/korea/kor_nw/2/1/index.board.2015)

참고사이트

http://blog.naver.com/korea_rehab/220898573065

http://gbgs.go.kr/open_content/health/page.do?mnu_uid=4688&

CHAPTER

05

가정방문 물리치료

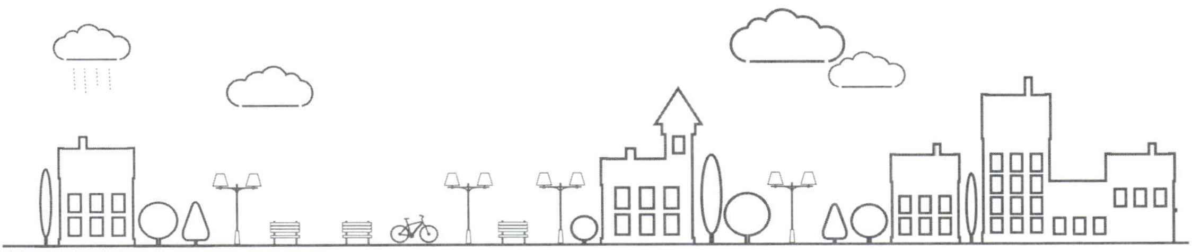

학습목표

1. 가정방문 물리치료에 대해서 설명할 수 있다.
2. 가정방문 물리치료사의 역할을 설명할 수 있다.
3. 가정방문 물리치료 평가를 할 수 있다.
4. 가정방문 물리치료의 치료적 중재를 설명할 수 있다.

핵심용어

- 가정방문 물리치료
- 가정방문 물리치료 평가
- 급여서비스
- 주택개조
- 가정환경

1. 가정방문 물리치료 개요

1) 정의

가정방문 물리치료란 환자가 병원에 일정기간 입원해서 집중적인 치료를 받고 가급적 일찍 퇴원하거나 지속적인 물리치료가 필요할 때 의사의 처방에 따라 치료나 관리를 제공하고, 이를 통해 기능적 제한을 최소화하고 최대한 독립적으로 일상생활활동을 할 수 있게 하는 제도이다. 가정방문 물리치료는 환자에 대한 바람직한 의학적 치료 결과 또는 삶의 질을 향상시키기 위하여 환자의 가정에서 질병, 장애 또는 만성적인 상태에 따른 치료서비스를 제공해주고, 예방운동, 복지용구 사용, 주거환경 정비 등 의료서비스를 효율적으로 제공받을 수 있도록 보건의료기관의 연결을 통해 수혜대상자를 상대로 다양한 의료욕구를 폭넓게 충족시켜 줄 수 있도록 한다.

2) 목적

기능적 제한이 있는 노인 환자, 한정적인 장애인에게 전문적이고 체계적으로 가정 내에서 치료와 재활서비스를 시행함으로써 장애예방 및 일상생활을 최대한 독립적인 생활을 할 수 있게 회복 · 촉진시키는 것이다.

또한 장기적인 치료와 관리를 필요로 하는 환자들에게 경제적 부담을 덜어주고 치료 범위 내에서 치료비용을 절감시켜주며, 상병기간 중에도 가족의 한 구성원으로서 가족 간의 유대관계를 원활하게 만든다.

3) 필요성

고령화 사회로 인해 개인의 생애주기 중 노인기는 경제적으로는 소득이 없거나 감소하는 반면, 의료비 지출은 급증하는 시기이다. 신체적으로는 기능의 쇠퇴와 더불어 질병에 대한 저항력이 저하되는 시기라 할 수 있다. 또한 생활습관에 의한 질병이나 환경요인에 의한 질병 등 만성 퇴행성 질환들이 장기간의 잠복기를 거쳐 집중적으로 나타나는 시기이다. 전체 노인의 86.9%가 한 달 이상의 지속적 치료를 요하는 만성질환을 가지고 있는 것으로 조사된 바 있으며, 2가지 이상의 만성질환을 갖고 있는 노인도 71.4%나 되는 것으로 보고되었다. 만성질환으로 인해 많은 노인들은 병원시설에 장기입원 치료를 받고 있는 상태이므로 이는 증가하는 노인의료비가 가계와 국민의료비 지출에 부담을 주고 있는 실정이다.

인구고령화로 2015년 노인의료비가 20조 원을 넘어서는 등 급증하고 있어 국가 차원의 대책 마련이 필요하다.

건강보험심사평가원 '건강보험 노인진료비 현황' 자료에 따르면, 2016년 상반기 65세 이상 노인 진료비는 11조7,384억 원으로 전체 인구의 12.5%인 노인 인구의 진료비가 건강보험 전체 진료비의 37.5%를 차지하는 것으로 나타났다. 급속한 인구고령화로 건강보험 노인진료비 비중이 2008년 29.9%에서 2016년 상반기 37.5%까지 늘어나고 있는 것이다(표 5-1).

노인성 만성질환으로 고혈압, 당뇨병, 심장질환, 대뇌혈관질환, 악성신생물, 간질환, 정신 및 행동장애, 호흡기결핵, 신경계질환, 갑상선 장애, 만성신부전증, 관절염 등 만성질환 진료비는 2011년 14조8,384억 원에서 2015년 21조 3,615억 원으로 4년 새 31.2% 증가했다.

우리나라는 2018년 65세 이상 노인인구가 14%를 넘어 고령사회에 진입하고 2026년 20%를 넘어서 초고령사회에 진입할 예정으로 있어 증가하는 노인의료비가 국가적 및 사회적으로 큰 부담이 되고 건강보험 재정을 위협하게 될 것이다. OECD 최하위 수준의 공공보건의료 인프라를 확충하고 보건의료정책의 패러다임을 고비용 구조인 급성기 사후치료 중심에서 비용 효과적인 사전 건강증진 및 질병예방 중심으로 전환해야 한다. 노인의료시스템의 구조적 문제점에 대한 관리대책은 지속적 · 포괄적 노인의료관리를 위한 의료-장기요양-복지 등 지역사회 자원연계망이 제시되어야 한다.

국가는 제도개선을 위한 건강보험재정에 따른 노인의료비 절감을 위해 노인장기요양보험제도가 실시되고 있으며, 이를 통하여 노인질환의 특성상 만성질환 및 복합 상병이 많은 점을 감안해 만성질환에 대한 체계적인 예방 및 관리에 필요한 가정방문 물리치료 도입 등을 검토할 필요가 있다.

표 5-1 건강보험 노인진료비 현황

(단위: 1000일, 억원, %)

구분		2008년	2009년	2010년	2011년	2012년	2013년	2014년	2015년	16년 상반기
계	내원일수	283,705	313,162	333,743	347,571	372,958	391,255	413,424	426,777	222,478
	총진료비	104,904	120,391	137,847	148,384	160,382	175,283	193,551	213,615	117,384
	(구성비)	(29.9)	(30.5)	(31.6)	(32.2)	(33.3)	(34.5)	(35.5)	(36.8)	(37.5)
입원	내원일수	35,264	38,974	44,751	48,368	54,463	60,919	66,796	71,687	37,817
	총진료비	42,377	48,682	58,706	63,453	70,667	78,801	86,656	96,500	53,240
외래	내원일수	161,928	179,866	189,542	196,304	208,793	217,701	228,877	233,820	120,940
	총진료비	32,365	37,274	41,146	44,540	49,353	54,658	61,620	68,241	37,687
약국	내원일수	86,512	94,323	99,450	102,900	109,703	112,635	117,751	121,270	63,722
	총진료비	30,162	34,434	37,995	40,391	40,361	41,825	45,275	48,874	26,456
노인인구(천명)		4,600	4,826	4,979	5,184	5,468	5,740	6,005	6,223	6,334
(구성비)		(9.6)	(9.9)	(10.2)	(10.5)	(11)	(11.5)	(11.9)	(12.3)	(12.5)

출처: 건강보험심사평가원

4) 가정방문 물리치료의 대상

가정방문 물리치료 적용 대상은 뇌졸중, 뇌손상, 척수손상 등 중추신경계손상 환자, 관절염 등의 뼈, 관절의 만성질환자, 허리 및 목뼈 수술환자, 인공관절전 대치술 등 수술 후 조기퇴원 환자, 기동성 장애, 치매 등으로 와상 중인 노인환자, 뇌성마비, 지체장애 및 장애아동 등으로 분류할 수 있다(표 5-2).

표 5-2 가정방문 물리치료 대상

영역	질병
뼈대계통 영역	골절 후 운동장애 및 기능장애, 관절염, 염좌, 오십견, 척주측만증, 골반 및 척추변형, 자세교정, 스포츠 손상 중 관절 및 인대손상, 퇴행성 질환
신경계통 영역	신경마비, 뇌졸중, 말초신경병변, 척수손상, 뇌손상, 기타 각종 신경질환
소아 물리치료	뇌성마비, 소아마비, 신천성기형의 교정
흉부 물리치료	수술 전 · 후 호흡운동, 심장 및 허파질환의 호흡운동 등

2. 가정방문 물리치료사의 역할

가정방문 물리치료는 뇌신경계질환으로 발생될 수 있는 운동장애, 뼈대근육계통 질환으로 인한 장애르 만성질환 또는 급성기 질환으로 인해 병원에서 급성치료를 종료한 이후 일상생활수행능력에 제한이 발생한 노인에게 의사의 처방 및 진단에 따라 재가서비스를 제공하여 신체적 능력 향상 및 회복을 통해 일상생활능력을 최대화시킨다.

이를 통하여 가족 간의 유대관계가 원활하며, 가능한 범위 내의 치료비용을 절감하는 데 있다. 환자의 가정을 방문하여 주택개량에 필요한 설계를 조언하고 필요로 되는 각종 의료보장구 등을 대여 및 제작, 구매 등을 알선해주고 자가 치료법 등의 의료재활, 직업재활, 심리재활 등을 설정하여 환자 및 보호자의 교육과 치료를 제공하는 역할을 담당한다. 또한 보건소 등 지역사회중심재활사업의 운영 및 관리에 참여한다.

3. 가정방문 물리치료 평가

1) 신체적 기능 평가

(1) 운동평가척도

운동평가척도(motor assessment scale, MAS)는 전체 9가지 항목으로 바로누운자세에서 옆으로 돌아눕기, 바로누운자세에서 침대 끝에 앉기, 앉은 자세에서 균형 잡기, 앉은 자세에서 일어서기, 팔기능, 손동작, 정교한 손 활동, 걷기, 전신적 근긴장도로 구분한다.

각 항목들은 환자의 운동수행능력 정도에 따라 과제를 수행할 수 없는 경우, 최대의 도움이 필요한 경우, 중증도의 도움이 필요한 경우, 최소의 도움이 필요한 경우, 감독이 필요한 경우, 완전히 독립적인 경우 그리고 시간 내 과제를 수행할 수 있는 경우로 7척도 단계로 구분하여 평가된다.

각 항목은 0~6점으로 최고 6점 만점이며 총 54점 만점이다. 점수가 높을수록 기능이 좋음을 의미한다.

(2) 운동처리기술평가

운동처리기술평가(assessment of motor and process skill, AMPS)로서 일상생활활동, 수단적일상생활활동을 수행할 때 문제가 되는 운동 및 처리기술을 파악하고, 자립 정도를 예측하기 위하여 사용되며, 어떠한 도움이 필요한가를 평가하기 위해 사용된다.

각 항목들은 1점은 받아들일 수 없는 수행, 2점은 비효율적인 수행, 3점은 의문스러운 수행, 4점은 유능한 수행으로 4점 척도로 소요시간은 1시간 정도로 2개의 과제를 수행하고, 16개의 운동항목, 20개의 처리기술항목에 의한 작업분석을 실시한다.

2) 환경 평가

국제기능장애 건강분류(International Classification of Functional Disability and Health, ICF)는 장애인의 장애와 기능은 장애인의 건강 상태, 환경과 관련된 요소, 개인적 요소 등과 서로 연관되어 있는 복잡하고 다양한 상호작용의 하나라고 간주하고 있다. ICF 분류법에서는 수식을 이용해 장애의 상태를 표준화하여 표기하고 있으며, 종합적인 다분야 평가를 통해 장애인의 기능적인 장 · 단점을 파악한다.

ICF의 2단계 분류에 해당하는 362개의 항목 중 125개의 항목을 추출한 것으로 신체기능 29개, 신체구조 16개, 활동과 참여 48개, 환경 요인 32개 항목으로 구성된다.

장애 혹은 장애로 인한 한계나 제약은 0(어려움 전혀 없음: 0~4%), 1(약간 어려움: 5~24%), 2(보통 정도로 어려움: 25~49%), 3(상당히 어려움: 50~95%), 4(완전히 어려움: 96~100%)으로 평가된다.

3) 일상생활수행 능력 및 사회참여 평가

(1) 수정바델지수Modified Barthel Index, MBI

수정바델지수는 만성질환자들의 일상생활에서 자립 정도를 알아보기 위한 도구로, 신경 및 뼈대계통의 환자를 대상으로 개발되었다.

- 평가 영역은 몸치장하기, 목욕하기, 식사하기, 화장실 이용과 사용, 계단 오르내리기, 옷 입고 벗기, 대변 조절, 소변 조절, 이동, 휠체어 사용 또는 의자/침대 이동 등의 10가지 영역으로 구분한다.
- 각 항목들은 환자의 기능 정도에 따라 완전의존, 많은 도움, 중등도 도움, 약간 도움, 완전 독립으로 평가한다.
- 완전 의존 시 0점, 완전 독립 시 100점으로 평가 결과는 각 항목에서 나온 점수를 총점을 더한 것이다.

(2) 기능적 독립검사Functional Independence Measure, FIM

기능적 독립검사는 장애 환자의 결과를 표준화하여 기록하그 최소의 공통자료를 활용하는 세트로 만들기 위해 개발되었다.

- 기능적 독립검사 항목은 13개 운동항목, 5개 인지항목의 총 18개 항목으로 구성된다.
- 각 항목당 최고 7점, 최저 1점으로 기록하고, 전체 최고 점수는 126점, 완전 의존인 최저 점수는 18점이다. 총점이 낮을수록 의존적이다.

(3) 카츠 일상생활활동 독립성 지수Katz Index

Katz 일상생활활동 독립성 지수는 뇌졸중, 다발성 경화증, 엉덩관절 질환자에 맞춰 사용하기 편리하도록 개발되었다.

- 목욕하기, 옷 입고 벗기, 용변처리, 이동, 대소변 조절. 식사하기의 6가지 영역으로 평가가 이루어진다.
- 각 영역별 수준은 독립적 수행 1점, 보조받아 수행 2점, 수행 불능 3점으로 독립, 보조, 의존의 3점 척도를 이용한다. 환자의 독립 수준을 기초로 등급을 A, B, C. D, E, F, G 등으로 구분한다.

4. 가정방문 물리치료의 치료적 중재

가정방문 물리치료에서 물리적 인자 즉 전기, 광선, 수치료를 이용한 물리적 인자치료, 운동기능 향상과 관절가동 증진을 위한 운동치료 및 도수치료, 신체적 능력 향상 및 회복을 통해 일상생활능력 향상을 위한 자가 운동프로그램, 일상생활활동을 영위하는 데 지장이 있는 노인 또는 신체장애자들의 일상생활상 편의를 도모하기 위한 복지용구의 선택과 사용방법을 조언한다.

가정방문 물리치료 내용은 크게 진단 및 평가, 물리치료, 치료 상담 및 교육, 가족 상담 및 교육, 치료 의뢰로 구분할 수 있다. 세부내용의 중재기법들은 여러 가지가 있으나 그것을 적용하는 환자 치료 프로그램은 환자의 상태에 따라 물리치료사가 개인별로 계획할 수 있다.

1) 물리적 인자치료

전기를 이용한 광범위한 도구들을 활용하여 통증을 조절하거나 감소시키고, 연부조직의 부종, 염증 또는 제한을 감소시키는 목적으로 실시하고 있다(그림 5-1).

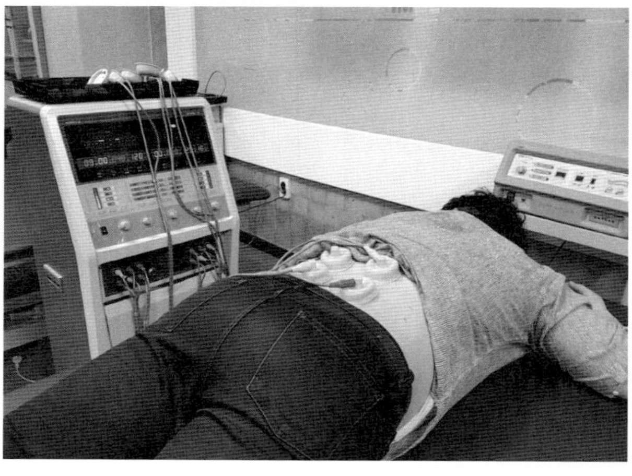

그림 5-1 | 전기치료

2) 운동치료

손상의 예방 및 치료, 신체기능 회복 증진, 근력, 지구력, 유연성, 운동성, 안정성, 심혈관 피트니스의 강화, 협응과 균형의 증진 그리고 기능적인 능력 향상, 회복 혹은 유지를 위한 치료 목적으로 운동치료에는 관절가동운동(range of motion), 근력운동(strenghtening exercise), 신장운동(stretching exercise), 지구력운동(endurance exercise), 유산소운동(aerobic exercise), 신경근교육 및 재교육(neuromuscular education and reducation), 신경운동발달훈련(neuromotor development training), 인지훈련(cognition training), 자세훈련(posture training) 등이 있다(그림 5-2).

3) 도수치료

약물을 사용하거나 수술을 사용하지 않고 손으로 치료하는 것으로 변형된 척추나 관절 등에 고정 및 마사지, 운동법 등으로 통증완화 및 기능회복 목적으로 한다. 관절기능장애증후군(joint dysfunction syndrome)과 역학적 내부장애병변(mechanical derangement lesions)의 치료에 널리 사용된다.

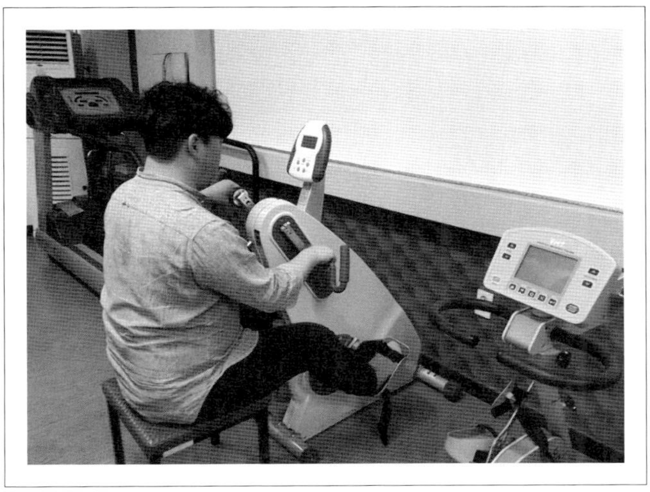

그림 5-2 | 도구를 이용한 운동치료

4) 자가운동프로그램

자가운동프로그램은 일상생활과 관련있는 활동을 말하며, 근력강화 및 근지구력 운동에 따라 반복횟수와 무게를 증가시키는 운동을 말한다. 가정에서는 환자의 상태에 따라 단계별로 운동 교육을 실시하며, 운동은 낮은 단계에서 높은 단계로 실시한다. 또한 관절가동범위를 회복시키기 위한 방법으로 힘줄과 근육, 근막에 생리적 움직임의 제한이 나타나는 경우에 신장운동을 적용하여 교육을 실시한다.

5) 복지용구의 사용

신체적 변화에 따른 일상생활에 고령자 및 장애인의 복지용구 이용자의 지속적인 서비스 제공을 필요로 한다. 복지용구 급여란 심신기능이 저하되어 일상생활을 영위하는 데 지장이 있는 노인장기요양보험 대상자에게 일상생활 또는 신체활동 지원에 필요한 용구로써 보건복지부장관이 정하여 고시하는 것을 구입하거나 대여하여 주는 것이다(표 5–3).

「노인장기요양보험법」 제23조제3항, 「노인장기요양보험법 시행규칙」 제19조

표 5–3 급여서비스 대상 복지용구

구분	세부내용		
구입방식	제품별 수가에서 본인 부담금을 부담하고 구입하여 사용		
구입품목	① 이동변기 ④ 안전손잡이 ⑦ 욕창예방 방석	② 목욕의자 ⑤ 지팡이 ⑧ 자세변환용구	③ 성인용보행기 ⑥ 간이변기(대변기, 소변기) ⑨ 미끄럼 방지용품(매트, 방지액, 양말)
대여방식	일정기간 대여하여 사용하는 것으로 대여수가에 본인 부담금을 부담하고 사용		
대여품목	① 수동휠체어 ④ 욕창예방 매트리스	② 전동침대 ⑤ 이동욕조	③ 수동침대 ⑥ 목욕리프트
본인부담금	일반대상자 15%, 경감대상자 7.5%, 기초생활수급자 무료		

*복지용구 구입 및 대여는 각 품목당 1개 제품만 가능하며, 전동침대와 수동침대는 동일함

제2항에 의하여 노인장기요양법 수급자 중 시설 급여를 제공하는 장기요양기관에 입소하지 않는 자를 대상으로 한다.

(1) 이동보조도구

① 휠체어

휠체어(wheel chair)는 걸을 수 없거나 걷는 능력에 제한이 있는 사람을 위해서 집 안팎으로 필요한 이동을 지원할 수 있다. 수동휠체어는 양팔, 한팔, 다리 또는 발과 다리를 동시에 사용하여 본인 스스로가 핸들을 조작하거나 휠체어를 미는 사람들에게 적합하다.

전동휠체어는 낮은 신체지구력이나 하지근력 저하로 걸음걸이가 제한이 있거나 수동휠체어 능력이 결여된 척수손상 사지마비환자에게 적합하다(그림 5-3).

② 전동스쿠터

전동스쿠터(motor scooter)는 전동휠체어에 비해 상지능력이 좋은 사람일 경우 사용되며 다발성경화증, 뇌성마비 또는 장거리 보행을 걷지 못하는 노인들

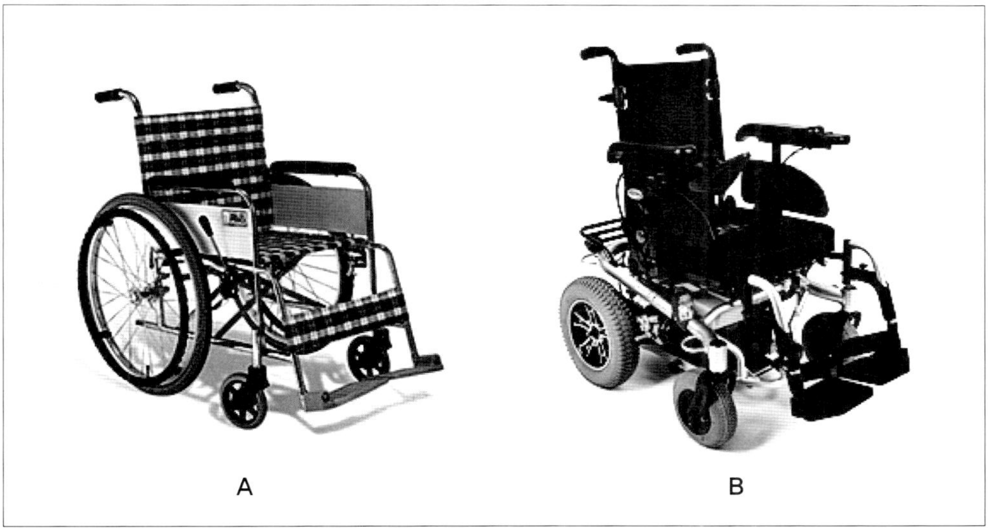

그림 5-3 | 휠체어. A: 수동휠체어, B: 전동휠체어

에게 유용하다. 스쿠터를 사용할 때는 개인의 옮겨 앉는 능력, 몸통 균형, 똑바른 자세를 유지하는 능력이 필요하다(그림 5-4).

③ **보행차**

보행차는 3륜형, 4륜형, 6륜형 등이 있으며, 일반적으로 자주 사용되는 것은 4륜형이다. 보행차는 지팡이나 목발보다 더 많은 안정성을 요구할 때 사용된다(그림 5-5).

④ **워커**

워커(walker)는 대체적으로 중증 장애인에게 많이 사용되며, 주로 보행단계에서 평행바를 이용하여 균형을 잡을 수는 있으나 목발을 사용하기에는 아직 미숙한 단계에 있는 환자에게 적용된다. 워커는 지지성 · 안정성이 매우 높으나 양손 사용이 가능하고 선자세로 워커를 조작할 수 있는 정도의 균형능력이 필요하다(그림 5-6).

⑤ **목발**

목발(crutch)은 선자세가 유지되어야 하고, 팔의 모음 시 신체의 가족 조절이 용이하며, 체중 이동이 가능하고, 손목의 폄 위치를 유지할 수 있어야 한다. 목발의

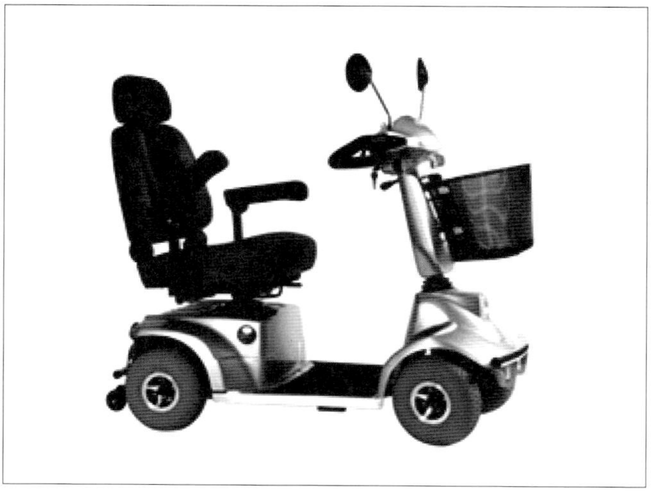

그림 5-4 | **전동스쿠터**

종류로는 표준식 목발, 로프스탠드 목발(lofstand crutch), 카나디안 목발(canadian crutch), 다짐 목발, 플랫폼 목발(platform crutch) 등이 있다(그림 5-7).

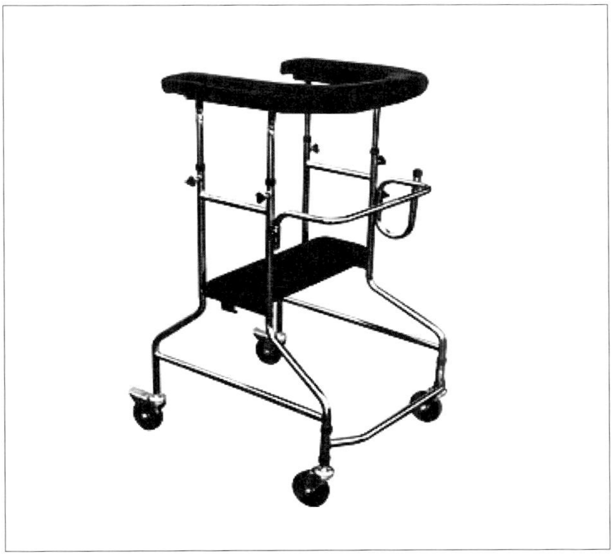

그림 5-5 | 보행차

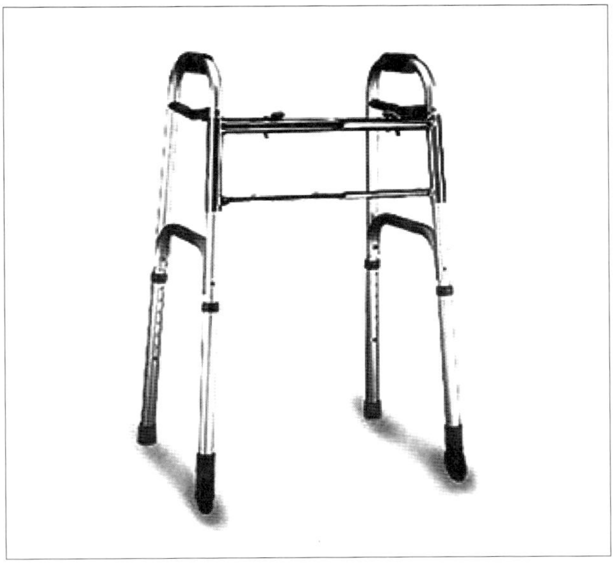

그림 5-6 | 워커

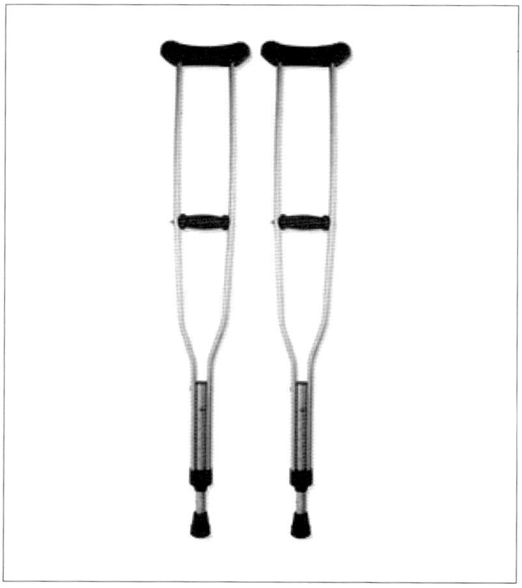

그림 5-7 | 목발

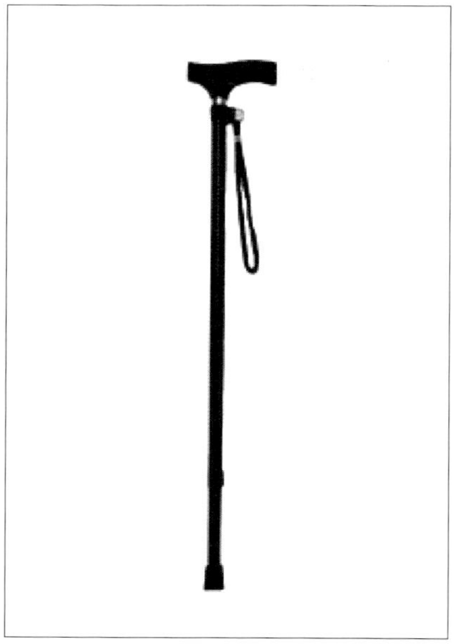

그림 5-8 | 지팡이

⑥ 지팡이

지팡이(cane)는 근력과 협응력, 균형을 지지해줄 도구가 필요한 환자에게 적용된다. 걸을 때 도움을 얻기 위하여 짚는 막대기로 신체의 힘만으로는 걷기 힘든 노인이나 장애인에게 주로 사용한다(그림 5-8).

6) 가정환경 개조

주택생활에 불편함을 주거나 불가능하게 하는 장애 요소를 제거해주고, 장애물 없는 건축 설계, 유니버설 디자인에 기초한 계획으로 장애가 없는 환경은 신체적 · 정신적 장애를 겪고 있는 사람들의 어려움을 경감시킬 수 있다.

주택개조의 일반 원칙은 정주성(aging-in-place), 범용성(universal design), 안전성(safety), 자립성(independence), 편리성(convenience), 쾌적성(comfort)이다. 안전하게 생활할 수 있도록 하기 위해서 안전손잡이를 달거나 바닥의 단차를 없애는 등의 주택을 개조할 필요가 있다. 즉 주택개조를 통해서 노인이 안전하고 자립적인 생활을 하도록 돕고, 일상생활에서 발생할 수 있는 사고를 방지해야 한다. 이는 신체적 장애나 노화에 대처하기 위한 대책이 될

표 5-4 신체 기능의 변화와 일상생활과의 관계

	신체 기능의 변화		일상생활에의 영향	주택개조의 예
감각 기능	시각	• 노안/시력이 떨어진다. • 노인성 백내장이 생긴다. • 암순응력이 쇠퇴한다. • 시력이 저하된다. • 눈부심에 민감해진다.	• 눈이 부시다. • 명암 변화에 적응시간이 걸린다.	• 광원이 직접 보이지 않는 조명기구 선택 • 천천히 밝아지는 조명장치 설치 • 계단의 단차가 확실히 보이도록 조명 설치
	후각	• 후각이 약해진다.	• 가스가 새는 경우 냄새를 잘 못 맡는다.	• 가스 감지장치 부착
	청각	• 잘 안 들린다.	• 벨소리가 들리지 않는다. • 원활한 대화를 하기 어렵다.	• 빛으로 알 수 있는 전화/인터폰 설치
	촉각	• 촉각이 약해진다. • 온도감각이 둔해진다. • 피부가 건조해진다.	• 화상을 입기 쉽다. • 더위와 추위의 조정이 잘 안 되어 신체 조절이 어렵다.	• 바닥 난방 설치
신체 기능	기억력/사고력	• 잘 잊어버린다. • 보는 대로 믿어버린다.	• 물건을 어디에 두었는지 잊어버리게 되는 경우가 있다.	• 찾기 쉽게 물건 수납 • 넣고 꺼내기 쉬운 위치에 수납
	근력/지구력	• 전체적으로 허약하다. • 손끝이 기민하게 움직이지 않는다. • 쥐는 힘 · 손가락 끝 힘이 약하다. • 민첩성이 떨어진다. • 지구력이 약해진다.	• 작은 손잡이를 잡기 어렵다. • 수도꼭지를 확실히 잠글 수 없다.	• 수납공간의 치수 재검토(선반, 부엌 등) • 동작상의 필요 치수의 재검토(스위치, 문손잡이 등) • 발에 걸릴 계단 제거, 미끄럽지 않은 바닥
	앉기/일어서기	• 다리와 허리가 약하다.	• 일어서는 데 시간이 걸린다.	• 높이가 조절되는 의자 사용
	걷기	• 균형 감각이 떨어진다. • 발끝이 기민하게 움직이지 않는다. • 보폭이 좁아진다. • 발을 들어올리는 힘이 약해진다. • 팔과 손끝의 힘이 약해진다.	• 단차가 있으면 이동하기 어렵다. • 미끄러지고 걸려 넘어진다.	• 통로에 안전손잡이 설치 • 미끄럽지 않은 바닥재를 선택
생리 기능	배설	• 배설이 잦아진다.	• 밤중에 화장실을 여러 번 간다.	• 침실 가까이에 욕실 및 화장실 배치 • 야간조명등의 설치
	수면	• 중추신경이 약해져서 수면 시간이 대체로 짧고 잘 깬다.	• 밤 시간의 수면 부족으로 낮잠을 자거나 불면증으로 인한 우울증 등이 발생한다.	• 소음이 없도록 침실의 방음 성능 향상

뿐 아니라 생활의 범위를 확대시킬 수 있다.

주택개조 시 노인의 신체적 기능, 시각, 청각, 온도 감각, 촉각·통각 등에 있어 안전을 고려할 필요가 있다(표 5-4).

■ 주택개조의 일반 사항

(1) 현관개조

신체기능의 저하에 따라 휠체어를 타고 외출하거나 도움이 필요할 가능성을 고려해 가능한 넓은 공간을 확보한다(그림 5-9).

① 경사로의 유효 폭은 120cm 이상으로 한다.

② 경사로의 시작과 끝, 꺾인 부분에는 150×150cm 이상의 공간을 확보한다.

③ 경사로는 미끄럼을 방지할 수 있는 재료로 만들거나 미끄럼 방지띠를 부착한다.

④ 경사로의 기울기는 1/12 이하로 하는 것이 좋다. 목재를 사용하여 경사로를 만들 경우, 장기간의 사용으로 인해 내려앉을 수 있으므로 내부를 견고하게 만들어야 한다.

⑤ 목발을 사용하는 경우에는 오히려 안전에 위협을 줄 수 있으므로 경사로를 설치하지 않는다.

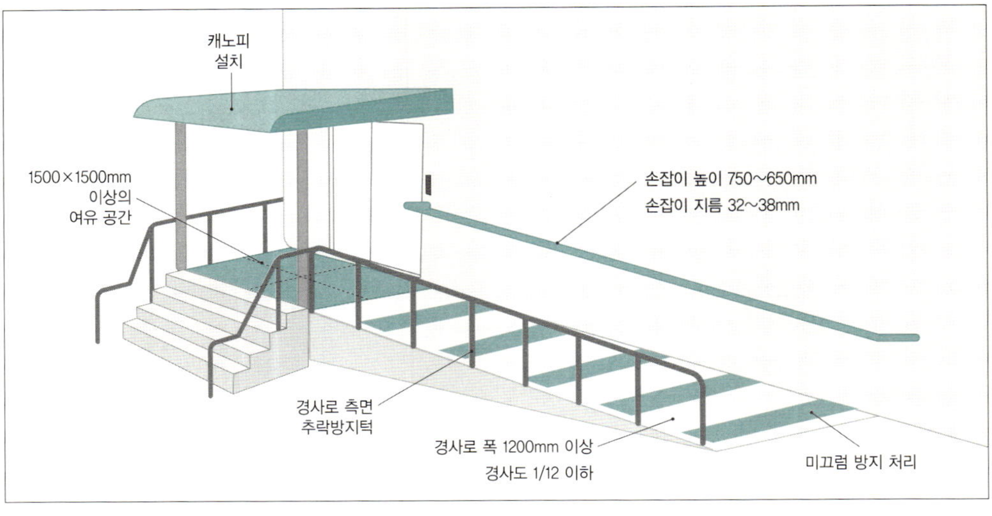

그림 5-9 | 현관개조

(2) 단차(문턱)

① 통행에 불편함이 없도록 인접공간에 단차나 문턱이 없어야 한다.

② 단차가 있는 경우에는 15mm 이하로 한다.

③ 단차를 낮추기가 곤란한 경우에는 보조 발판이나 단차의 양면에 완만한 경사판을 만들어 이동할 수 있도록 한다.

④ 단차가 있는 부분은 마감재의 색을 달리하여 식별하기 쉽도록 한다.

⑤ 현실적으로 단차를 줄이거나 완만한 경사판을 설치하기가 불가능할 경우에는 보조발판을 사용한다(그림 5-10).

(3) 안전손잡이(핸드레일)

① 안전손잡이는 몸의 균형을 유지하고 체중을 감당할 수 있는 것으로 안전하게 고정시킨다.

② 활동에 방해되지 않도록 설치한다.

③ 손이 벽에 부딪치지 않고 벽과 안전손잡이 사이로도 빠지지 않게 벽과 50mm 정도의 거리를 두고 설치한다.

④ 직경 32~38mm 정도의 잡기 쉬운 원형이나 타원형으로 된 것을 설치한다.

⑤ 금속과 같이 차가운 재료로 된 것을 피하고 색상도 설치하는 공간에 어울리는 것으로 선택한다.

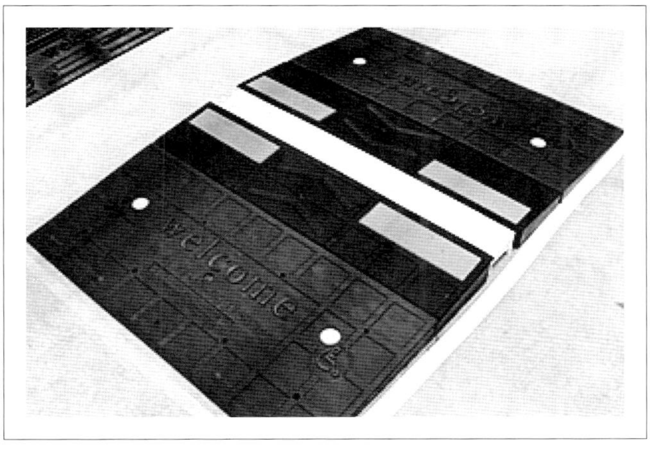

그림 5-10 | 문턱 제거 및 경사판 설치

⑥ 보행을 지원하는 안전손잡이는 바닥으로부터 750~850mm 정도에 설치한다.

⑦ 보행을 지원하는 안전손잡이는 중간이 끊어져서 사고가 발생하지 않도록 연속적으로 설치한다.

⑧ 수평 안전손잡이의 끝부분은 옷에 걸리지 않도록 벽에 붙이거나 아래로 구부린다(그림 5-11).

(4) 옥외공간과 현관과의 단차

① 현관 단차 제거

현관 외부와 내부 바닥의 단차는 15mm 이하로 한다.

② 내외부 경사판 사용

휠체어 사용자를 위해서는 단차를 15mm 이하로 하며, 단차를 낮추기 곤란한 경우에는 단의 양면에 완만한 경사판을 설치하여 이동할 수 있도록 한다(그림 5-12).

(5) 출입문 유효 폭 공간 확보

① 현관문은 열고 닫기가 쉽고 안전해야 한다.

문은 밖으로 열리게 하고 문이 열리는 방향으로 1500×1500mm 이상의 여유 공간을 확보한다.

② 유효 폭 확장

현관문의 유효 폭(열었을 때 실제 통과할 수 있는 폭)은 850mm 이상으로 하고, 쌍여닫이문인 경우 적어도 한쪽 문의 유효 폭은 850mm 이상으로 한다(그림 5-13).

(6) 침실의 개조

① 침대주변의 여유 공간 확보

가. 노인의 침실은 휠체어 접근이 가능하고, 침대 주변의 세 방향에서 침구 교체가 가능한 공간을 확보한다.

나. 노인을 보살피는 사람이 수발하는 데 필요한 공간과 이동변기 등을 사용

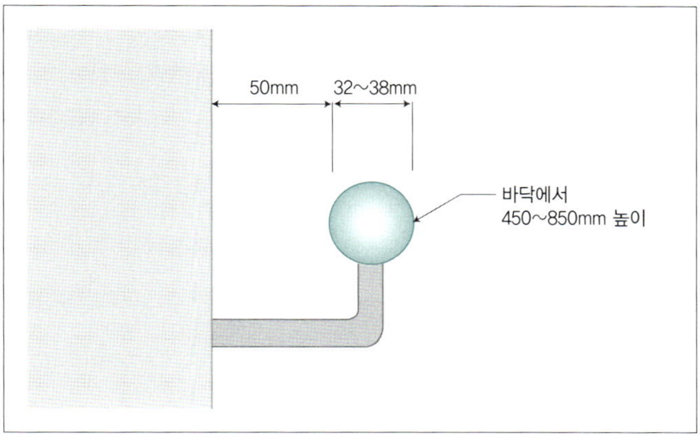

그림 5-11 | 안전손잡이의 설치 위치, 높이 및 두께

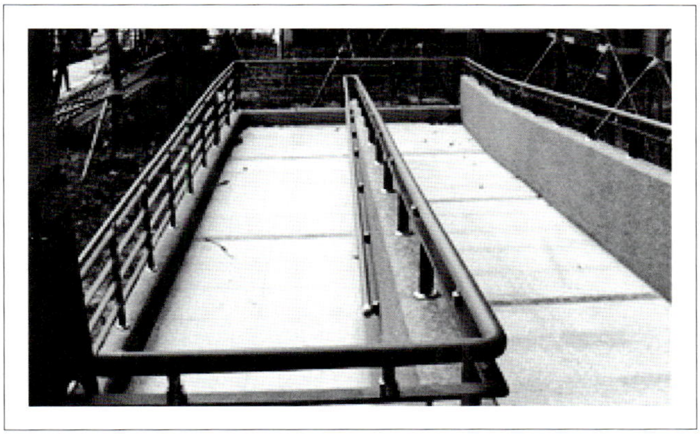

그림 5-12 | 휠체어 추락 방지턱을 설치한 현관 외부의 경사로

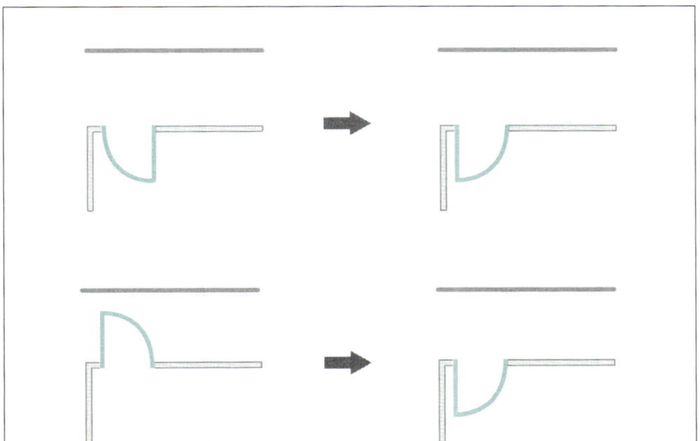

그림 5-13 | 문 개폐 방향을 변경하여 필요한 공간을 확보한 현관

할 공간을 충분히 확보한다.

다. 침대를 배치할 때는 침구의 교체가 용이하고 수발자가 노인을 보살필 수 있도록 주변에 500mm 정도의 공간을 확보하고, 휠체어 사용자의 경우 1200mm 이상의 공간을 확보한다. 휠체어를 침대 옆에 놓고 수발자가 침대를 옮기거나 눕히는 데 필요한 공간은 750mm이다.

라. 침실에 침대를 2개 배치할 경우에는 전체 길이 3500mm 이상을 확보한다(그림 5-14).

② 침대 3면 접근성 확보

침대는 3면에서 접근이 가능하게 배치한다.

(7) 유효 공간 확보

① 침실에서 보조기구나 휠체어의 사용이 가능하도록 이동 공간을 확보한다(그림 5-15, 5-16).

② 휠체어 사용자의 경우, 회전 공간으로 1500×1500mm를 확보한다.

(8) 문 유효 폭

① 유효 폭 확장

가. 문의 유효 폭은 휠체어나 보조기구 사용 시에도 출입이 원활하도록 850mm 이상으로 한다.

나. 여닫이문인 경우에는 유효 폭의 확보를 위해 90° 이상 열리도록 한다.

② 문 앞뒤의 유효공간 확보

가. 여닫이문의 경우에는 문이 열리는 공간을 제외하고 문 앞뒤에 1200×1200mm 이상의 유효 공간을 확보한다. 휠체어 사용자일 경우는 원활한 출입문 개폐 공간과 개폐 시 휠체어가 방해되지 않도록 활동 공간은 1500×1500mm 이상을 확보한다.

나. 여닫이문 앞뒤에 1200×1200mm 이상의 유효공간을 확보할 수 없는 경우에는 미닫이문, 미세기문, 접이문 등으로 교체한다.

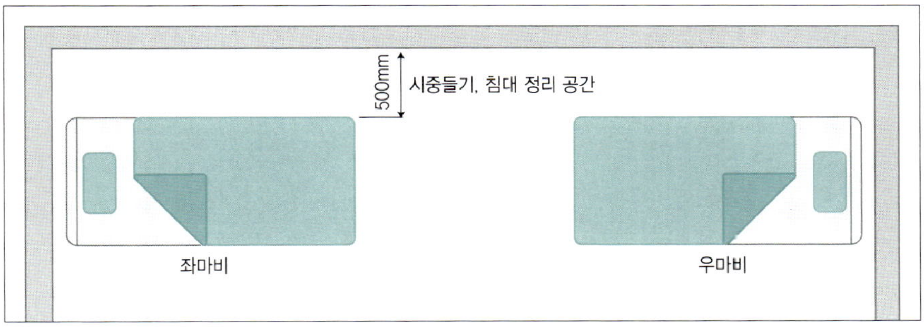

그림 5-14 | 편마비 장애노인의 침대 배치(건강한 쪽을 벽 반대편으로 오도록 배치)

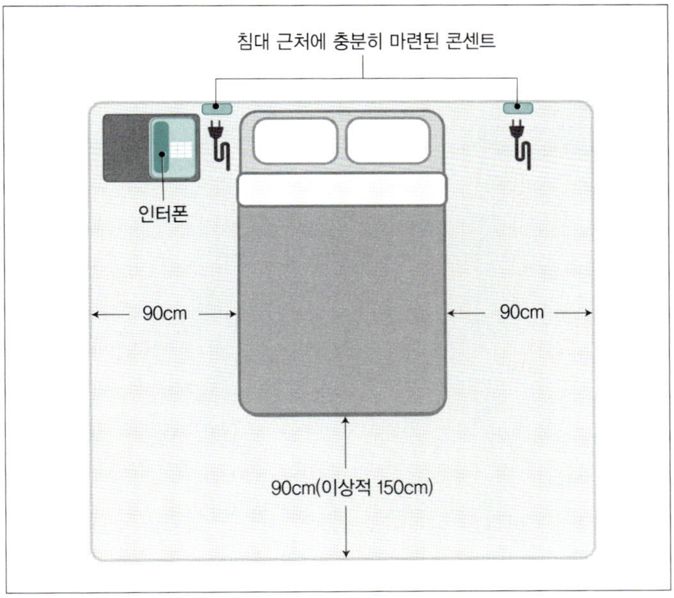

그림 5-15 | 침실의 활동공간 확보

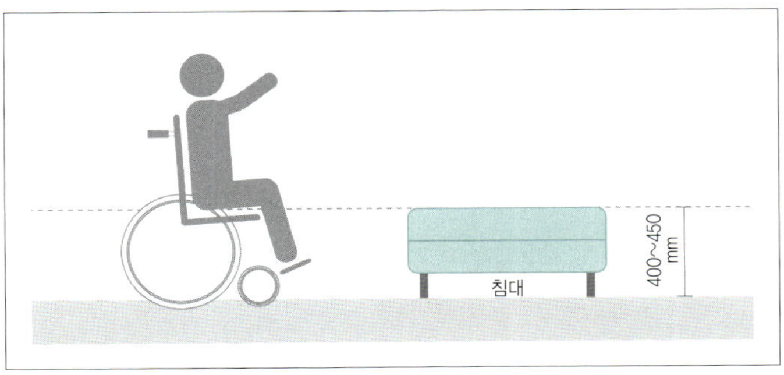

그림 5-16 | 휠체어 사용자의 침대 높이

(9) 문 손잡이

문 손잡이는 둥근 손잡이나 홈형 손잡이로 된 것이 악력이 떨어지거나 관절염을 앓고 있는 노인이 사용하기에 불편하므로 레버형, 수평 또는 수직 막대형, 고리형, 누름판형으로 교체한다(그림 5-17).

(10) 욕실 및 화장실의 개조 지침

① 신체 기능이 저하된 노인이 혼자 또는 타인의 도움을 받아 안전하게 씻을 수 있고, 양변기를 사용할 수 있도록 최소 규모를 확보한다(그림 5-18).

② 욕조, 세면대, 양변기를 배치할 수 있는 규모를 확보한다.

③ 최소 한도 2400×2500mm 또는 2350×1800mm의 크기를 확보한다.

④ 휠체어가 자유롭게 움직일 수 있도록 1500×1500mm의 공간을 확보한다.

(11) 세면대

① 종류

가. 세면대는 가능하면 상하 높이 조절이 가능한 것으로 설치한다(그림 5-19).

나. 휠체어나 보행보조기구 사용 시 팔을 걸칠 수 있는 형태의 세면대를 설치한다.

다. 공간에 여유가 있으면 물이 바닥으로 튀지 않도록 큰 세면대를 선택한다.

② 높이 조정

세면대의 상단 높이는 바닥으로부터 750~850mm 이하, 하단 높이는 바닥으로부터 650mm 이상이 되게 설치한다.

③ 세면대 하부의 여유 공간 확보

가. 휠체어를 타고 세면대를 이용할 수 있도록 하부에 여유 공간을 확보한다(그림 5-20).

나. 세면대 하부의 급 · 배수용 배관은 여유 공간을 확보하기 위하여 벽면 가까이에 설치한다.

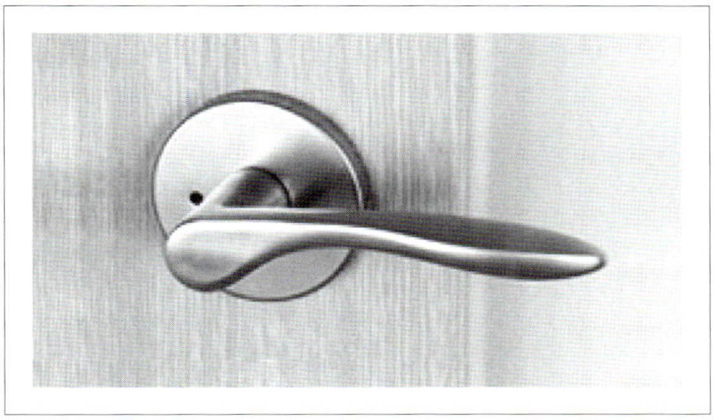

그림 5-17 | 문을 여닫기 쉬운 문 손잡이

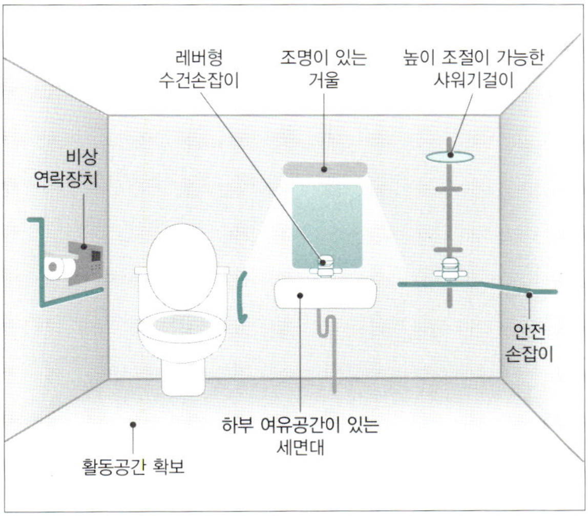

그림 5-18 | 욕실 계획(2400×2500mm)

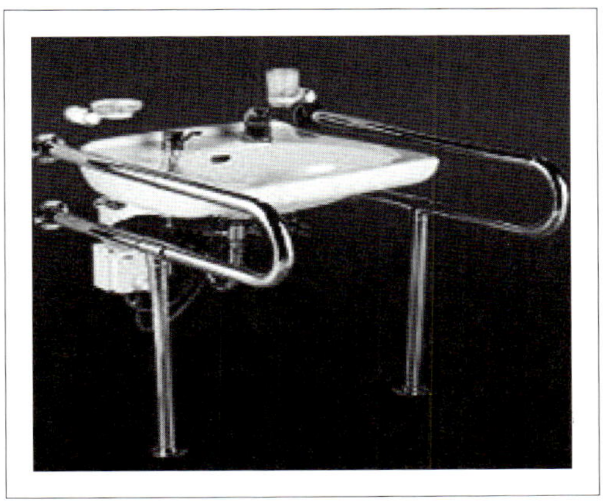

그림 5-19 | 세면대

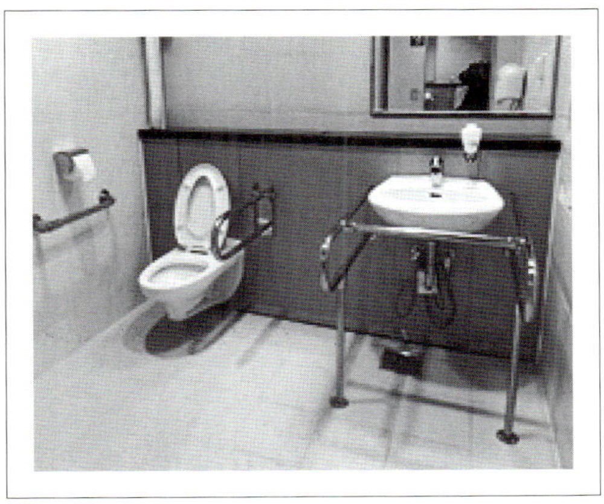

그림 5-20 | 한쪽에 수평 부분을 확보한 세면대

다. 화상 방지를 위해 세면대 하부의 급수관을 단열재로 피복하거나 덮개로 씌운다.

(12) 욕조

① 유효 공간 확보

휠체어의 접근이 가능하도록 욕조 측면에 1500×1500mm 이상의 유효공간을 확보한다.

② 높이 조정

휠체어에서 욕조로 옮겨 앉을 수 있도록 욕조 상부가 바닥에서 400~ 450mm 높이에 오도록 하고, 욕조와 같은 높이에 좌대를 설치하거나 이동식 의자를 준비한다(그림 5-21).

③ 안전손잡이 설치

안전손잡이를 욕조 주변에 설치한다(그림 5-22).

④ 세면대 안전손잡이(핸드레일)

가. 세면대의 안전손잡이 설치

- 세면대에는 수평 안전손잡이를 설치한다.
- 몸의 균형을 유지하고 체중을 감당할 수 있는 것으로 안전하게 고정시킨다.
- 활동에 방해가 되지 않도록 설치한다.
- 안전손잡이는 직경 32~38mm의 잡기 쉬운 원형이나 타원형으로 된 것을 설치한다.
- 수평 안전손잡이는 바닥으로부터 700mm 높이에 설치하며 끝 부분이 옷에 걸리지 않도록 벽에 붙이거나 아래로 구부린다.

나. 욕조 주변의 안전손잡이 설치

- 안전하게 드나들 수 있도록 욕조 주변에 설치한다(그림 5-23).
- 몸의 균형을 유지하고 체중을 감당할 수 있는 것으로 안전하게 고정시킨다.
- 안전손잡이가 활동에 방해되지 않도록 설치한다.

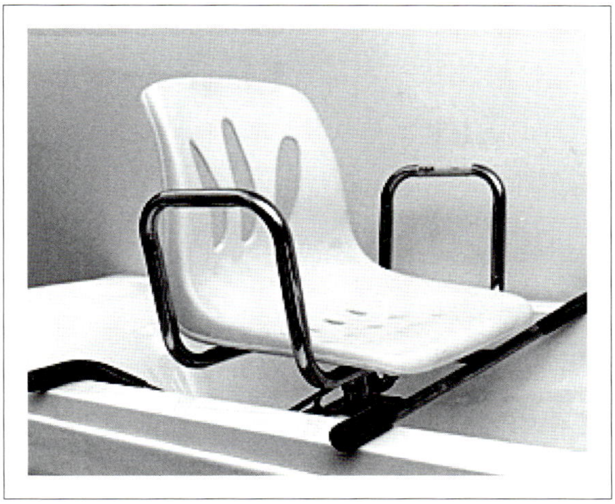

그림 5-21 | 좌대를 설치한 욕조

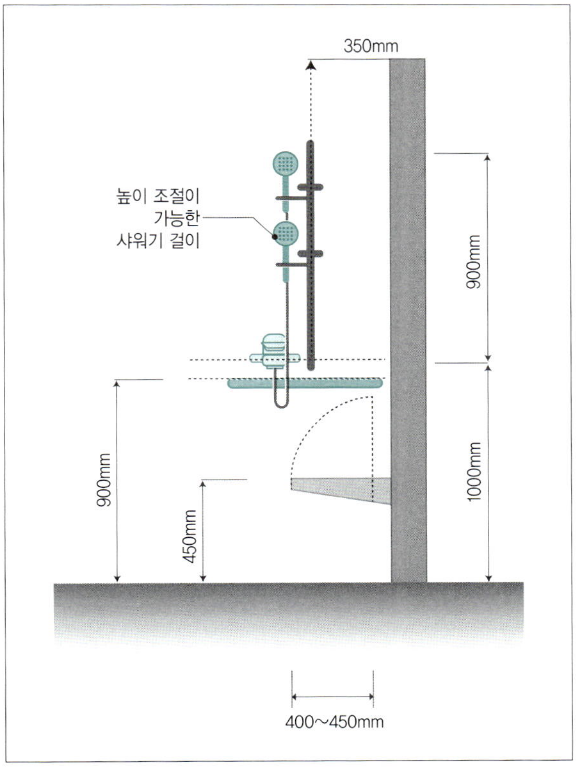

그림 5-22 | 샤워기 걸이, 벽부착용 샤워 의자, 안전손잡이의 치수

- 안전손잡이는 직경 32~38mm의 잡기 쉬운 원형이나 타원형으로 된 것을 벽으로부터 50mm 간격을 두고 설치한다.
- 수평 안전손잡이는 바닥에서 700mm와 750~850mm의 높이에 610mm의 길이로 설치한다.
- 안전손잡이가 부착된 욕조를 설치하기도 한다.

⑤ 샤워실의 안전손잡이 설치

가. 샤워기 주변에 수평 및 수직 안전손잡이를 설치한다.

나. 몸의 균형을 유지하고 체중을 감당할 수 있는 것으로 안전하게 고정시킨다.

다. 안전손잡이가 활동에 방해되지 않도록 설치한다.

라. 안전손잡이는 직경 32~38mm의 잡기 쉬운 원형이나 타원형으로 된 것을 벽으로부터 50mm의 간격을 두고 설치한다.

마. 수평 안전손잡이는 바닥으로부터 900mm 높이에 설치한다.

⑥ 양변기의 안전손잡이 설치

가. 안전하게 용변을 볼 수 있도록 양변기 주변에 안전손잡이를 설치한다(그림 5-24).

나. 몸의 균형을 유지하고 체중을 감당할 수 있는 것으로 안전하게 고정시킨다.

다. 안전손잡이가 활동에 방해되지 않도록 설치한다.

라. 안전손잡이는 직경 32~38mm의 잡기 쉬운 원형이나 타원형으로 된 것을 벽으로부터 50mm의 간격을 두고 설치한다.

마. 안전손잡이가 설치된 벽에서 변기 중심까지 450mm의 유효 공간을 확보한다.

바. 벽에는 ㄴ자형 안전손잡이를, 반대쪽에는 접이식 수평 안전손잡이를 설치한다.

사. ㄴ자형 안전손잡이의 모서리 부분은 변기 앞쪽으로 150mm 정도 떨어진 지점에 고정시킨다.

자. ㄴ자형 안전손잡이의 수평 부분은 바닥에서 700mm 높이에 두고 750mm 길이로 하며, 수직 부분의 길이는 800mm로 한다.

⑦ 기타

욕조 바닥에 미끄럼방지용 매트를 깐다(그림 5-25).

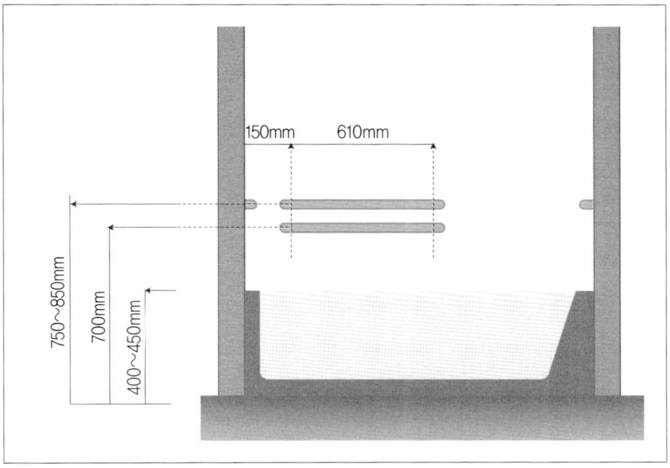

그림 5-23 | 욕조의 높이와 안전손잡이의 치수

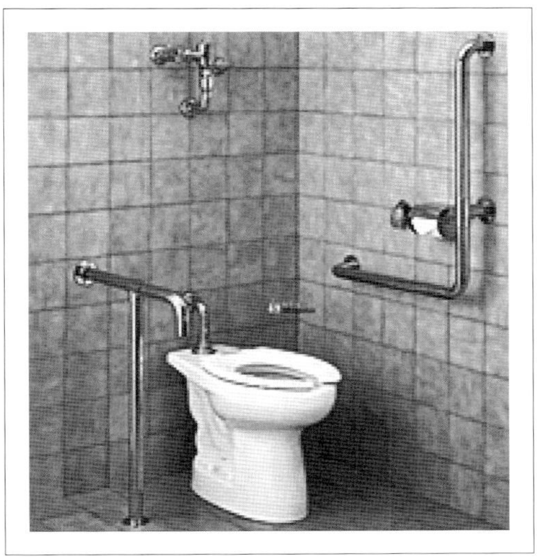

그림 5-24 | ㄴ자형 안전손잡이와 수평 안전손잡이가 설치된 양변기

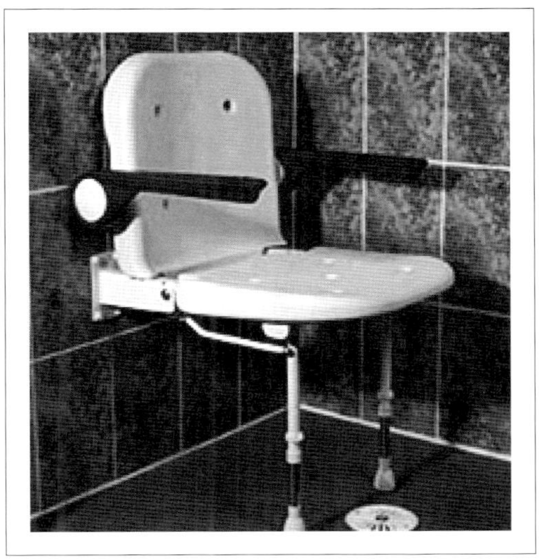

그림 5-25 | 벽부착용 의자

5. 가정방문 물리치료사제도의 발전방안

1) 제도적 활성화 방안

- 가정방문 물리치료에 대한 합법화가 필요하다.
- 가정방문 물리치료사의 교육기관을 인정하고 교육 · 양성하여 가정방문 물리치료사의 교육과 자격문제가 결정되어야 한다.
- 운영상의 문제로 가정방문 물리치료비의 수가가 책정되어야 한다.
- 국가정부에서는 외국의 모범적인 가정방문 물리치료제도와 업무를, 경험을 통하여 국내의 사정에 맞게 제도를 마련하여야 한다.
- 팀과의 접근이 이루어져야 한다.

2) 형태적 활성화 방안

- 임상병원 중심의 가정방문 물리치료를 실시
- 공공기관인 보건소를 통한 가정방문 물리치료 실시
- 장애인치료기관 및 복기기관을 통한 가정방문 물리치료 실시
- 비영리 가정방문 물리치료 단체

6. 가정방문 물리치료의 기대효과

만성질환 유병률이 증가하고, 평균수명이 늘어나면서 장애 및 노인인구가 지속적으로 증가하고 있다. 이에 따라 상실된 신체기능을 회복하거나 더 이상의 신체 기능 손실을 방지하기 위한 장기적인 재활의료서비스가 필요한 환자들이 증가하고 있다. 만성기 재활치료는 장애 및 신체기능 악화를 예방하고, 일상생활능력을 회복시킴으로써 장애 및 기능이 감퇴되는 노인들의 삶의 질을 향상시키고 사회적 부담을 경감시키기 위해 반드시 필요한 서비스이다.

의료서비스의 다양화라는 측면에서 가정방문 물리치료서비스를 도입하면 지속적이며 장기적인 관리를 필요로 하는 만성퇴행성 환자, 노인성 질환자, 장애인, 교통사고 및 산업재해 사고로 인한 장애환자뿐만 아니라 일반 재가장애인까지 가정의 정서적 안정과 경제적 부담 없이 지속적인 치료를 받을 수 있고, 삶의 질에 유의한 영향을 주며 장기적인 치료의 요구를 다음과 같이 충족시켜 줄 수 있다.

① 불필요한 장기 환자의 병원입원을 억제하고 조기퇴원을 유도함으로써 병상 회전율을 높이고 전문 인력 및 시설의 효율적 활용에 기여할 수 있다.

② 불필요한 병원 이용을 최소화함으로써 시간, 의료비, 노력 등을 감소시킬 수 있으며, 빠른 회복을 도모할 수 있다.

③ 환자의 장기입원으로 발생되는 병원 집중화를 방지할 수 있다.

④ 장애인 재활서비스에 대한 장애인 및 일반국민의 의식이 제고된다.

⑤ 재가장애인의 치료욕구를 충족시킨다.

⑥ 가정에서 효율적으로 관리함으로써 사회문제를 예방할 수 있다.

⑦ 효율적인 물리치료 서비스를 제공할 수 있다.

⑧ 재활의 기초인 지역사회중심 물리치료 사업이 활성화된다.

⑨ 국민건강증진법에 의해 사회복귀시설과의 연계로 재활협조를 이룰 수 있다.

⑩ 민간주도형 그룹 홈, 단기보호센터, 주간보호센터 등의 시설과 연계하여 다양한 양질의 서비스를 제공할 수 있다.

7. 연습문제

문항 1

다음 중 가정방문 물리치료의 목적으로 올바르지 않은 것은?

① 노인 및 장애인들이 계속적으로 생활할 수 있도록 한다.
② 장애인이 신체적 · 정신적 기능을 최대한 유지할 수 있도록 다양한 서비스를 제공한다.
③ 장애를 보완해 줄 수 있는 다양한 도움을 제공함으로써 시설 보호를 증가시킬 수 있다.
④ 기능적 제한으로 인해 최대한 독립적인 생활을 가능하게 다양한 경제적 · 사회적 이득을 유도한다.
⑤ 경제적 부담 없이 가정에서 병원과 연계된 지속적인 치료와 관리를 제공한다.

문항 2

다음 중 가정방문 물리치료의 평가 영역에서 신변처리동작 8개 항목, 가동능력 5개 항목, 의사소통 및 사회성 인지능력 5개 항목의 총 18개 세부항목으로 구성된 것으로 옳은 것은?

① 환경평가
② 운동기능평가
③ 수정바델지수
④ 기능적 독립측정
⑤ 일상생활활동수행능력

정답: 1③ 2④

참고문헌

건설교통부 · 한국주거학회(2005). 노인가구의 자립생활 증진을 위한 주택개조기준 개발 및 보급 방안 연구.

교육학용어사전(1995). 서울대학교 교육연구소.

국민건강보험공단(2013). 복지용구 급여제품 안내

김명철 외(2014). 지역사회물리치료학. 대학서림.

김주경(2010). 노인의료비 증가 현황과 대응방안, 이슈와 논점. 제112호. 국회입법조사처.

박지환 외(2010). 일상생활활동(생활환경과 여가활동). 현문사.

박지환 외(2013). STANDARD 물리치료학개론. 현문사.

배성수(2006). 가정방문 물리치료 전략. 대한물리치료학회지 제 15권 제 4호. pp.755-762.

세계보건기구(2010). 지역사회중심사회모형.

양영애 외(2016). 지역사회작업치료. 애듀팩토리.

이호성(2004). 노인의 건강상태와 의료비부담 관련요인에 대한 연구, 한국노년학, 제24권 2호, pp.163~189. 한국노년학회.

주택도시연구원(2006). 고령사회에 대응한 국민임대주택 모델 개발.

통계청(2009). 통계청 자료.

학교작업치료학(2012). 정담미디어.

한국물리치료정책연구소(2016). 지역사회물리치료. 현문사.

황현숙, 양영애(2011). 지역사회 재활: 작업치료, 물리치료, 재활간호. 영문출판사.

Anne Cronin, MaryBeth Mandich(2013). 인간발달과 수행. 정담미디어.

Green, L.W., and Anderson, C.L. (1982). Communtiy health(4th ed.). St. Louis: Mosby.

Kneipman, K. (1997). Prevention of disability and maintenance of health. In C. Christianson and C. Baum, Occupational therapy: Enabling function and well-being(pp.531-555). Thorofare, N.J.: Slack.

참고사이트

보건복지부 http://www.mw.go.kr

CHAPTER 06

지역사회 노인물리치료

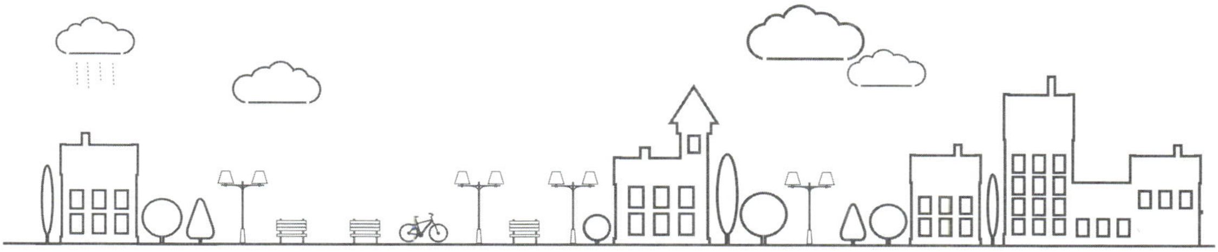

학습목표

1. 지역사회 노인물리치료의 개념을 설명할 수 있다.
2. 노인물리치료의 특징을 설명할 수 있다.
3. 지역사회 노인을 위한 물리치료사의 역할을 설명할 수 있다.

핵심용어

- 지역사회 물리치료
- 지역사회 노인물리치료
- 지역사회 노인물리치료 운영방안

1. 지역사회 노인물리치료의 개요

1) 정의

노인의 사전적 의미는 나이가 들어 늙은 사람을 뜻한다. 노인은 젊은 세대에 비해 상대적으로 육체적 · 정신적으로 어떠한 부분에서 쇠퇴가 현저하게 보이는 사람이며, 노인을 분류하고 있는 기준은 주로 나이에 의해 이루어진다. 이때 나이는 출생 시부터 생존해온 시간을 해(year)를 단위로 역연령으로 규정하며 65세 이상을 노인으로 규정하는 경우가 대부분이다. 「노인복지법」에서는 65세 이상을 노인으로 규정하고 있으며, 국제연합에서도 노인의 기준을 65세 이상으로 규정하고, 미국과 일본을 비롯한 대부분의 국가가 65세 이상을 노인으로 규정하고 있다. 우리나라에서도 65세 이상을 노인으로 규정하고 있다.

개인의 성장과 노화가 항상 역연령에 일치하지는 않으며, 노인의 건강은 개개인의 건강에 대한 인식과 생활습관 및 관리 등 여러 가지 요인에 따라 개인차가 심하여 큰 차이를 보인다. 평균 연령이 높아지고 수명이 계속 늘어난다면 노인의 기준이 바뀔 수도 있다. 우리나라 정부에서는 노인과 고령자의 용어를 혼용해서 사용하고 있으며 노인과 고령자가 주는 어감이 병이 들어 늙은, 나약함, 사회적인 약자로 인식되어 최근에는 어르신, 시니어(senior), 실버(silver)로 칭하기도 한다.

유엔(UN)의 정의에 따른 고령화 사회의 분류에는 전체 인구 중 65세 이상 고령인구비율이 7% 이상~14% 미만 시 고령화 사회(aging society), 14% 이상~20% 미만 시는 고령 사회(aged society), 20% 이상 시는 초고령 사회(super-aged society)로 분류한다(표 6-1).

우리나라는 낮은 출산률과 의료의 발달로 인해 노인인구의 높은 생존율로 최근 급속히 고령화 사회로 진입하였으며, 노인인구 증가에 따른 여러 사회적 · 경제적 · 의료적인 문제가 나타나고 있다. 더욱이 우리나라의 노인인구는 고령화 사회(7%)에서 고령 사회(14%)에 도달하는데 18년, 초고령 사회(14~20%)에 도달하는데 불과 8년 밖에 걸리지 않아(표 6-2, 그림 6-1), 노인인구증가 추의는 미국, 영국 등 선진국에 비해 훨씬 빠르게 진행되고 있어

표 6-1 고령화 사회의 분류(UN의 정의)

	고령화 사회 (aging society)	고령 사회 (aged society)	초고령 사회 (super-aged society)
전체 인구 중 65세 이상 고령인구비율	7% 이상~14% 미만	14% 이상~20% 미만	20% 이상

서 인구 노령화에 대한 사회적 · 의료적 관심이 증대되고 있다. 특히 의료적 관심은 노인의 의료비용의 증가와 가족구성원의 고통 등 노인개인의 차원을 넘어서 사회전반적인 경제적 · 사회적 문제를 야기시키는 것으로 보고되고 있다. 통계청 자료에 따르면 현재 우리나라 60세 이상 노인들의 가장 큰 어려움은 건강문제(40.7%)로 경제적인 어려움(40.1%), 소일거리 없음(5.3%), 외로움이나 소외감(3.2%)보다 비중이 높은 것으로 보고되고 있다. 노인에 대한 사회적 · 경제적으로 어려운 문제들이 많이 발생함으로써 국가의 복지정책과 의료지원에 대한 필요성이 급격히 대두되고 있으며 지역사회에서 국민건강증진을 위한 여러 대상 중 타인 의존형 만성 노인성 질환자의 증가로 이들에 대한 체계적 관리가 필요하게 되었다. 또한 급증하는 노인과 만성 노인성 질환자의 건강관리를 위한 여러 전략 중 신체활동을 통한 건강예방 및 질병에 대한 회복과 증진 그리고 통증관리 등 물리치료적 관리의 요구가 매우 커지고 있다.

그러므로 지역사회 노인물리치료란 지리적 접근을 전제로 일정한 지역 내

표 6-2 연도별 노인인구비 현상과 예상

	1970	1990	2000	2010	2020	2030	2040	2050
0~14세	42.5	25.6	21.1	15.1	13.2	12.6	11.2	9.9
15~64세	54.4	69.3	71.7	73.1	71.1	63.1	56.5	52.7
65세 이상	3.1	5.1	7.2	11.8	15.7	24.3	32.3	37.4

출처: 통계청(2016), 장래인구추계.

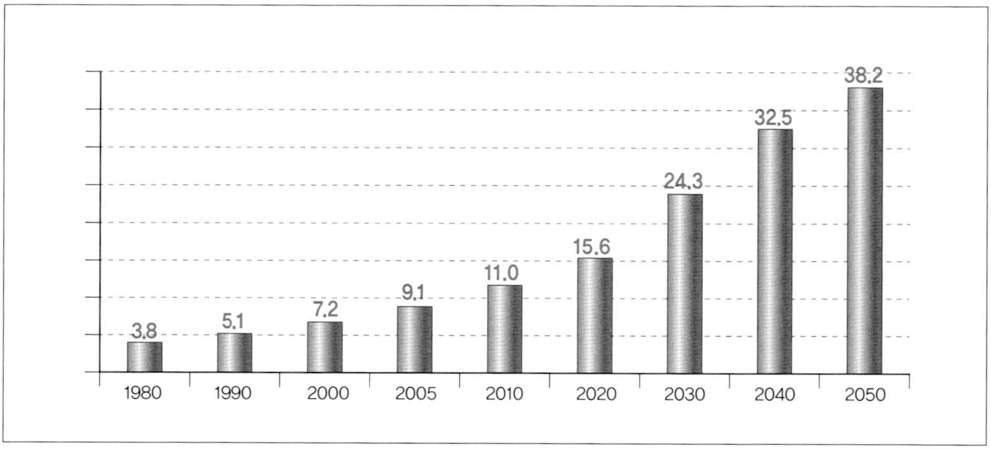

그림 6-1 | 65세 이상 인구 비율 추이 및 전망
출처: 통계청(2017), 주요 인구지표.

거주하는 주민들의 일상생활을 영위하는 사회적 단위 안에서 지역사회 물리치료와 관련된 인적·물적 자원을 효율적으로 활용하여 노인이나 만성질환자들이 물리치료서비스를 더욱 쉽게 받아 삶의 질을 향상할 수 있도록 하는 것이다.

2) 필요성

우리나라는 2010년에 전체 인구 중 65세 이상 노인인구의 비율이 11.0%로 이미 고령화 사회에 진입하였으며, 2030년에는 노인의 인구가 24.3%로 초고령화 사회에 진입이 예상된다(표 6-2, 그림 6-2). 지속적인 경제성장으로 생활수준이 향상되고 현대의학의 발달로 의료보건 분야와 의료기술이 발전함에 따라 평균 수명이 연장되어 노인인구가 급격히 증가하면서 만성질환은 증가하고 있는 추세이다. 노인인구는 해마다 증가율을 보이고 있으며, 의학의 발달과 더불어 기대수명도 증가하므로, 이에 따른 많은 사회적 문제들이 발생하고 있다. 가장 대표적인 문제는 생산력을 지닌 근로자들의 노인부양비가 증가하는 것으로 저출산으로 인한 장년 인구의 감소로 인한 생산성이 저하되므로 사회적 경제비용이 증가하게 된다.

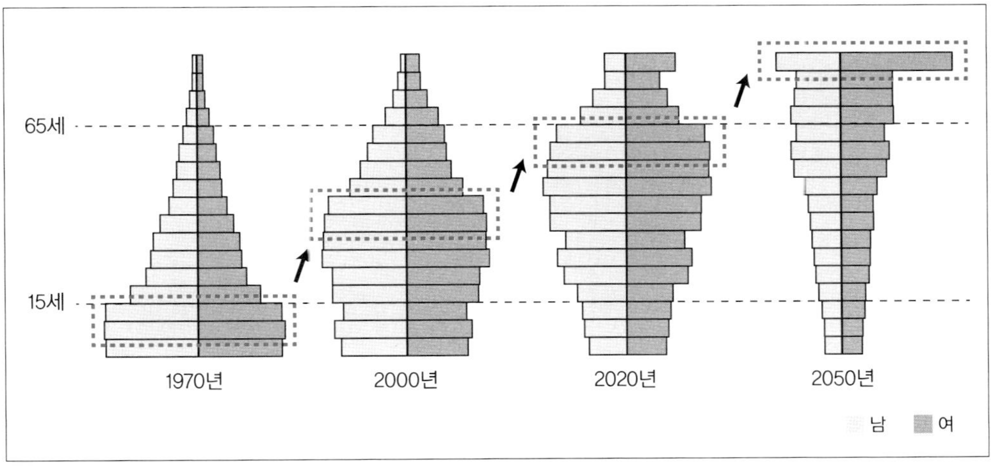

그림 6-2 | **인구피라미드 예상변화도**
출처: 통계청(2016), 장래인구추계.

고령인구의 증가는 노인의 건강문제에 있어 신체의 노화와 생활습관의 변화 등과 관련된 근육뼈대계통 질환, 심혈관계통 질환, 호흡계통 질환, 대사질환과 같은 만성질환을 증가시키게 된다. 2014년 보건복지부의 노인(65세 이상) 실태조사결과 전체 노인의 90.4%가 만성질환을 갖고 있으며, 만성질환을 2개 이상 복합적으로 지닌 환자는 72.2%로 만성질환에 의한 사망률도 증가하고 있다. 만성질환 및 질병으로 인한 신체적 기능의 약화로, 65세 이상 노인의 31.9%가 최소한 한 가지 이상의 일상생활수행능력의 어려움을 가지고 있으며, 43.5%는 최소한 한 가지 이상의 도구적 일상생활동작(instrumental activities of daily living, IADL) 능력의 어려움을 가지고 있는 것으로 나타났다. 이렇듯 만성질환은 대부분의 노인에게 취약한 건강문제로서 고령화에 따른 만성질환의 증가 또한 사회경제적 비용 부담을 급격하게 증가시키는 요인이 되고 있다(표 6-3).

이러한 만성질환으로 인한 부담 증가에 더욱 효율적으로 대응하기 위해서는 기존 질환의 급성기에 대한 치료 중심으로 전문화, 분절화된 의료체계를 일차의료 중심으로 재편하고, 지역사회에서 일차의료의 역할을 강화하는 것이 필요하다. 일차의료의 역할을 강화하는 한편, 지역사회에서의 노인에 대한 건강증진 및 관리를 위한 건강증진센터를 확충하고 상주 물리치료사를 통하여 다양한 프로그램을 제공함으로써 만성질환에 대한 서비스의 질과 접근성을 향상

표 6-3 노령화지수와 노년부양비 추이

	1985년	1990년	1995년	2000년	2005년	2012년	2017년	2030년	2040년
노령화지수(%)	14.5	19.4	25.8	35.0	48.6	77.9	104.1	212.1	303.2
노년부양비(%)	6.6	7.4	8.3	10.1	13.0	16.1	18.8	48.8	58.2

출처: 통계청(2017), 주요 인구지표.

하고 질병으로 인한 사회적 부담을 개선하여 노인의 삶의 질 향상에 이바지할 수 있을 것이다.

대부분의 만성질환자의 독립적인 일상생활을 위해서는 방문재활 물리치료가 팀 접근방식으로 적용되는 것이 중요하다. 외국의 경우, 팀 접근방법으로 노인, 장애인, 가족을 관리하므로 환자의 질환보다 기능을 중시하여 장애에 대한 정확한 진단과 기능평가를 수행하고 신체적 · 감정적 · 지각적 · 인지적 그리고 환경을 포함한 삶의 전체를 평가하여 포괄적인 치료를 시행하여야 한다. 또한, 농어촌의 경우 거주하는 주민의 대부분이 고령노인이고 물리치료를 해야 하는 이들 또한 대다수가 만성질환을 겪는 노인이다. 고령가구와 혼자 사는 노인, 농어촌 노인에 대한 적절한 물리치료가 편리하게 제공되는 것이 필요하고, 노후생활을 건강하게 유지할 수 있도록 예방 및 건강관리를 적극적으로 할 수 있는 제도적 장치와 물리치료 관리시스템의 구축이 절실히 요구된다. 현재 우리나라는 방문재활 물리치료가 실행되고 있지 않고 국민건강보험의 급여를 적용받지 못하고 있다. 이에 방문재활 물리치료가 정착된다면 지속적으로 장기적인 관리를 필요로 하는 만성질환자, 교통사고 및 산재사고로 인한 장애환자뿐만 아니라 재가 장애인까지 큰 경제적 부담없이 가정이라는 심리적으로 안정된 분위기에서 병원과 연계된 지속적인 물리치료를 받을 수 있을 것이다.

그러기 위해서 보건소 · 보건 지소 및 노인종합복지관 등을 활용한 '지역 건강관리센터'를 지정하여 건강증진을 위한 노력이 필요하다. 보건소 · 보건지소는 방문 보건사업, 물리치료 및 치료적 운동사업, 어르신 건강관리 등 찾아가는 의료행위를 주 업무로 해야 하며, 노인종합복지관은 물리치료사가 노인의 건강을 관리하고, 물리치료사들의 근무환경이 병원에만 집중되지 않고 사회의 여러 분야에서 물리치료를 받을 수 있도록 하는 정책적 사항들이 만들어져야 한다.

3) 현황

(1) 물리치료사 인력부족

고령화 사회 진입과 함께 초고령 사회 진입을 앞두고 있는 우리나라는 노인인구 증가에 따른 사회적 문제들이 발생되면서 노인 복지에 대한 관심이 커지고 있다. 이에 따라 노인복지시설은 다양화되고 지속적으로 양적 증가가 나타나고 있다. 그러나 이러한 노인복지시설의 증대에 반해 지역사회에서 노인들에게 물리치료를 제공해주는 물리치료사의 적절한 배치는 이루어지지 않고 있으며, 보건의료원을 포함한 보건소에 종사하고 있는 물리치료사 취업은 원활하지 못한 것으로 보인다. 우리나라 방문물리치료 도입의 시초인 방문건강관리사업을 통해 2009년에 최초로 물리치료사 교육 과정과 매뉴얼이 만들어졌고, 전국적으로 방문물리치료사가 증가하였다. 그러나 아직도 전국 모든 보건소에 물리치료사가 배치되지 못하고 있으며, 인력 고용문제와 질적 수준보다는 건수를 중요시해 방문물리치료와 보건소의 다른 업무를 병행하고 있는 실정이다.

「지역보건법 시행규칙」에는 보건소의 '전문인력 등의 면허 또는 자격 외 종별에 따른 최소배치기준'을 규정하고 있는데, 물리치료사는 보건의료원의 경우에는 2명, 보건소에는 1명을 배치하도록 규정하고 있어 지역사회 노인을 비롯한 물리치료가 필요한 모든 대상에게 서비스를 제공하기에는 인력이 현저히 부족한 상태이다.

또한, 사회복지시설에 따라 물리치료사를 의무적으로 배치해야 할 기준을 법적으로 규정하고 있으며, 「노인복지법 시행규칙」에 의한 노인 의료복지시설의 시설기준 및 직원 배치 기준이 있지만 물리치료사 인력은 충분하지 못한 실정이다.

(2) 방문물리치료사 서비스 제도의 법적 근거 결여

방문재활은 만성질환으로 병원에서 치료를 종료한 이후 병세는 안정이 되었으나 일상생활수행능력에 제한이 발생한 노인에게 가정에서 재활서비스 제공으로 신체활동의 증진과 교육을 제공하여 신체적인 능력 향상 및 회복을 촉진하여 일상생활능력을 극대화하기 위한 제도로 대상자들에게 장애의 예방적 · 지지적 · 치료적 서비스 등을 제공하는 것이다. 거동이 불편하고 장기적으로 방문재활이 필요한 환자에게 물리치료사가 직접 가정을 방문하여 환자의 독립적인 일상생활과 사회참여를 촉진하기 위해 물리치료를 시행하는 서비스이다.

「노인장기요양보험법 시행규칙」 제19조 기타 재가급여 제공기준 중에서 장기요양기관은 영 제9조에 따라 수급자의 일상생활 또는 신체활동 지원에 필요한 용구로서 보건복지부장관이 정하여 고시하는 것(이하 "복지용구"라 한다)을 제공하는 경우에는 품목별 내구연한 등을 고려하여 구매 또는 대여방식으로 제공하여야 하며 복지용구의 품목별 급여대상의 범위, 세부적인 제공기준 절차 등 그 밖에 필요한 사항은 보건복지부장관이 정하여 고시한다고 규정하여 방문물리치료서비스제도의 실현 가능성은 있지만, 관련법의 법적 근거가 미흡하다고 할 수 있다.

「노인장기요양보험법」에서 규정하고 있는 6가지 재가서비스 중 수급자를 보건복지부령이 정하는 범위 안에서 일정 기간 장기요양기관에 보호하여 신체활동 지원 및 심신기능의 유지 · 향상을 위한 교육 · 훈련 등을 제공하는 장기요양급여인 단기보호(short stay)와 수급자의 일상생활 · 신체활동 지원에 필요한 용구를 제공하거나 가정을 방문하여 재활에 관한 지원 등을 제공하는 장기요양급여로서 대통령령이 정하는 기타 재가급여에서 노인의 삶의 질 증대를 위하여 일상생활과 신체활동의 지원이 주를 이루고 있음에도 불구하고 제도 내에서 물리치료사의 역할은 배제되어 있다.

(3) 지역사회 보건서비스에서 방문물리치료 프로그램 부족

현재 우리나라 지역보건복지서비스는 경제적 지원, 안전 확인, 가사 · 병간호도우미, 노인이 다른 노인을 돌보는 노-노 보살핌(care), 노인 돌보미 바우처, 방문보건사업, 장기요양보험, 노인 의치보철사업, 의료서비스, 무료급식, 재가노인 푸드뱅크(food bank) · 마켓 · 팜(pharm), 주거개선 사업, 취업 알선, 자원봉사, 노인 학대 예방사업, 여가 · 문화 · 교육활동 등 약 17가지의 형태로 이루어지고 있다. 이 중 물리치료와 관련이 있는 사업은 방문보건사업과 장기요양보험, 의료서비스사업이며 지역사회 중심의 보건서비스인 노인장기요양보험에서의 방문보건사업은 가정간호가 주를 이루는 방문물리치료 제도는 제외되어 있으며 그 역할과 항목이 미흡한 설정이다. 우리나라의 경우 노인 장기요양보험제도에서 실시되고 있는 방문요양서비스는 세면, 옷 갈아입히기, 목욕도움, 식사도움, 신체기능 유지 및 증진 등의 신체 활동서비스와 가사지원, 청소, 세탁, 외출 동행, 말벗 등의 일상생활활동 지원서비스가 지원되고 있지만, 이러한 방문요양서비스는 물리치료사가 배제된 상태의 팀 접근(의사, 간호사, 사회복지사 등)이 이루어지고 있으며, 외국과 같은 팀 접근(의사, 물리치료사, 작업치료사, 간호사, 사회복지사)의 가정방문의료제도로 제도화되어 있지 않아 재가노인환자들을 위한 체계적이며 전문적인 재활치료와 운동은 재활이 불가능하게 되었다.

그러므로 재가노인환자들을 위한 노인요양보험제도 내의 신체활동서비스와 같은 가정방문 물리치료 시행의 주체가 물리치료사가 되어야 한다는 요구가 증가하고 있다.

2. 노인물리치료의 특징

1) 노화에 따른 변화

신체는 나이가 들어감에 따라 다양한 변화가 발생하고 이를 일반적으로 노화라고 한다. 노화는 질환은 아니며 진행되어가는 것이며 고령에 이르게 되면 단순한 노화가 아닌 노인성 질환 및 만성질환으로 진행되기 쉽다. 인간의 생리적인 특성에 따라 일반적으로 신체의 기능이 점차 저하되고 노화가 진행되면서 신체 각 부위의 변화도 일어나게 되는데 각 기관에 따라 노화의 정도와 속도가 다르게 나타난다. 노화에 따라 진행되는 여러 변화는 계통학적 · 생리적 · 인지 및 정서적 · 사회적 변화로 구분할 수 있다.

(1) 계통학적 변화

① 피부계통

노화에 따른 조직에 혈액공급 저하로 표피세포 내 조직들이 영양공급을 받지 못하게 된다. 이로 인한 표피세포의 재생능력 저하와 피부가 건조해지며 점점 얇아지고 피부 탄력성 감소로 인한 피부주름이 발생하며, 혈색을 잃고 노인성 얼룩반점(검버섯)이 생긴다. 팔다리의 피하지방 조직의 양이 감소하여 팔과 다리가 가늘어지며, 피부는 겹쳐져 주름지며 체온조절과 항상성 유지능력이 감소한다. 모발은 멜라닌 색소 감소로 은색으로 변하며, 손톱과 발톱의 자라는 속도가 느려지며, 거칠고 두꺼워진다.

② 근육뼈대계통

근육뼈대계통의 특징적 변화는 근육섬유수와 근육섬유 크기의 감소 및 근육섬유의 혈관 감소에 의한 실질적인 근육량이 줄어들어 신체부위별 근육골격이 감소한다. 근육크기의 감소는 개인의 근력과 기능적인 능력의 양을 감소시키며 노화와 동시에 진행되는 유산소성 신체능력의 감소로 이어진다.

또한, 내분비계통에서 분비되는 호르몬 감소로 인해 이차적으로 야기되는 뼈 밀도의 감소가 나타날 수 있는데, 이러한 뼈 밀도의 감소는 노인의 신체활동량 감소 때문이기도 하다. 뼈의 밀도 소실은 여성에서 더 일찍 발생하며 특히 폐경기 이후에 현저히 나타나며, 뼈엉성증이 발생하는 원인이다.

③ 신경계통

신경계통의 변화는 노화에 따른 뇌에서 많은 세포의 크기와 양이 줄어드는 것이다. 노화에 따른 신경세포의 변화로 신경세포의 상실과 세포외공간이 위축되는 증상을 보이며, 운동신경세포의 소실은 운동축삭의 수와 직경이 모두 감소된다. 말이집 신경세포도 노화에 따라 감소가 나타나며, 민말이집 신경세포는 감소되지 않는다. 신경연접 시 가지돌기의 상실 및 일부는 증가되는 변화를 보이고, 신경전달속도가 느려지고 신경전달물질의 양이 감소한다. 신경세포 내에서는 리포푸신과 섬유농축제가 축적되면서 세포의 재생능력에 부정적인 영향을 미쳐 우리 몸의 필수적인 화학반응에 관여하는 세포효소를 파괴한다.

④ 감각계통

노화에 따른 감각계통의 특징적 변화는 시각의 변화로 인한 빛에 대한 반응이 늦어지고 조절능력의 장애가 오며, 수정체의 탄력성이 떨어져 가까운 사물에 대한 초점 맞추기가 어려워지는 등 눈의 변화가 나타난다. 청각의 기능 저하로 음의 고 · 저주파수 변별력이 저하되며, 고막이 얇아지면서 노인성 난청(presbycusis)이 나타난다. 또 평형감각을 중개하는 속귀안뜰 기능저하로 신체의 자세를 유지하는 능력이 상실되며, 미각과 후각의 변화가 나타난다.

⑤ 소화기계통

미각의 역치 변화로 인해 짜거나 자극성 양념들을 과도하게 사용하게 되고, 이는 만성질환의 원인이 될 수 있다. 구강에서는 침샘의 위축과 섬유화로 타액의 분비감소 및 치아와 치근막 약화가 나타나며, 위장 위점막의 퇴행성 변화와 위산분비효소의 감소로 소화능력이 저하되며, 췌장에서도 노화로 인한 췌장분비효소가 감소되어 소화기관들의 운동성 감소와 노인성 변비 등 다양한 원인으로 인한 소화기능의 약화가 발생할 수 있다.

⑥ 비뇨 · 생식계통

노화에 따른 방광의 용적이 500cc에서 250cc로 감소되어 이로 인해 잦은 소변이 발생되고, 잔뇨 증가로 인한 감염의 위험이 증가하며 방광 근육의 긴장도도 떨어진다. 신장의 사구체 여과율도 감소하여 물을 재흡수하는 능력이 감소되며, 여성의 경우에는 폐경 이후에 호르몬(프로게스테론과 에스트로겐) 분비의 감소로 난자가 생성되지 않으며, 이로 인한 생식기관과 관련된 근육의 위축이 발생된다. 남성은 노화에 따라 테스토스테론의 분비가 감소되며, 전립선 비대가 시작되어서 배뇨곤란이 발생한다.

(2) 생리학적 변화

생리학적 측면에서 노화란 수정에서 시작되어 사망할 때까지 계속되는 일련의 과정이며 세포와 신체조직 모든 기관에 걸쳐 일어나는 기능적 · 구조적 · 생화학적 변화이다. 노화 현상은 신체의 성장과 발달이 중지되면서 나타나는 피할 수 없는 과정으로써 신체 각 기관의 기능에 변화가 생기는 것을 의미한다. 기초대사율 감소, 체성분의 변화, 체내 대사의 변화, 감각의 변화, 위장기능의 변화, 면역 기능의 변화, 중추신경계의 변화 등으로 인해 다른 연령층과 비교하면 상대적으로 질병에 걸릴 확률이 높아진다.

(3) 인지 및 정서적 변화

인지기능이란 사고, 기억, 인식, 의사소통, 계산, 문제해결 등의 지적인 일의 수행능력을 의미한다. 치매와 섬망과 같은 것들이 노인에게 나타나는 대표적인 인지기능 변화라 할 수 있다.

뇌는 노화에 따라 형태학적 · 생화학적 변화가 나타나게 되는데 (1) 뇌의 부피 감소, (2) 말이집의 소실, (3) 연접과 수상돌기가지의 감소, (4) 세포뼈대의 변화(뇌와 혈관에서의 신경원섬유 농축제, 아밀로이드 침착을 포함한) 등이다.

이러한 노화에 따른 뇌의 변화는 감각운동기능, 기억력, 지능, 고유수용성 감각, 수면양상, 운동기능과 같은 인지기능 변화를 초래하게 된다. 결과적으로 인지기능 및 신경계의 퇴행은 일상생활수행능력의 저하로 나타난다.

그러나 뇌의 기능이 노화에 따라 현저하게 나빠진다는 증거는 없으므로 노인의 인지기능 장애는 나이에 따른 정상적인 변화인지 병적인 상태인지를 분별하여야 한다.

또 신체적 능력의 쇠퇴와 경제적 문제, 배우자와의 사별, 가족이나 사회로부터의 소외로 인한 노인의 외로움과 지난날들에 대한 후회 및 자책감으로 우울감이 증가하게 된다. 뿐만 아니라 과거의 경험들을 회상하게 되고 해결하지 못한 갈등들에 대한 자책감 또는 죄책감 같은 정서적 문제도 발생할 수 있다.

(4) 사회적 변화

노화에 따른 사회적 변화는 노년기가 되어 변화하는 다양한 역할과 관련된다. 노년기에 이르면 생리적 · 심리적 기능의 쇠퇴와 더불어 사회적 지위와 역할에 변화가 생겨난다. 인간 개개인은 역할을 통해 사회에 참여하게 되고 이러한 참여를 통하여 개인의 사회적 가치가 인정될 뿐만 아니라 자아정체성을 유지하는 기반이 된다. 이러한 의미에서 역할은 사회적 측면의 가장 핵심적인 요소가 된다고 할 수 있다.

역할 변화는 발생시기와 원하는 정도에 따라 편안하게 받아들여지기도 한다. 역할 변화의 속도와 강도는 적응 혹은 위기에 커다란 영향을 미치게 한다. 퇴직 등으로 인해 직업인의 역할 및 사회적 지위가 하락되며 대신에 가정 내의 조부모로서의 역할과 의존자로서의 지위와 역할이 취득된다. 이 변화는 개인적으로 권위, 특권, 위신 등의 상실을 가져올 뿐만 아니라 사회적으로도 노인의 역할에 대한 기대가 불분명해짐으로써 사회구성원의 일부로 조합되기 힘들게 되며 자발적인 사회적 참여도 줄어들게 된다. 그 결과 노인은 개인적으로도 좌절과 사회적 부적응을 경험하며 이는 노인의 사회화를 저해하는 요인이 되어 주거환경의 불만족 요소가 된다. 퇴직 등으로 남성 노인의 경우 주생활환경이 직장에서 가정으로 바뀌게 되어 여유 있는 시간을 새로운 환경에서 보내야 하는 압박이 생겨나며, 노인의 사회활동도 이전의 교제범위와는 달리 가까운 이웃 친지들과 같이 지연 및 혈연중심의 교제로 변화되며 더욱이 운동능력의 감퇴로 그 활동범위도 축소된다. 따라서 노인은 새로운 주거환경인 이웃과 지역사회에 적응해야 하고 그들과의 관계를 통해 자신의 지위와 재정립해야 하는 단계에 이르게 된다. 역할의 변화가 예측할 수 있거나 통제할 수 있다면 더욱 쉽게 받아들일 수 있지만, 자신이 해오던 역할을 대체할 것이 없는 상태에서 익숙한 기능을 갑작스럽게 상실할 경우 역할 변화에 따른 위기가 초래될 수 있다.

변화된 역할을 수행하기 위해 과거에 학습된 역할과 새롭게 부가된 역할을 적절히 수정하여 적용할 수 있다. 과거에 학습된 기술과 적응 방식을 사용하는 역할 변화는 가장 적은 스트레스를 초래한다. 따라서 노인의 자긍심을 유지하면서 새롭고 만족스러운 역할을 할 수 있도록 돕는 것이 필요하다.

2) 노인성 질환

(1) 노화에 따른 신경계통 질환

① 치매 Dementia

치매는 성장기에는 정상적인 지적수준을 유지하다가 후천적으로 인지기능의 손상 및 인격의 변화가 발생하는 증후군이다. 정상적으로 인지기능을 사용하여 일상생활을 영위하던 사람이 후천적으로 진행하는 뇌의 퇴행성 변화(알츠하이머병)나 반복되는 뇌경색으로 인한 혈관성 치매 등에 의해 기억력 저하를 포함하여 2가지 이상의 장애를 보이는 인지기능 저하와 더불어 일상생활수행 능력에 장애가 발생하는 것을 말한다.

② 섬망 Delirium

섬망은 급성 혼란상태로 혼돈(confusion)과 비슷하지만 심한 과다행동(예를 들어 안절부절못하고, 잠을 안자고, 소리를 지르고, 주사기를 빼내는 행위)과 생생한 환각, 초조함과 떨림 등이 자주 나타난다. 보통 중독질환, 대사성 질환, 전신감염, 신경계감염, 뇌외상, 뇌졸중, 전신마취, 대수술 등에서 나타나며, 섬망은 여러 가지 수술로 인해 입원 치료 중인 70세 이상 노인환자의 30%에서 나타나는 흔한 질환이다.

③ 뇌혈관질환 Cerebrovascular disorders

뇌혈관질환은 뇌혈관에 발생한 여러 원인으로 인하여 신경학적 증상이나 징후가 발생하는 질환을 말한다. 뇌졸중은 뇌혈관이 원인이 되어 대뇌 기능의 국소적 감소와 관련된 증상이 급격히 발생하여 24시간 이상 지속되거나 사망에 이르게 되는 상태로 뇌혈관질환 중 65세 이상 인구의 유병률 1위로, 노인에서 많이 발생되며, 반쪽마비, 운동장애. 감각장애, 인지장애, 통증, 실어증, 지각장애 등 다양한 신경학적 증상들이 나타날 수 있다.

④ 파킨슨병 Parkinson's disease

뇌의 바닥핵에서 도파민을 분비하는 신경세포가 점차 소실되어 중뇌의 흑색질과 줄무늬체가 손상당함으로써 나타나는 질병이다. 대표적 증상으로 안정 시 떨림, 경축, 운동느림, 구부정한 자세, 보행장애 등이다. 파킨슨병은 진행이 매우 느리며, 50~60대에 노인에게서 주로 발병하며 근력, 유연성, 균형의 소실이 심해지는 특징을 나타낸다.

(2) 노화에 따른 근육뼈대계통 질환

① 골절 Fracture

노인은 유연성이 떨어지고 골밀도가 낮아 뼈가 약해져 있으므로 가벼운 충격에도 뼈가 쉽게 부러진다. 일반적으로 팔다리 및 신체 각 부위의 뼈에서 압박골절이 일어날 수 있다. 특히 노인의 열두 번째 등뼈(T12)와 첫째 허리뼈(L1)에서 척추압박골절이 흔히 발생할 수 있다.

② 관절염 Arthritis

노화에 의한 퇴행성 변화에 따른 뼈관절염은 체중 부하관절에 증상이 나타나며 연골 소실 또는 기타 원인으로 국소적 관절에 점진적 연골 소실 및 이차적 변화와 증상이 동반된다. 자가면역질환으로 잘 알려진 류마티스성 관절염은 관절 활막의 지속적인 염증반응을 특징으로 하는 만성 염증성 전신질환으로 관절의 손상 및 변형이 동반된다. 보행장애, 국소 발열, 관절부종, 통증 등이 나타날 수 있고, 치료가 어렵기는 하지만 통증 완화, 생활습관 변화 등으로 삶의 질을 높일 수 있다.

③ 뼈엉성증 골다공증, Osteoporosis

뼈엉성증은 뼈의 강도가 약해져서 쉽게 골절되는 뼈대계통 질환이다. 노화로 인하여 칼슘과 관련된 질량과 밀도의 소실로 뼈엉성증이 발생한다. 뼈는 풍부한 칼슘으로 단단함을 유지하게 되는데 여러 가지 원인으로 인하여 칼슘이 빠져나가게 되면 뼈가 약해지고 이것이 병적으로 심화하면 뼈엉성증이 된다. 주로 비타민 D의 감소로 장에서의 칼슘흡수가 줄어들거나 여성의 호르몬 변화(에스트로겐 분비저하) 등이 원인이 될 수 있다. 뼈엉성증은 약한 충격이나 넘어짐에 의해서도 골절의 원인이 될 수 있다.

(3) 노화에 따른 만성질환

① 고혈압 Hypertension

고혈압은 18세 이상의 성인에서 수축기 혈압이 140mmHg 이상이거나 확장기 혈압이 90mmHg 이상인 경우를 말한다.

고혈압은 크게 두 가지로 분류된다. 원인 질환이 밝혀져 있고 이에 의해 고혈압이 발생하는 경우를 이차성 고혈압이라 하고, 원인 질환이 발견되지 않는 경우를 본태성(일차성) 고혈압이라고 한다. 전체 고혈압 환자의 약 95%가 본태성 고혈압이고, 본태성 고혈압의 근본적 원인은 명확하지 않지만, 심박출량(cardiac output) 또는 말초혈관저항의 증가에 의한 것으로 알려져 있다.

고혈압과 관련된 위험 인자에는 가족력, 음주, 흡연, 고령, 운동 부족, 비만, 짜게 먹는 식습관, 스트레스 등의 환경적 · 심리적 요인이 있다.

고혈압은 뇌출혈과 같은 뇌혈관질환의 원인 요소가 되므로 적절한 관리가 요구된다.

② 당뇨병 Diabetes mellitus

당뇨병은 만성, 전신성 질환으로 인슐린의 분비량이 부족하거나 인슐린의 정상적인 작용이 이루어지지 않음으로 인해 발생하는 대사성 질환이다. 혈중 포도당의 농도가 높아지는 고혈당을 특징으로 하며, 고혈당으로 인해 소변에서 포도당이 검출된다.

당뇨의 주요 증상들인 과다한 음식섭취(polyphagia), 잦은 소변(polyuria), 심한 갈증(polydipsia), 피로감(fatigue), 체중감소(weight loss) 등이 유발되고 눈, 콩팥, 신경, 심장, 혈관 등에 영향을 줄 수 있다.

당뇨병 역시 고혈압과 함께 뇌혈관질환의 주요 원인이 되므로 철저한 관리가 이루어져야 한다.

③ 고지혈증 Hyperlipidemia

고지혈증은 혈액 내에 필요 이상으로 많은 지방성분이 존재하는 것으로, 혈관벽에 지방이 축적되면 염증을 일으키고 그 결과 심혈관질환을 유발하게 된다.

최근에는 비정상적인 혈액 내 지질상태를 이상지질혈증(dyslipidemia)으로 정의하기도 한다.

④ 만성폐쇄성폐질환 Chronic obstructive pulmonary disease

폐렴과 만성폐쇄성폐질환을 흔히 노인성 호흡질환이라고 한다. 노인성 호흡질환은 젊은 층에 비하여 증세가 호전되지 않으므로 노인의 주요 사망원인이 된다. 만성폐쇄성폐질환은 원인이 되는 폐질환이나 심장질환이 없이 기도폐쇄가 발생하여 기류의 속도가 감소하는 질환군을 말한다. 임상적으로는 만성적으로 가래가 동반된 기침을 하는 만성기관지염(chronic bronchitis)과 종말세기관지(terminal bronchiole) 이하의 허파꽈리(폐포)들이 비정상적으로 늘어나고 허파꽈리 격벽이 파괴되는 폐기종이 혼합되어 양자 간의 구분이 힘든 경우 이들을 총칭하여 만성폐쇄성폐질환이라고 한다.

만성폐쇄성폐질환은 천식과 비슷하게 호흡곤란, 기침, 가래 등의 기도 질환 증상을 나타내다가 폐 기능을 악화시켜 사망에 이르게 한다. 발병 원인은 90% 이상이 흡연 때문으로 알려졌고, 그 외 공해와 선천적 질환, 호흡기 감염증 등이 있다.

⑤ 허혈성 심장질환 Ischemic heart disease

신체 각 부분이 정상적인 기능을 수행하려면 혈관을 통해 적절한 산소와 영양을 공급받아야 한다. 심장도 마찬가지로 심장동맥(관상동맥)을 통하여 필요한 산소와 영양을 공급받는다. 필요한 양을 공급받지 못하면, 심장근육에 대사산물이 쌓이고 저산소혈증에 빠지게 되어 기능장애가 발생하는데, 이 경우를 심근허혈이라고 한다. 보통 심장에 혈액을 공급하는 심장동맥이 좁아질 때 이런 현상이 발생한다. 심장동맥이 좁아지는 이유는 주로 심장동맥의 동맥경화 때문이며 흡연, 정신적 스트레스, 비만 등이 있다.

3. 지역사회 노인을 위한 물리치료사의 역할

노화에 따른 신체적 · 사회적 · 심리적 변화 등은 노인의 기능 저하를 초래하고 일상생활 활동의 어려움을 겪게 하는 요소가 된다. 고령의 노인은 면역력 저하, 생활기능 저하, 사회활동 저하, 인지기능 저하 등의 근육뼈대계통 및 신경계통 질환이 발현할 가능성이 커지고 다양한 만성질환이 생기게 된다. 특히 근육뼈대계통과 신경계통 질환 및 인지장애는 일상생활활동에 큰 영향을 미치고 삶의 질이 낮아지는 중요한 요인이 되므로 노인의 신체적 변화와 질환을 고려한 물리치료적 관리가 절실히 요구된다.

물리치료적 관리로는 통증 개선을 위한 물리적 인자치료와 일상생활활동의 유지 및 개선을 위한 치료적 운동이 필요하다. 규칙적인 운동을 통한 신체적 활동의 증진은 노인의 건강증진과 만성질환 예방 및 치료에 매우 효과적이며 삶의 질 향상에도 긍정적 결과를 초래한다.

그러나 노인은 젊은 층의 신체적 기능과는 큰 차이가 있으므로 운동 중 유의사항을 고려해야 하며, 노인 개개인에 대한 건강 상태, 심폐기능 및 질환을 고려하여 적절한 운동을 수행할 수 있도록 물리치료사는 엄격하고 적극적인 조치를 하여야 한다.

1) 평가

(1) 통증평가

임상에서 통증평가를 정확하게 하는 것은 중요한 문제이다. 그러나 통증을 평가하는 것은 환자 본인이 느끼고 있는 것을 진술하는 것이기 때문에 주관적이고 정확하게 평가하기가 어렵다. 통증의 정확한 측정은 불가능하지만 통증으로 인해 나타나는 여러 특징을 고려하여 다양한 통증측정 방법이 사용되고 있으며, 이를 기준으로 적절하게 선택하여 사용하는 것이 통증평가에 가장 효율적인 방법이다.

통증평가방법으로는 척도(scale)를 이용한 평가방법이 있다. 그림을 이용한 얼굴통증평가척도(Face Pain Rating Scale, FPS)를 이용해 3세 이상의 환자에게 얼굴표정의 그림을 보여주며 자신의 통증 정도를 선택하도록 하는 것으로 언어적인 어려움이 있는 환자도 쉽게 평가할 수 있다(그림 6-3).

숫자를 이용한 평가도구척도는 임상에서 가장 많이 사용되고 있는 시각통증척도(Visual Analog Scale, VAS)(그림 6-4), 범주척도(Categorical Scale), 숫자평가척도(Numeric Rating Scale, NRS) 등이 있다. 통증의 초기평가는 통증의 부위, 양상, 강도, 빈도, 지속시간을 기록하는 것이다. 의사소통이 가능한 경우라면 숫자평가척도(NRS)로 평가를 할 수 있고, 의사소통이 불가능한 경우라면 시각통증척도(VAS)나 얼굴통증평가척도(FPS)로 평가한다. 통증의 양상

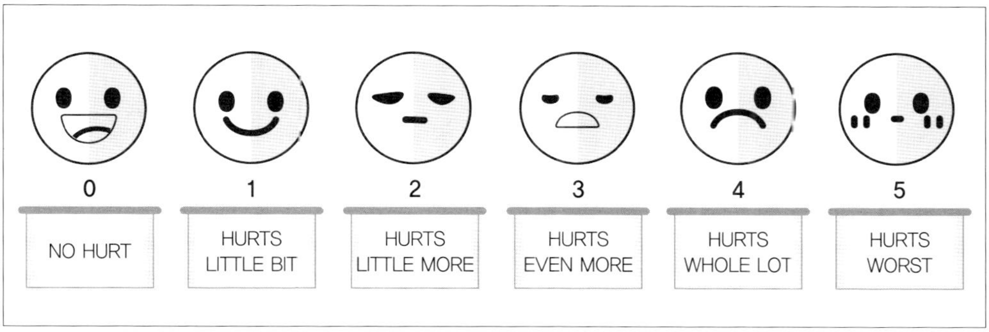

그림 6-3 | **얼굴통증평가척도**

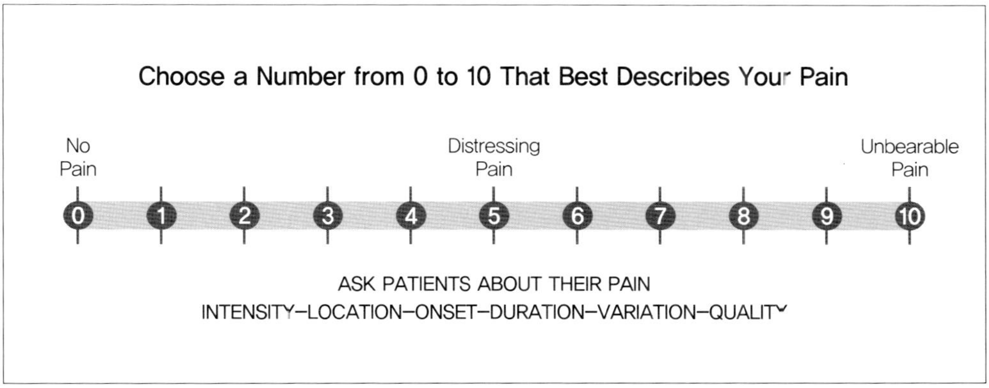

그림 6-4 | **시각통증척도**

이나 강도가 변화되었을 때에는 통증에 대한 중재 후 예후를 평가하여 기록한다. 통증의 정도가 전혀 없는 0점이 3회 이상 시 통증평가를 종료하여야 한다. 이러한 강도 측정평가는 채점이 간단하고 통증 강도의 변화를 쉽게 측정할 수 있지만, 통증의 다양성을 평가하기에는 어려움이 있다.

통증의 강도와 다양성, 병력, 약물 사용 등과 같은 여러 인자들을 측정하기 위하여 사용되는 다중영역 통증척도(multi-sectional pain scale)로는 설문지 형식의 McGill 통증 설문지 등을 사용할 수 있다.

또한, 요통을 평가하기 위한 도구인 허리통증 장애지수(Oswestry Disability index, ODI)나 롤랜드-모리스 장애지수(Roland-Morris Disability Questionnaire, RMDQ) 등과 같이 특정 질환에 특화된 평가도구를 이용하여 환자를 평가함으로써 보다 신뢰할 수 있는 평가결과를 얻을 수 있다.

이렇듯 환자의 상태에 따라 적합한 평가방법을 선택해 보다 정확한 평가를 한 다음 최적의 중재방법을 결정하여 물리치료를 제공하여야 한다.

(2) 노인의 활동평가

① 일상생활활동 ADL

노인의 일상생활활동을 위하여 다양한 평가도구들이 사용된다. 환자의 기능 변화를 평가하기 위해서 환자의 일상생활활동 자립도를 평가기준으로 바델 지수(Barthel Index)를 사용하고, 수정 보완된 수정바델지수(Modifide Barthel Index)를 사용하여 일상생활활동을 평가한다. 수정바델지수는 가장 많이 알려진 객관화된 일상생활활동 평가도구로서 만성질환자의 독립수준 측정을 위해 개발되었으며 한국판 수정바델지수(K-MBI)를 사용하여 평가할 수 있다.

② 버그균형척도 Berg Balance Scale, BBS

노인의 균형능력 손상 등을 평가하기 위해 만든 것으로 14개의 항목으로 앉기, 서기, 자세변화 3개의 영역을 최소 0점에서 최고 4점으로 적용하여 총 56점이 만점이다. 14개의 항목으로는 앉아서 일어서기, 지지없이 서 있기, 지지없이 앉아 있기, 일어선 자세에서 앉기, 의자에서 의자로 이동하기, 눈감고 서 있기, 발모아 서 있기, 앞으로 팔 뻗기, 뒤돌아보기, 360° 회전하기, 한발 교대로 발판 위에 올려놓기, 한발을 앞에 붙여놓고 서기, 한발로 서기로 구성되어 있다. 점수가 높을수록 균형능력이 좋은 것으로 평가된다.

③ TUG 검사 Timed Up & Go Test

TUG 검사는 노인의 운동성과 균형능력을 측정할 수 있는 검사방법으로 팔걸이가 있는 의자에 앉아 3m 거리를 걸어서 다시 되돌아와 의자에 앉는 데 걸리는 시간을 초시계로 측정하는 방법이다. 30초 이상이면 기초이동능력이 의존적이므로 혼자서 실외 이동을 할 수 없다고 보고하고 있다. 대부분의 정상성인은 측정값이 10초 이하이며, 허약한 노인이나 불능을 가진 사람은 11～20초가 걸리며 20초 이상은 기능적인 운동손상이 있다고 하였다. 이 검사는 노인의 균형 능력과 기능적인 운동을 평가하여 낙상의 위험을 예측하기 위하여 사용되어 왔고, 최근에는 허약한 노인뿐만 아니라 뇌졸중, 파킨슨질환, 관절염질환이 있는 환자에게도 적용되고 있다.

④ **기능적 팔 뻗기 검사**Functional Reach Test, FRT

노인의 균형능력과 기능을 평가하기 위한 검사방법으로 고정된 지지면에서 양발은 어깨너비만큼 벌리고 서 있는 상태에서 어깨관절을 90° 굽힘시킨 후 주먹을 쥐고 팔을 쭉 펴서 균형을 유지한 채로 선다. 어깨뼈 봉우리 높이로 설치된 막대와 수평으로 팔을 최대한 뻗어서 5초간 유지한 상태로 측정하며 세 번째 손 허리뼈의 시작 지점과 팔이 뻗어진 마지막 지점 간의 거리를 측정한다.

⑤ **인지기능 평가**

노화로 인한 신체능력의 감소와 함께 신경계통의 변화로 인한 인지기능 저하가 나타난다. 이러한 인지능력을 평가하기 위해서 간이정신상태검사(Mini-mental Status Examination, MMSE)를 시행한다. 간이정신상태검사는 한국형 간이정신상태검사(MMSE-K)를 사용하여 평가할 수 있으며, 총점은 30점으로 24점 이상은 정상이며, 20~23점은 치매의심, 19점 이하는 치매를 의심할 수 있으며 인지기능 장애가 있을 가능성이 있다.

4. 지역사회 노인물리치료 요소

1) 노인을 위한 치료적 운동

운동은 노인들에게 노화방지 및 건강증진을 위한 방법의 하나로써 질병의 예방 및 신체기능 증진을 위하여 사전 예방교육 및 맞춤식 운동교육 등 일상생활에서 꼭 필요하고 실천할 수 있는 규칙적인 운동을 장기적으로 실시하여 신체의 협응능력 증진과 심혈관계 및 호흡계의 기능을 개선하며 근육뼈대계통의 기능 향상과 상해 예방에도 도움을 줄 수 있다. 또한 운동을 통해서 우울증과 불안감을 감소시키고, 스트레스에 대한 저항력을 높이는 등 신체적인 기능 향

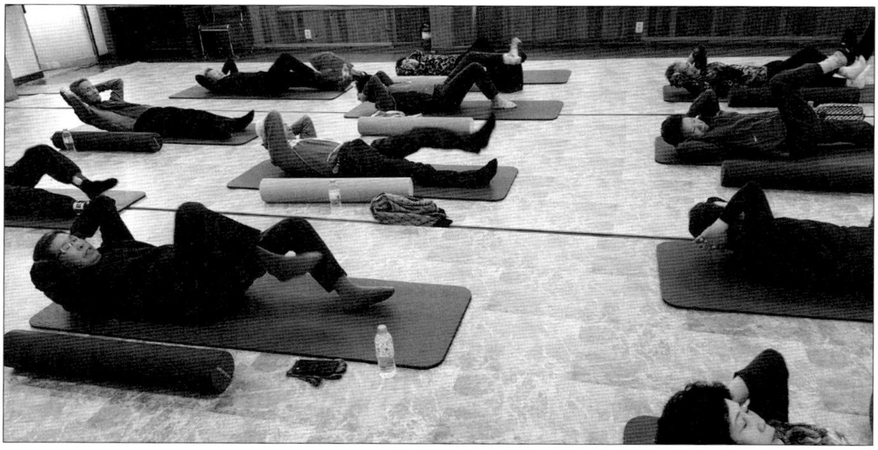

그림 6-5 | 노인의 운동

상 및 정신 건강에도 매우 긍정적인 영향을 미친다(그림 6-5).

(1) 유산소운동

일반적으로 노인들이 큰 힘을 사용하지 않고 할 수 있는 운동으로, 몸에 많은 양의 산소를 공급함으로써 심장과 폐의 기능이 향상되고, 이는 심박출량 증가, 호흡률 증가 등의 효과가 있다. 유산소운동을 규칙적으로 장기간 실시하게 되면 성인병과 관련 깊은 고혈압, 동맥경화, 고지혈증, 허혈성 심장질환, 당뇨병 등의 예방에 도움을 주며 노화의 진행을 지연시킬 수 있다. 유산소운동 방법은 실내에서 고정형 자전거운동 또는 트레드밀에서 걷는 방법을 이용할 수 있다.

(2) 근력운동

노화로 인한 근육뼈대계의 변화로는 근섬유의 수와 크기가 감소하며, 근력약화가 발생한다. 이러한 근육뼈대계 변화를 보상하기 위해서 필요한 운동은 근력운동이다. 현재 노인들을 위한 다양한 운동 프로그램이나 기구를 사용한 운동방법이 있으며 기구를 이용한 운동 방법에는 세라밴드 운동, 아령, 모래주머니 등을 통해서 약화한 근력 회복에 효과적으로 사용할 수 있으며, 가벼운 부하로 장시간 운동을 수행함으로써 근력강화를 위해 사용된다.

(3) 유연성 및 균형운동

노인들의 고령화와 함께 근력약화 및 유연성 감소 등으로 인한 균형 능력의 저하로 낙상의 위험이 증가한다. 유연성을 위해서는 근육이나 연부조직(soft tissue)의 관절가동범위 증가와 가동성 향상이 필요하다. 이를 위해서 신장운동의 적용을 통한 유연성 증진에 도움을 줄 수 있으며, 물리치료적 운동 방법에 따라 수동적 또는 능동적 신장운동으로 구분할 수 있다. 각각의 운동방법과 상관없이 단축된 근육들을 신장시켜 관절가동범위의 증가와 가동성이 향상되도록 하는 것이 중요하다. 관절가동범위 증가를 위해 사용되는 운동방법으로는 정적 신장(static stretching), 능동적 자가신장(active self stretching), 주기적 신장(intermittent stretching)의 방법이 있다. 균형운동을 위해서는 Gym-ball 운동을 사용할 수 있다. Gym-ball운동은 불안정한 지지면을 활용하여 신체의 균형감각 증진과 평형유지를 돕는 운동으로 사용되며 균형능력을 향상시키는 운동법으로 널리 사용되고 있다.

5. 지역사회 노인물리치료의 운영방안

우리나라 노인들은 개인의 건강상태와 가족의 상황에 따라 가정에서 보살핌을 받으며 가족과 함께 거주하고 있는 경우와 보호시설 또는 요양시설(표 6-4)에 거주하는 등 개개인의 상황이 모두 다르다.

그러므로 물리치료사가 노인에게 적절한 물리치료 프로그램을 적용하기 위해서는 우선 노인의 건강상태와 신체적 능력, 인지적 능력, 주거상태, 지역적 특성 등을 평가하여 노인의 상황에 따른 특성을 분류하여 상황에 적합한 물리치료프로그램을 제공하여야 한다.

1) 노인의 건강 수준별 물리치료

(1) 건강한 노인

건강한 노인이란 나이에 관계없이 신체적 · 인지적 기능이 정상이고 독립적인

표 6-4 노인복지시설의 명칭

시설 종류	명칭
노인주거복지시설	양로시설
	노인공동생활가정
	노인복지주택
노인의료복지시설	노인요양시설
	노인요양공동생활가정
	삭제
노인여가복지시설	노인복지관
	경로당
	노인교실
	삭제
재가노인복지시설	방문요양서비스
	주 · 야간보호서비스
	단기보호서비스
	방문목욕서비스
	재가노인지원서비스
노인보호전문기관	노인보호전문기관
노인일자리지원기관	노인일자리지원기관

출처: 보건복지부(2017), 노인복지시설현황.

일상생활활동이 가능한 노인을 의미하며, 이들 건강한 노인을 위한 물리치료의 목표는 현재의 건강상태를 유지하고 부상 또는 질병을 예방하는 것이다. 건강한 노인이라 할지라도 대개 노화에 따른 근육뼈대계통의 문제와 통증 및 기능제한이 나타날 수 있으므로 물리적 인자치료를 통한 통증 관리로 일상생활의 불편함을 덜어 주고, 노인 개개인의 상태에 맞는 운동 강도를 고려하여 맞춤식 치료적 운동프로그램을 제공하여 신체의 기능을 높이고 일상생활활동을 불편함 없이 할 수 있게 하며, 낙상 및 질병예방과 같은 목적을 이룰 수 있도록 해야 한다.

(2) 허약 노인

허약 노인은 건강한 노인과 장애노인의 중간상태이다. 질병으로 인한 장애가 있지는 않지만 건강한 노인과 비교하여 근력 · 지구력 · 균형유지 능력 등의 부족으로 일상생활활동능력이 저하되어 장애로 진행할 위험이 큰 상태의 노인을 의미한다.

장애 전 단계에 해당하는 이들 허약 노인의 전반적인 건강상태를 자세히 파악하여 장애상태로 진행되는 것을 예방하는 것은 노인의 삶의 질 증진과 국가적 의료비용의 감소에 큰 영향을 미칠 수 있다.

이들에 대한 포괄적 건강 위험요인을 관리하고 그에 따른 방안으로 통증관리와 재활을 위한 물리치료 운동프로그램을 개인의 특성에 맞추어 제공함으로써 신체적 기능향상과 질병 완화 및 장애의 예방을 성공적으로 이끌어 내는 것이 요구된다.

(3) 장애노인

장애노인은 질병이나 손상으로 인한 신체적 · 정신적으로 문제가 발생하여 혼자의 힘으로는 일상생활을 유지하기 어려워 보호자나 다른 사람의 도움을 일부 또는 전적으로 필요로 하는 노인을 의미한다. 장애노인은 병원치료에서 보호자를 필요로 하며 주로 장기 입원치료에 의존하였으나, 장기입원은 가족구성원 및 환자 본인에게도 경제적 · 심리적 · 신체적으로 많은 문제점을 만들고 있다. 이러한 노인들의 건강문제에 따른 가족들의 부양이 사회문제로 부각되고 있으며 장애노인의 증가에 따른 의료비용의 증가는 노인인구 증가에 따른 사회적 문제점의 주요 원인 중 하나이다.

이러한 장애노인을 위한 물리치료의 주요 목표는 질병의 치유 및 유지와 장애의 개선을 통한 신체의 독립적인 기능 증진이다.

2) 노인의 거주 형태별 물리치료

(1) 자가 거주

노인의 거주 형태는 건강 수준과 관계없이 개인별로 다를 수 있다. 자가에서 거주하는 노인은 가족의 지원과 보살핌을 받으며 건강 수준에 따른 다양한 형태의 건강증진 프로그램을 제공받을 수 있다. 건강한 노인은 신체활동을 강화하기 위해서 각 지역에서 운영되는 프로그램에 스스로 참여하여 물리치료 서비스를 제공받을 수 있지만, 가정에 거주하는 신체기능이 떨어지는 노인이나 장애 노인은 지역사회에서 제공되는 방문물리치료를 통해 신체활동을 보다 강화하는 방법을 위한 건강관리를 제공하는 것이 더욱 적절한 방법이 될 수 있다.

또한, 자가 거주하는 노인의 건강증진을 위하여 물리치료사가 노인의 가족에 대한 치료적 운동과 통증관리 및 예방에 대한 체계적인 교육이 필요하다.

(2) 주간보호시설

개별적으로 신체적 활동이 가능하지만 보살핌이 필요한 노인을 가족 대신 낮동안 보호와 관리 및 편의를 제공해 주는 시설을 의미한다.

이러한 주간보호시설의 이용은 가정에서 노인을 보살피기 위한 가족의 어려움을 최소화함으로써 노인과 가족구성원 간의 관계를 유지할 뿐만 아니라 가족들의 사회적 참여를 가능하게 해준다. 현재 주간보호시설을 이용할 수 있는 대상은 주로 치매노인을 위주로 운영되고 있으며, 주간보호시설을 이용한 건강증진 및 유지를 위하여 치매노인뿐만 아니라 다양한 유형의 노인이 주간에도 보호받을 수 있도록 정책적 지원 및 시설 확충이 요구된다.

주간보호시설의 정책과 시설 확충이 이루어진다면 물리치료 서비스를 제공하기 위한 노인의 개별 유형에 적합한 다양한 형태의 프로그램이 지역사회 노인들에게 제공될 수 있을 것이다.

(3) 노인요양시설

현재 만성질환을 앓고 있거나 건강이 나쁜 노인 중 병원을 통한 의료서비스는 필요하지만, 전문적인 간호와 물리치료, 정신장애치료, 작업치료 등의 치료가 요구되는 노인환자를 대상으로 급식, 요양 등 일상생활에 필요한 편의를 제공함을 목적으로 하는 시설을 의미한다. 우리나라에서 2008년 7월부터 시행된 노인장기요양보험은 급속한 고령화현상에 대한 노후 삶의 질 개선, 가족부양부담의 경감, 사회 투자적 성격으로 여성 유휴인력의 일자리 창출, 수요자의 선택권 강화 등을 내세우며, 국민보험으로서 노인장기요양보험이 운영되면서 시설이 전국적으로 늘어나고 있는 추세이다(표 6-5).

노인요양시설은 전문시설의 설비기준과 인력 기준을 맞추어 시설급여를 제

표 6-5 연도별 노인복지시설 현황

종류	시설	2015		2014		2013		2012		2011	
		시설 수	입소정원	시설 수	입소정원	시설 수	입소정원	시설 수	입소정원	시설 수	입소정원
합계		75,029	201,648	73,774	190,162	72,860	174,592	71,873	167,884	70,643	158,839
노인주거 복지시설	**소계**	**427**	**19,909**	**443**	**20,110**	**435**	**18,592**	**416**	**18,179**	**414**	**17,450**
	양로시설	265	13,446	272	13,903	285	12,782	285	13,164	303	12,509
	노인공동생활가정	131	1,087	142	1,173	125	1,049	108	887	87	710
	노인복지주택	31	5,376	29	5,034	25	4,761	23	4,128	24	4,231
노인의료 복지시설	**소계**	**5,063**	**160,115**	**4,841**	**151,200**	**4,585**	**139,939**	**4,352**	**133,629**	**4,079**	**125,305**
	노인요양시설	2,933	141,479	2,707	132,387	2,497	121,774	2,610	118,631	2,489	111,457
	노인요양 공동생활가정	2,130	18,636	2,134	18,813	2,088	18,165	1,742	14,998	1,590	13,848
노인여가 복지시설	**소계**	**66,292**	**0**	**65,665**	**0**	**64,983**	**0**	**64,077**	**0**	**63,375**	**0**
	노인복지관	347	0	344	0	319	0	300	0	281	0
	경로당	64,568	0	63,960	0	63,251	0	62,442	0	61,537	0
	노인교실	1,377	0	1,361	0	1,413	0	1,335	0	1,557	0
재가노인 복지시설	**소계**	**3,089**	**21,624**	**2,797**	**18,852**	**2,832**	**16,061**	**3,003**	**16,076**	**2,750**	**16,084**
	방문요양서비스	1,021	0	992	0	1,042	0	1,113	0	1,180	0
	주·야간보호서비스	1,007	20,467	913	18,008	848	14,996	840	15,160	842	15,154
	단기보호서비스	112	1,157	96	844	110	1,065	94	916	95	930
	방문목욕서비스	617	0	588	0	603	0	633	0	633	0
	재가노인지원서비스	332	0	208	0	229	0	323	0	0	0
노인보호 전문기관	노인보호전문기관	29	0	28	0	25	0	25	0	25	0
노인일자리 지원기관	노인일자리지원기관	129	0	0	0	0	0	0	0	0	0

출처: 보건복지부(2017), 노인복지시설현황.

공하게 되어 있다. 따라서 이러한 노인요양시설의 노인을 위해서는 더욱 더 체계적이고 지속적인 서비스를 제공할 수 있는 노인을 위한 물리치료 프로그램을 개발하고 운영해야 한다. 아울러 이러한 프로그램이 활성화될 수 있도록 정부의 지원 확대와 철저한 관리 감독이 필요하다.

3) 지역 특성별 물리치료

노인 거주형태에 따른 지역 특성별 물리치료는 대도시와 중소도시 및 농어촌 등 노인들이 속해 있는 지역에 따라 나타날 수 있는 서로 다른 상황을 의미한다. 노인의 건강증진을 위한 물리치료적 접근 방식에서도 지역적 특성을 고려한 접근방법이 필요하다.

대도시의 경우 보건소, 노인대학, 경로당, 지역별 노인 휴식처 등의 집단을 통한 노인들에게 노인성 질환의 예방 및 일상생활 기능증진을 위한 치료적 운동 프로그램을 제공하고, 농어촌 등의 소도시 지역은 직접 마을회관 등을 찾아가서 치료적 운동프로그램을 개발하여 제공하는 것이 필요하다. 또한, 이들 프로그램에 참여 활성화를 통한 건강증진을 모색하는 등 각 지역의 특성을 잘 파악하여 그에 맞는 치료적 프로그램을 수립하여 활용하는 것이 요구된다.

이처럼 노인의 건강상태와 거주 형태 그리고 지역적 특성에 따라 처한 상황이 각기 다를 수밖에 없으므로 각 노인의 상황을 잘 고려하여 지역사회 노인들에게 가장 적합한 물리치료 프로그램을 제공하는 것이 노인의 건강증진을 위한 물리치료사로서의 가장 큰 역할이며 책임이라 할 수 있다.

6. 발전방향

현대 사회는 노인인구의 증가와 질병양상의 변화로 만성질환자에게 보다 전인적이고 다양한 형태의 치료 제공이 요구되고 있다. 이러한 소비자 권리의 주장은 소비자주의가 도래하는 계기가 되었다. 우리나라는 낮은 출산율과 현대의학의 발달로 인한 노인인구가 증가하고 있다. 2010년에 전체 인구 중 65세 이상 노인인구의 비율이 11.0%로 이미 고령화 사회에 진입하였으며, 2030년에는 노인의 인구가 24.3%로 초고령 사회에 진입이 예상된다. 초고령 사회 진입 시 노인인구의 증가는 사회적 · 경제적 문제를 야기시킨다. 이에 따른 문제점을 해결하고 복지사회의 구현을 위해 노인들의 만성적 질환을 체계적으로 관리하며 노인을 보살피기 위한 많은 인적 자원과 사회적인 지원 및 제도의 개선이 시급하다. 노인인구의 급증에 따른 사회적 문제 해결을 위하여 현재 노인주거복지시설, 노인의료복지시설, 노인여가복지시설, 재가노인복지시설 등 다양한 형태의 노인복지서비스가 확대 제공되고 있다.

그러나 노인복지를 위한 서비스는 확대되고 있지만, 노인의 건강기능 유지 및 신체활동개선을 위한 서비스가 현재까지는 다양하게 제공되지 못하고 있다. 따라서 노인의 신체적 활동을 증진하고 장애를 예방하기 위한 물리치료적 프로그램 제공이 많이 필요하다. 노인의 건강기능 유지, 일상생활 능력 및 주거 형태를 충분히 고려하여 신체적 활동을 강화할 수 있는 지역사회 노인물리치료서비스 제공을 위한 법적 제도적 장치의 개선이 시급하다.

결론적으로 물리치료사는 지역 보건소를 비롯한 여러 형태로 운영되고 있는 노인복지시설을 효율적으로 이용할 수 있는 방안을 마련하여 노인 개개인에게 지역사회 물리치료 프로그램을 제공해 체계적으로 관리할 수 있는 방안에 대하여 끊임없이 노력해야 한다. 또한, 노인들의 지역사회 물리치료의 필요성을 반영하여 지속적인 제도 개선을 위해 노력하고, 물리치료사의 인식전환과 더불어 지역사회의 노인들에게 적절한 물리치료를 제공하기 위해 노인 개개인의 상황에 적합한 프로그램을 개발할 수 있는 능력을 함양해야 한다.

7. 연습문제

문항 1

경제적 능력이 떨어지는 차상위계층이나 의료취약계층에게 할 수 있는 가정방문 물리치료의 중심 기관은?

① 보건소
② 양로원
③ 대학병원
④ 요양병원
⑤ 재활병원

문항 2

지역사회 내 건강에 문제를 가진 대상자를 찾아가 의료적 편의성을 제공하고 전문적인 물리치료가 필요한 경우 개별적인 치료와 교육, 운동 등의 포괄적인 재활서비스를 제공하는 것을 의미하는 것으로 옳은 것은?

① 지역사회중심치료
② 가정방문 물리치료
③ 지역건강관리제도
④ 장기요양보험제도
⑤ 건강취약계층케어서비스

문항 3

노화에 따른 근육뼈대계통의 변화로 옳은 것은?

① 근육섬유 크기의 증가
② 뼈의 밀도 증가
③ 근육섬유의 혈관 증가
④ 근력의 감소
⑤ 운동신경세포 증가

정답: 1 ① 2 ② 3 ④

참고문헌

강진호(2004). 노인물리치료 현황과 개선방안: 보험재정대책을 중심으로. 명지대학교 사회복지 대학원 석사학위논문.

권대규, 윤영일, 박용군, 김남균(2007). 가상자전거 시스템을 이용한 노인의 자세균형증진에 관한 연구. J. Biomed, Eng. Res; 609-671.

권상미, 박정숙(2013). 허약노인을 위한 건강증진 프로그램이 허약노인의 건강증진행위와 건강상태에 미치는 효과. 성인간호학회지 25권 2호.

김규용(2013). 방문재활 물리치료 도입 방안에 관한 연구: 뇌혈관질환을 중심으로. 을지대학교 대학원 보건학과 물리치료학 박사학위논문.

김명숙, 고종욱(2013). 도시노인과 농촌노인의 신체적 건강과 경제상태가 정신건강에 미치는 영향: 가족생활과 사회생활의 매개효과 비교를 중심으로, 농촌사회, 20(1) 265-308.

김희라(2010). 노인들의 건강증진을 위한 "Age-defying fitness" 프로그램이 노인의 근활성화 및 체력, 일상생활능력에 미치는 영향. 한양대학교 대학원 보건학과 박사학위논문.

김희자(1994). 시설 노인의 근력강화운동이 근력, 지구력, 일상생활기능 및 삶의 질에 미치는 효과. 서울대학교대학원 박사학위논문.

김희정(2014). 노인 장기요양 보험제도 방문 재활 서비스 도입에 관한 연구. 인제대학교 박사학위논문.

노인물리치료 교재편찬위원회(2014). 노인물리치료, 범문에듀케이션.

대한물리치료사협회(2011). 가정방문 물리치료사의 정의 및 역할.

류호상(1997). 우울증 치료에 운동과 약물 효과의 비교. 한국스포츠심리학회 97춘계 학술발표회, 39-55.

문성기, 이인학(2002). 공중보건학. 서울고문사.

민경진, 김정자, 차춘근(2000). 입원노인과 일반노인의 삶의 질의 비교. 보건교육건강증진학회지. 17(2). 183-205.

배성수(2003). 가정방문 물리치료의 전략. 대한물리치료학회지, 15(4) 180-189.

보건복지부(2011). 노인실태조사.

보건복지부(2014). 보건복지부백서, 보건복지부출판부.

신우덕(2008). 노인장기요양보험제도의 운영지원을 위한 지역보건복지의 대응, 보건복지가족부.

우종인, 이정희(1995). 痴매患者를위한서비스開發. 한국보건사회연구원.

윤태형(2009). 노인장기요양보험제도를 통한 방문물리치료 서비스 도입 방안 연구. 한양대학교 대학원 박사학위논문.

이배환, 손진훈(1996). 실험 및 임상 장면에서의 동통 측정법에 관한 고찰. 한국심리학회지, 15(1) 163-188.

이상구(2000). 경로당 운영방안에 관한 연구. 단국대학교 대학원 석사학위논문.

임응승(2009). 노인복지시설의 효율적인 안전관리 방안에 관한 연구. 한영신학대학교 대학원 박사학위논문.

전미양(2001). 낙상 예방 프로그램이 양로원 여성 노인의 보형 균형 및 근력에 미치는 효과. 서울대학교박사학위논문.

정경희, 조애저(1998). 1998년도 전국 노인생활 실태 및 복지욕구조사. 서울 한국보건사회연구원 정책보고서, 98-104.

정성진, 한화순, 임현정, 홍기요, 박철우(2011). 방문 재활치료에 대한 물리치료사들의 인식 대한노인병학회, 15(1) 37-46.

최혜숙(2007). 가정작업치료 비용편익분석. 포천중문의과대학교 박사학위논문.

통계청(2016). 장래인구추계.

통계청(2017). 주요인구지표.

한국물리치료정책연구소(2015). 지역사회 물리치료. 현문사.

Kaplan, B. J., Cassel, J. C., and Gore, S. (1977). Social suppport on health, Medical Care, 15:393-419.

Kramer AF, Hahn S Cohen NJ, Banich MT, McAuley E,Harrison CR, Chason J Vakil E, Bardell L, Boileau RA, Colcombe A. (1999). Ageing, fitness and neurocognitive function. Nature 400:418-419.

Marco YC, Pang JJ, Dawson AS et al. (2005). A community-based fitness and mobil-trial, Journal of American for older adults with chronic stroke: a randomized controlled trial, Journal of American Geriatrics Society, 53(10):1667-1674.

Newman, B. M., and Newman, P. R. (1991). Development through life: A psychosocial approach(5th Ed.). Chicago: The Dorsey press. Speechey& Tinetti. Stephen Uzor, Lynne Baillie, Dawn A Skelton and phillip J Rowe: Falls Prevention ad-vice and visual feedback to those at risk of falling: study protocol a pilot ran-domized controlled Trial. Biomed. Central, 2013:14:79.

Roy R,Thomas M.A Survey of Chronic Pain In an Elderly Population. CanFam Physician.1986;32:513-516.

William Young, Stuart Ferguson, Se'bastien Brault, Cathy craig. Assessing and training standing balance in older adults a novel approach using the Nintendo Wii Balance Board. Gait & Postue, 2011(33):303-305.

CHAPTER

07

바우처

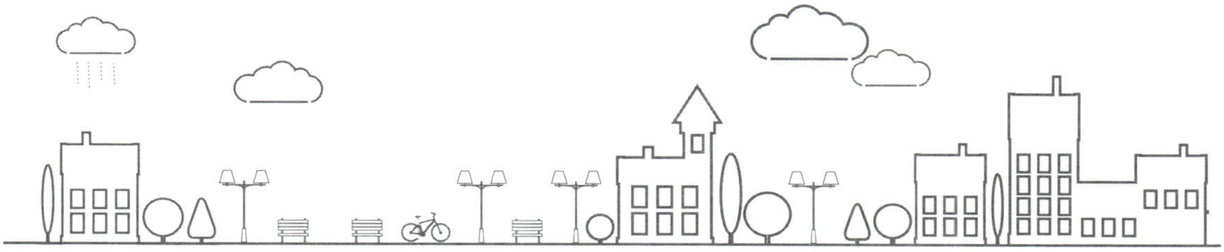

학습목표

1. 바우처에 대해 설명할 수 있다.
2. 바우처 프로그램의 실제를 설명할 수 있다.
3. 물리치료사의 역할을 설명할 수 있다.
4. 바우처산업의 발전방향에 대해 설명할 수 있다.

핵심용어

- 바우처
- 사회서비스 전자바우처
- 지역사회서비스 투자사업
- 발달재활서비스

1. 바우처의 개요

1) 정의

바우처(voucher)는 '증서, 상품권, 할인권, 쿠폰'이란 뜻으로 사회보장이나 직업훈련지원 등에 있어서 수요자의 의사결정권을 최대한 보장하기 위해 고안된 제도이다. 바우처제도를 통해 정부는 특정한 재화 혹은 서비스를 소비자에게 일정액에 상응하는 바우처(서비스 이용권)를 부여하고, 소비자가 바우처를 이용하여 스스로 재화 혹은 서비스를 구매할 수 있도록 한다. 재화 및 서비스의 공급자는 소비자에게 재화 및 서비스를 공급하고 바우처를 수령하며, 이후 정부에 바우처를 제시하여 실제 비용을 지불받게 된다. 바우처제도는 수요자의 공급자 선택권을 확대함으로써 공공 서비스 전달에서 정부가 비용을 부담하되 서비스는 가장 효율적인 민간 기관에 의해 공급되도록 유도하여 공공 재정의 효율성과 효과성을 높이는 데 기여할 수 있는 제도이다.

2) 우리나라 바우처의 종류

(1) 사회서비스 전자바우처

개인 또는 사회전체의 복지증진 및 삶의 질 향상을 위해 사회적으로 제공되는 서비스를 바우처로 제공하며, 서비스 신청, 이용, 비용 지불/정산 등의 전 과정을 전산시스템으로 처리하는 전달수단을 활동한다.

(2) 문화바우처

저소득층(기초생활수급자 및 차상위 계층)이 공연 및 전시회 입장권 및 책 등을 구입하는 것을 돕기 위해 정부가 비용의 50%를 부담하는 제도이다.

(3) 주택바우처

임대료 보조정책의 대표적인 수단으로, 자기소득의 일정 수준(보통은 25~30%)을 넘는 임대료에 대해 그 차액을 정부가 쿠폰 형태의 바우처로 보조해주는 제도이다.

(4) 스포츠바우처

경제적 여건 때문에 레저 · 스포츠 활동을 따로 하기 어려운 저소득층 자녀들에게 스포츠시설 이용료와 스포츠용품 구입비를 지원하는 복지 제도이다.

(5) 에너지바우처

저소득층의 겨울철 난방비를 보장하기 위해 정부가 바우처를 지급해 수급자가 에너지를 구입할 수 있도록 한 제도이다.

3) 사회서비스 전자바우처

(1) 사회서비스의 개념

일반적인 의미에서 개인 또는 사회전체의 복지증진 및 삶의 질 향상을 위해 사회적으로 제공되는 서비스를 말하며 공공행정(일반행정, 환경, 안전), 사회복지(보육, 아동, 장애인, 노인 보호), 보건의료(간병, 간호), 교육(방과 후 활동, 특수 교육), 문화(도서관, 박물관, 미술관 등 문화시설 운영)를 포괄하는 개념이다(그림 7-1).

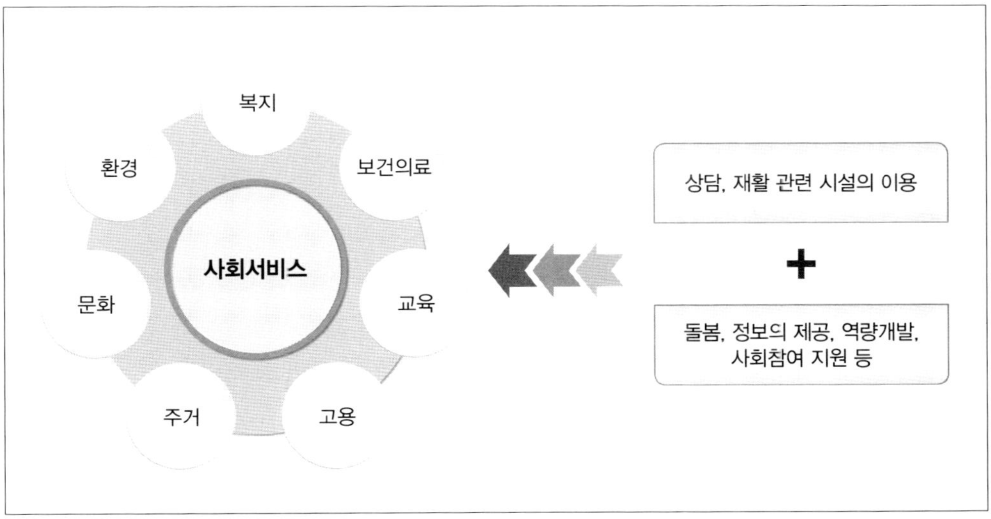

그림 7-1 | 사회서비스의 개념

[사회서비스의 특징]

국민의 일상생활 지원, 가족과 공동체를 위한 생활서비스

* 상대적인 불평등과 관련된 요구가 강한 서비스
* 사회적으로 필요하나 시장에서 최적의 양이 공급되지 못해 주로 초기에 공공부문에서 제공기반이 마련될 필요가 있는 서비스
* 이윤추구 등 경제적 동기 외에 이타주의 등 사회적 동기가 결합
* 사회적 소비의 총량은 개인적 선택 외에 집단적인 의사결정이 중요한 요소로 작용

☞ 시장실패를 보완하기 위한 공공부문 역할 강화와 함께 민간 시장 및 산업 육성 필요

(2) 사회서비스 보장의 필요성

① 새로운 사회적 위험에 전략적 대응 가능

인구구조 변화, 여성의 경제활동참여 증가에 따른 가족기능 약화, 저성장 고착에 따른 근로빈곤 등 새로운 사회적 위험이 등장함에 따라 돌봄, 간병, 재활 등 전통적 접근으로 해결할 수 없는 다양한 복지 욕구를 사회서비스를 통해 충족할 수 있다.

② 인적자본 형성을 통한 예방적 복지 구현

중산층 감소, 근로빈곤층 증가 등 빈곤의 고착화 문제를 해결하기 위해 인적자본에 대한 투자를 필요로 하며, 사회서비스는 아동에게 공정한 기회 제공, 여성 등 근로취약계층의 고용시장 참여 확대를 통해 사회이동을 촉진하고 빈곤의 대물림을 방지하도록 한다.

③ 양질의 사회적 일자리 창출

사회서비스는 타분야에 비해 고용 창출효과가 크고, 새로운 고부가가치 산업을 창출할 수 있는 잠재력이 높은 편이며, 취약계층에게 적합한 일자리를 제공하여 서민생활 안정 및 고용복지를 실현하면서, 동시에 서비스 제공을 통한 삶의 질 향상을 돕는다.

* 취업유발계수(2010년, 단위: 명/10억) – 사회복지: 41.2, 전산업: 12.9, 제조업: 9.3

④ 미취업자의 일자리 창출로 노동시장 교란 없는 고용 창출

사회서비스 산업은 다른 산업에 비해 비경제활동인구로부터의 유입이 많아 타 노동시장을 교란하는 효과가 적은 편이다(노동연구원, 2009).

* 비취업상태로부터의 유입비율: 사회서비스업이 10%대로 농림(2%대), 건설, 생산자서비스업(8%대)에 비해 높은 편

(3) 사회서비스 전자바우처

① 정의

바우처는 이용 가능한 서비스의 금액이나 수량이 기재된 증표(이용권)로 전자바우처는 서비스 신청, 이용, 비용 지불/정산 등의 전 과정을 전산시스템으로 처리하는 전달수단을 말한다. 교육, 보건, 복지, 문화 등 일상생활에서 필요로 하는 사회서비스를 편리하게 이용할 수 있도록 현금카드 형태로 지급되는 것을 뜻하며, 정부는 일정한 자격을 갖춘 특정 계층에 이 같은 바우처(이용권)를 보급해 지불을 보증하고, 서비스 이용 내용은 전자시스템으로 처리된다.

② 사회서비스 전자바우처제도

■ 사회서비스 바우처의 개념

「사회서비스 이용 및 이용권 관리에 관한 법률」 제2조에 바우처는 그 명칭 또는 형태와 상관없이 이용자가 제공자에게 제시하여 일정한 사회서비스를 받을 수 있도록 그 사회서비스의 수량 또는 그에 상응하는 금액이 기재된 증표이며, 전자바우처(e-바우처)란 사회서비스 이용권을 전자적 또는 자기적 방법으로 신용카드, 체크카드, 실물카드 등에 기록한 이용권을 말한다.

■ 전자바우처사업 운영 기본방식

전자바우처사업의 이용자 선정은 서비스 이용을 원하는 국민이 읍 · 면 · 동에 신청하고 시 · 군 · 구에서 소득 및 욕구조사 후 이용자로 선정되어 금융기관으로부터 국민행복카드를 발급받는 것으로 이루어진다. 제공기관 등록은 일정 요건을 갖춘 제공기관은 시 · 군 · 구에 제공기관으로 등록한 후 서비스를 제공한다. 서비스 이용은 이용자가 제공기관을 선택하여 계약을 체결하고 제공기관은 이용자에게 서비스를 제공하고 이용자는 바우처를 결제하는 방법으로 서비스를 이용한다(그림 7-2).

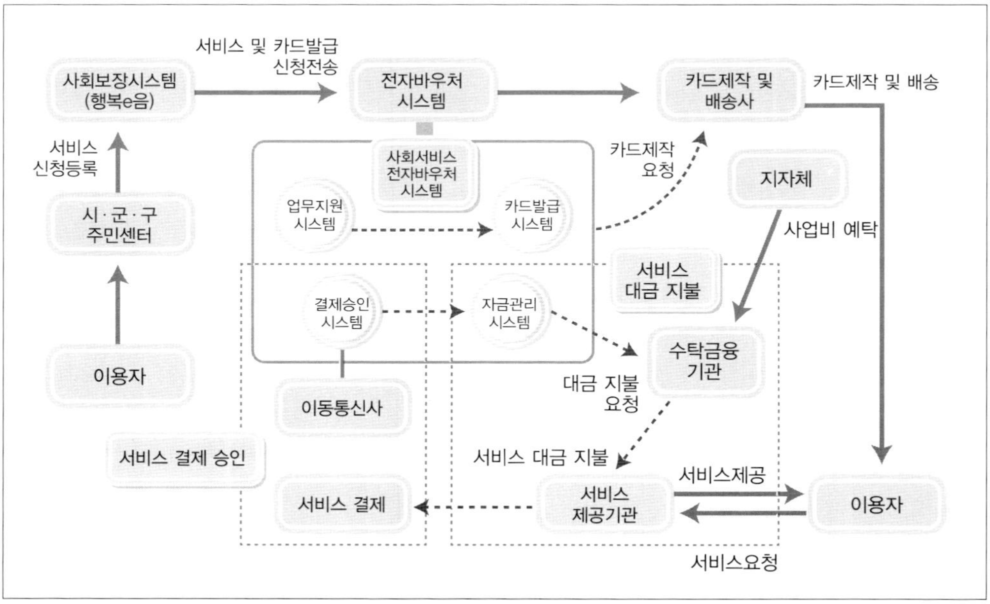

그림 7-2 | 전자바우처 운영흐름도

③ 바우처 특징

- 상품을 이용할 수 있는 구매력 제공
- 정책목적이나 취지에 따라 선택권을 조정 및 통제 가능
  - 구매하는 상품의 종류, 양, 범위 등을 제한 가능
  - 이용의 합리성 제고를 위한 자부담(본인부담금) 도입
- 수요자와 공급자에게 별도 자격기준 설정 가능
  - 수요 측면: 소득기준, 장애인, 외국인, 연령
  - 공급 측면: 자격이나 면허, 품질인증

④ 이해당사자별 역할

- 대상자

  시 · 군 · 구에서 사회서비스 수혜자로 인정을 받은 대상

- 보건복지부

  대상자 선정기준, 서비스유형 및 바우처 지급방법, 사회서비스본부의 조직

과 운영에 관한 내용, 기준 · 방법 · 절차에 대한 기반마련

- **시 · 군 · 구**

  대상자 신청접수 · 선정 · 통지 및 제공기관 신청접수 · 선정 · 통지

- **사회보장정보원**

  서비스 결제승인, 자금관리(비용지급, 정산업무), 결제매체(카드 및 단말기) 등의 사업을 관리하는 기관

- **제공기관**

  보건복지부에서 사회서비스 제공기관으로 인정받아 대상자들에게 사회서비스 제공

⑤ 바우처의 형태

바우처의 형태에는 쿠폰형과 포인트형이 대표적이다. 쿠폰형은 노인돌봄종합서비스, 노인단기가사서비스, 장애인활동지원, 산모 · 신생아 건강관리지원사

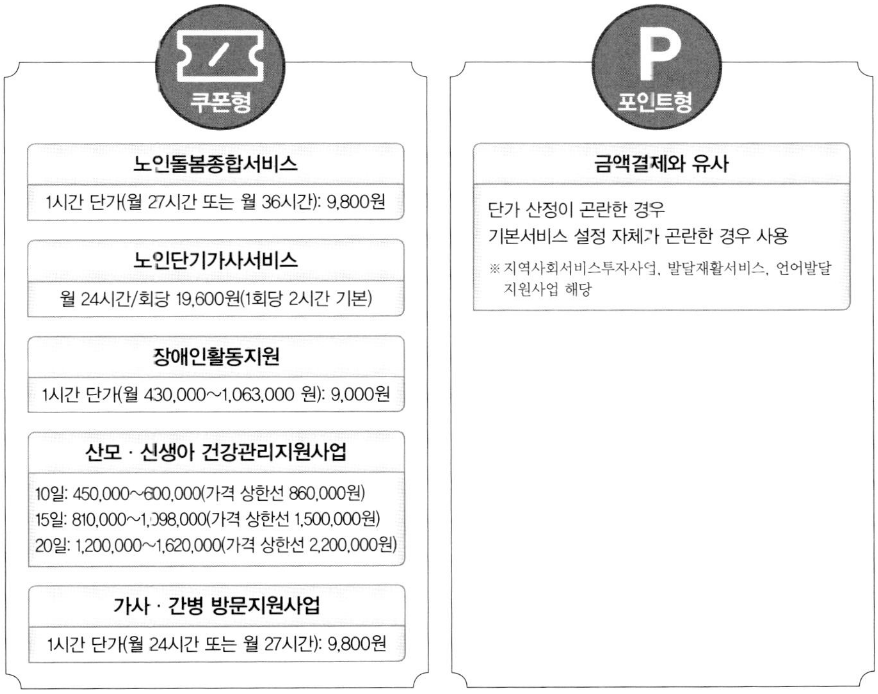
쿠폰형
노인돌봄종합서비스
1시간 단가(월 27시간 또는 월 36시간): 9,800원
노인단기가사서비스
월 24시간/회당 19,600원(1회당 2시간 기본)
장애인활동지원
1시간 단가(월 430,000~1,063,000 원): 9,000원
산모 · 신생아 건강관리지원사업
10일: 450,000~600,000(가격 상한선 860,000원)
15일: 810,000~1,098,000(가격 상한선 1,500,000원)
20일: 1,200,000~1,620,000(가격 상한선 2,200,000원)
가사 · 간병 방문지원사업
1시간 단가(월 24시간 또는 월 27시간): 9,800원
포인트형
금액결제와 유사
단가 산정이 곤란한 경우
기본서비스 설정 자체가 곤란한 경우 사용
※ 지역사회서비스투자사업, 발달재활서비스, 언어발달 지원사업 해당

그림 7-3 | **바우처의 제공 형태**

업, 가사 · 간병 방문지원사업을 대표적으로 지원하고 있다. 포인트형은 쿠폰형과 달리 단가 산정이 어려운 경우에 사용되며, 금액 결제와 유사한 형태를 띠고 있다(그림 7-3).

2. 바우처 프로그램의 실제

1) 사회서비스 전자바우처사업의 현황

(1) 도입배경

기존 사회복지서비스는 공급자 지원방식으로 이루어져 수요자의 선택권이 제한되어 시장 창출에 한계가 나타나 수요자 중심의 직접지원 방식으로 바우처 제도를 도입하였다. 더 나아가 수요자 직접지원 방식으로 공급기관의 허위 · 부당 청구 등 도덕적 해이의 최소화와 자금흐름의 투명성, 업무 효율성 확보, 정보 집적 관리를 통한 사회서비스 발전기반 마련을 위해 금융기관 시스템을 활용한 「전자식 바우처」가 필요하게 되었다.

(2) 기존제도와 바우처제도의 차이점

기존에는 공급기관 지원방식으로, 수급자 등 저소득층을 대상으로 시행하였지만, 바우처제도를 도입한 후로는 수요자 지원방식을 사용하여 서민 · 중산층까지 대상을 확대하였다. 서비스 비용 또한 전액 국가가 지원하는 방침에서 일부는 본인이 부담하도록 하였으며, 서비스 시간도 공급기관 재량에서 대상자 욕구별 표준화로 조율할 수 있도록 하였다. 또한 다수 기관을 경쟁하도록 하여, 서비스의 질을 높였다. 이를 통해 공급기관 지원방식에서는 볼 수 없었던 공급자 간 경쟁을 통한 다양한 서비스 제공이 가능하게 되었다(표 7-1, 그림 7-4).

공급기관 지원방식은 중앙정부 중심으로, 수요자까지 혜택이 가는 데 상당히 시간이 걸리는 제도였지만, 수요자 지원방식인 바우처제도는 중앙 · 지방정부, 공급기관 그리고 수요자가 상호 소통을 활발히 하여 수요자에게 더욱 효과적인 서비스 제공이 가능하다.

표 7-1 기존 바우처제도와 현 바우처제도의 차이점

구분	기존 바우처제도	현 바우처제도
	공급기관 지원방식	수요자 지원방식
대상	수급자 등 저소득층(수동적 보호대상)	서민 · 중산층까지 확대(능동적 구매자)
서비스 비용	전액 국가 지원	일부 본인부담
서비스 시간	공급기관 재량	대상자 욕구별 표준화
공급기관	단일 기관 독점	다수 기관 경쟁
특징	획일적이고 정형화된 서비스 제공	공급자 간 경쟁을 통한 다양한 서비스 제공

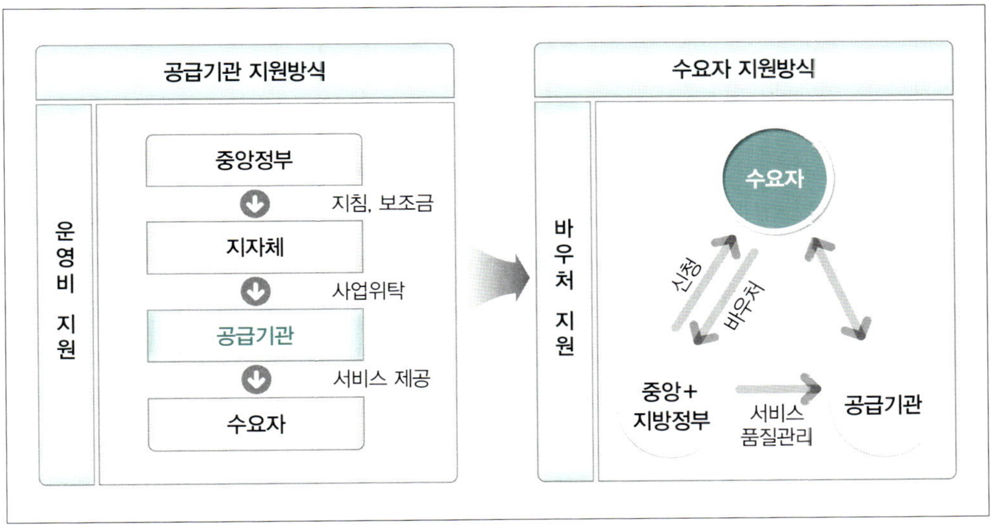

그림 7-4 | 기존 바우처제도와 현 바우처제도의 차이점

(3) 사회서비스 전자바우처사업성과

사회서비스 전자바우처의 사업성과는 2007년 시작 당시와 비교해 2015년 기준으로, 재정 755%, 이용자 327%, 제공기관 1,802%, 제공인력 458%의 향상을 가져왔으며 향후 모든 부분에서 양적 · 질적 확대가 기대된다. 사회서비스 전자바우처사업의 성과를 다음과 같이 요약할 수 있다(그림 7-5).

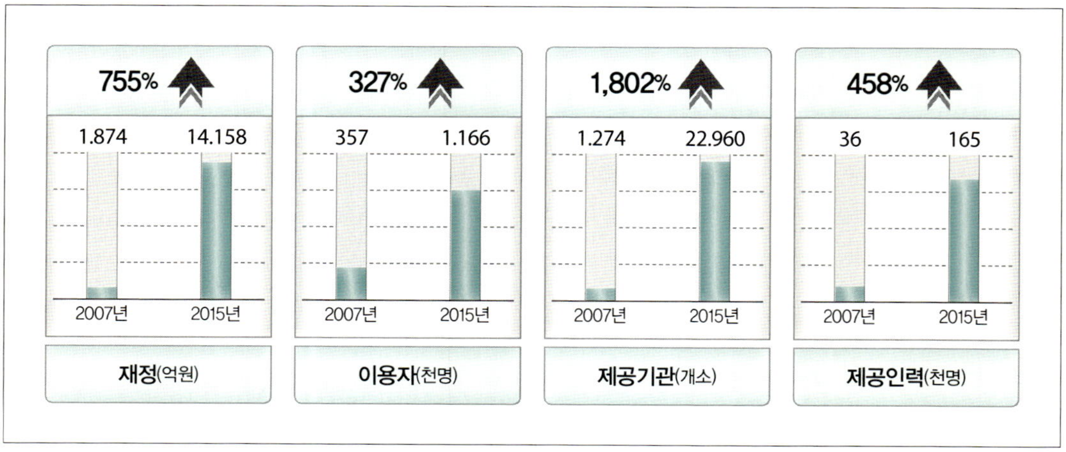

그림 7-5 | 사회서비스 전자바우처사업성과

① 일자리 창출 기여

고용 취약계층에게 적합한 일자리 제공으로 서민생활 안정 및 경제활동 참여 기회가 확대되었다.

② 선택권 강화

복지서비스 대상자가 소극적인 복지수급자에서 능동적인 서비스 구매자로 전환되어 수요자의 선택권이 강화되었으며, 국민의 정책체감도 및 만족도가 증가하였다.

③ 품질 경쟁체계 구축

복지분야 독점상태를 해소하여 경쟁을 통한 서비스 품질을 높일 수 있는 환경이 구축되고, 민간 및 대학 등 다양한 사회서비스 제공기관들이 신규 확충되었다.

④ 투명성 · 효율성 향상

사업의 전자화로 행정관리비용 감소, 재정운영의 효율성 및 투명성이 높아졌으며, 지불 · 정산업무 전산화로 지방자치단체의 행정부담이 줄어들었다(종이바우처(1~2개월) ➡ 전자바우처(10일 이내). 또한 기존 수작업 시 2~3개월 시차와 행정부담이 발생하였으나 중앙정보 집적체계로 사업실적 실시간 파악 및 행정비용의 절감을 가져왔다.

(4) 바우처사업 추진경과

① 2007년: 장애인활동보조(장애인활동지원), 노인돌봄종합, 지역사회서비스 투자사업 시행

② 2008년: 산모신생아 건강관리, 가사 · 간병 방문지원사업, 임신 · 출산 진료비지원사업 시행

③ 2009년: 발달재활서비스 시행

④ 2010년: 언어발달지원사업 시행

⑤ 2011년:「사회서비스 이용 및 이용권에 관한 법률」제정(2011.8.4)

⑥ 2012년: '차세대 전자바우처 운영체계'로 전환(2012.7), 4개 사업 지정제에서 등록제로 전환(2012.8)

※ 6대 사회서비스 바우처사업 전체를 금융기관 위탁방식에서 결제승인 · 카드발급 · 단말기 관리기능을 사회보장정보원이 일괄 수행하는 '차세대 전자바우처 운영체계'로 전면 전환

⑦ 2014년: 노인돌봄(단기가사), 발달장애인부모심리상담서비스 시행

⑧ 2015년: 청소년산모 임신 · 출산 진료비지원사업, 기저귀 조제분유지원사업, 에너지바우처사업 시행, 국가바우처 운영체계 도입(국민행복카드 출시)

(5) 사업 종류

사회서비스 전자바우처사업의 종류는 다음과 같다(표 7-2).

3) 물리치료 분야 관련 보건복지부 사회서비스 전자바우처의 주요 사업

보건복지부 사회서비스 전자바우처의 주요 사업은 11가지 종류가 있으나, 그 중 물리치료 분야와 관련 있거나 관련 가능성을 가진 '지역사회서비스투자사업'과 '발달재활서비스(장애아동 재활치료)'를 중심으로 소개하고자 한다. 그 외 사회서비스 전자바우처는 홈페이지를 참고하기 바란다(사회서비스 전자바우처 http://www.socialservice.or.kr).

표 7-2 사회서비스 전자바우처사업 현황

사업명		바우처 시작연도	대상	선정기준	지원수준	본인부담금 (월/원)
노인돌봄 서비스	노인돌봄 종합서비스	07.5월	만 65세 이상 노인	노인장기요양등급 외 A, B 판정자 중 중위소득 160% 이하	방문서비스 월 27, 36시간 주간보호서비스 월 9, 12회	면제~ 64,000원
	노인단기 가사서비스	14.2월	만 65세 이상 독거노인 또는 부부 모두 75세 이상	중위소득 160% 이하 골절(인공관절 포함) 또는 중증질환 수술자로 최근 2개월 이내의 진단서(소견서) 필요	월 24시간 (최대 2개월)	면제~ 42,000원
	치매환자 가족 휴가지원 서비스	14.7월	노인돌봄 종합서비스 이용자 중 치매노인	최근 6개월 이내에 발급받은 의사진단서 (상병코드 F00~F03, G30) 및 의사소견서로 치매노인임을 확인	연 6일	면제~ 6,500원
장애인 사업	장애인활동 지원	11.11월	등록 1~3급 장애인 (만 6세 이상~ 만 65세 미만)	인정점수 220점 이상 1~3급 장애인	등급에 따라 47~118시간 (추가급여 10~273시간)	면제~ 105,200원
	시 · 도 추가지원	10.10월	등록 1~6급 장애인 (시 · 도별 등급 상이)	시 · 도별 상이	시 · 도 및 등급에 따라 20~868시간	시 · 도 및 등급별 상이
지역 자율형 사회 서비스 투자 사업	지역사회 서비스투자	07.8월	사업별로 상이	중위소득 120% 이하(사업별로 상이)	사업별로 상이 (월 1회~월 20회)	사업별로 상이
	산모신생아 건강관리 지원	08.2월	출산 가정	기준중위소득 80% 이하 단, 소득기준을 초과하는 대상자에 대해 시 · 군 · 구별 예외 지원 가능	등급에 따라 12일~24일간 건강관리사 파견	기관별 상이
	가사간병 방문지원	08.9월	기초수급자 및 차상위 계층 (만 65세 미만)	국민기초생활보장 수급자, 차상위계층 중 가사 · 간병이 필요한 자	월 24, 27시간	면제~ 20,700원

표 7-2 사회서비스 전자바우처사업 현황(계속)

사업명		바우처 시작연도	대상	선정기준	지원수준	본인부담금 (월/원)
장애아동가족지원	발달재활 서비스	09.2월	만 18세 미만 장애 아동	전국 가구 평균소득 150% 이하	월 14~22만원 내에서 포인트 지원(월 8회 주 2회/회당 50분)	면제~ 최대 8만원
	언어발달 지원	10.8월	만 12세 미만 비장애 아동	전국 가구 평균소득 100% 이하	월 16~22만원 내에서 포인트 제공 (월 8회 주 2회/회당 50분)	면제~ 42,000원
	발달장애인 부모상담 서비스	14.2월	발달장애인 자녀의 부모	전국 가구 평균소득 150% 이하 가정	월 16만원 포인트 제공(회당 50분, 월 4회 이상)	4천원~ 최대 4만원
임신출산 진료비지원		08.12월	임신확인서로 임신이 확진된 임신 · 출산 진료비 지원 신청자	임신확인서로 임신이 확진된 건강보험 가입자	임신 1회당 50만원 (일 한도 없음) (쌍태아의 경우 90만원)	면제
청소년산모 임신 · 출산 진료비 지원		15.5월	임신확인서로 임신이 확진된 임신 · 출산 진료비 지원 신청자	임신확인서로 임신이 확진된 건강보험 가입자	임신 1회당 50만원 (일 한도 없음) (쌍태아의 경우 90만원)	면제
기저귀 조제분유 지원		15.10월	저소득층 영아 (24개월 미만)	중위소득 40% 이하	기저귀: 월 64,000원 조제분유: 월 86,000원	면제
에너지바우처		15.12월	노인 영유아, 장애인 포함 가구	중위소득 40% 이하	1인 가구: 83,000원 2인 가구: 104,000원 3인 가구: 116,000원 면제	면제

(1) 지역사회서비스 투자사업

지자체가 지역 특성 및 주민 수요에 맞게 발굴 · 기획한 사회서비스 지원 사업을 말한다.

① 사업 목적

■ **지역 맞춤형 사회서비스 개발을 통한 복지 사각지대 해소**

지역별 · 가구별로 다양한 특성과 수요에 부합하는 차별적인 서비스(mass customized services)를 지자체가 주도적으로 발굴 · 집행함으로써 지역주민이 체감하고 만족하는 사회서비스를 제공한다.

■ **사회서비스 시장 활성화 및 일자리 창출**

서비스 시장 형성 가능성이 높은 분야를 발굴, 수요자의 구매력을 보전함으로써 지속 가능한 사회서비스 시장 형성 및 일자리 창출을 도모한다.

② 사업 개요

■ **의의**

중앙정부가 전국을 대상으로 일괄 실시하는 국가 주도형 서비스 제공방식에서 탈피하여, 지자체가 지역 특성 및 주민 수요에 맞는 사회서비스를 발굴 · 기획하는 사업이다.

■ **수행 방식**

• 사회서비스 이용권(전자바우처)을 활용한 수요자 중심

서비스 수요자에 대해 바우처를 지원, 원하는 서비스 제공기관을 선택하도록 함으로써 공급자 주도 방식에서 탈피하여 새로운 접근으로 사회서비스 시장을 창출한다.

• 지역의 자율성과 책임성을 강조하는 포괄보조 방식

지역사회서비스의 개발 및 심사, 관리, 점검 기능을 지자체에 부여하여 지역 맞춤형 사회서비스 개발 촉진 및 재정 효율성을 높인다.

■ **행정 사항**

사업기간은 1년 단위이며, 사업방식은 지방자치단체 경상보조를 통해 이루어지고 지역에 따른 보조율이 적용된다(서울 50%, 서울 이외 시 · 도 70%, 성장촉진지역 80%).

※ 국토해양부고시 제2014-559호(2014.9.25.) 성장촉진지역

③ 사업 추진체계 및 기능

지역사회서비스 투자사업의 추진체계와 기능은 다음과 같다(표 7-3).

④ 지역사회서비스 투자사업 기본 구조

■ 사회서비스 전자바우처 활용하는 제공 방식

이용자 또는 제공자에게 정부지원금을 직접 주는 현금보조 또는 현물보조가

표 7-3 지역사회서비스 투자사업의 추진체계와 기능

추진주체	기능
보건복지부	• 사업 기본계획 수립, 지침 작성 총괄 • 시 · 도 성과평가 추진 총괄 • 시 · 도 서비스 심사 및 승인 · 감독 · 평가 • 전자바우처시스템 구축 및 관리
사회보장정보원	• 시 · 군 · 구 예탁금 관리 • 바우처 비용지급 및 정산 • 사업 모니터링 실시 및 통계 관리 • 지역사회서비스 투자사업 품질평가 등 품질관리
시 · 도	• 지역사회서비스 투자사업 • 시 · 도 총괄 관리 • 시 · 도 서비스 기획 및 발굴 • 시 · 군 · 구 서비스 심사 및 승인 · 감독 · 평가 • 시 · 도 내 서비스 제공기관 현장점검 총괄 • 지역사회서비스 제공인력 교육훈련 총괄 • 지역사회서비스 홍보 총괄
지역사회서비스 지원단	• 지역사회서비스 제공인력 교육훈련 관리 및 시행 • 사회서비스 제공기관 컨설팅 • 지역사회서비스 발굴 · 기획 지원 • 제공기관 현장점검 지원 • 지역사회서비스 홍보 지원
시 · 군 · 구	• 시 · 군 · 구 지역사회서비스 관리 및 시행 • 지역사회서비스 예탁금 집행 • 시 · 군 · 구 서비스 기획 및 발굴 • 지역사회서비스 제공기관 등록 · 관리 • 지역개발 서비스 홍보 • 서비스 이용자 선정 • 서비스 제공 지도 감독

아니라 이용자가 서비스 제공에 대한 대가를 전자바우처를 통해 지불하는 방식이다.

- **지역에서 자율적으로 기획 및 발굴을 통한 서비스 개발**

  여타 지자체 보조사업과 달리 시 · 도 또는 시 · 군 · 구에서 지역의 수요와 공급 현황을 파악하여 지역개발 사회서비스를 스스로 기획 · 발굴 · 집행 · 평가한다.

- **지역의 예산 현황 및 수요에 적합하게 자율적으로 우선순위를 정하여 이용자를 선정**

  중앙정부는 이용 대상자의 소득기준 상한만 결정하고, 서비스별 이용 대상자 선정기준을 예산 집행 현황 및 지역개발 서비스 특성을 고려하여 지자체 책임하에 자율적으로 결정한다.

- **제공기관 등록제를 통한 서비스 제공자 등록과 다양한 이용자 선택권 제공**

  기존 시설 위주의 공급자 지원방식이 아니라 수요자 지원방식으로 사회서비스 등록기준에 적합한 제공자는 제공기관 등록을 통해 자유롭게 서비스를 제공할 수 있으며, 다수의 제공기관을 이용자가 선정하여 시장을 활용하는 구조이다.

- **이용자 본인부담금을 두어 사회서비스 시장화 유도**

  이용자의 서비스 비용을 전액 정부에서 지원하는 것이 아니라, 서비스 이용에 따른 본인부담금이 존재하여 사회서비스 시장화를 유도한다.

- **지역사회서비스 지원단을 두어 제공기관을 관리**

  시 · 도별로 지역사회서비스 지원단을 선정하여 사회서비스 종사자 교육과 훈련, 제공기관 컨설팅, 지역맞춤형 사회서비스 기획 · 발굴, 지역사회서비스 홍보, 제공기관 현장점검 등을 지원한다.

⑤ 서비스 대상

전국 가구 기준 중위소득 120% 이하 가구를 원칙으로 하며 사업별로 상이하며, 노인(만 65세 이상) · 장애인 대상 사업, 아동 · 청소년 심리지원 서비스는 전국가구 기준 중위소득 140% 이하를 대상으로 제공한다.

⑥ 주요 서비스 내용

지역사회서비스 투자사업을 통해 실행되고 있는 서비스의 종류는 다음과 같다.

■ 영유아발달지원서비스

발달 문제가 우려되는 영유아에 대한 중재서비스를 제공함으로써 영유아의 정상적인 발달을 지원하는 서비스

■ 아동정서발달서비스

교육환경, 가족해체 증가로 인한 아동 · 청소년의 정서 · 행동적 문제해결을 지원하는 서비스

■ 아동 · 청소년 심리지원서비스

문제행동(ADHD)의 조기 발견과 개입을 통하여 문제행동을 감소시키고, 정서행동장애로의 발전을 막아 정상적 성장을 지원하는 서비스

■ 인터넷 과몰입 아동청소년 치유서비스

인터넷 과다사용 아동 · 청소년의 조기 발견과 치료개입을 통하여 문제행동을 감소시키고, 인터넷 중독으로의 발전을 막아 건강한 사회구성원으로의 성장을 지원하는 서비스

■ 노인 맞춤형 운동처방서비스

고령자 등 건강취약계층의 신체활동 지원을 통해 의료비 절감 및 건강증진을 위한 서비스

■ 장애인 · 노인을 위한 돌봄여행서비스

관광에 대한 높은 욕구에도 불구하고 신체적 특성으로 인한 활동제약 및 관광인프라 부족으로 양질의 서비스를 받지 못하는 장애인 · 노인을 위한 특화된 전문 돌봄여행서비스

■ 장애인 보조기기렌탈서비스

지체 및 뇌병변, 척수장애 아동 등에게 맞춤형 보조기기를 대여하고 이를 지속 관리함으로써 기기 구입에 따른 경제적 부담을 덜고 정상적인 신체발달을 지원하기 위한 서비스

■ **시각장애인 안마서비스**

노인성 질환자의 건강을 증진하고, 일반 사업장 등에 취업이 곤란한 시각장애인에게 일자리 제공을 위한 서비스

■ **정신건강 토탈케어서비스**

정신질환자의 조기 발견과 개입(생활관리)을 통하여 입원을 예방하고 지역사회에서 적응하여 취업 및 자립생활을 할 수 있도록 지원하기 위한 서비스

■ **자살위험군 예방서비스**

자살위험군에 대한 조기 선별검사와 사례관리 서비스 제공을 통해 자살예방 및 사회적 부담을 경감시키기 위한 서비스

■ **아동 · 청소년 비전형성지원서비스**

아동 · 청소년 시기의 체계적인 사회 · 문화 활동 및 자기주도력 향상 프로그램을 통해 자기에 대한 긍정적 인식과 미래 비전을 형성하고, 책임감 있는 사회구성원으로 성장하도록 지원하는 서비스

■ **다문화가정 아동 발달지원서비스**

부모를 통해서 한국어를 배우기 어려운 다문화가정 아동들의 한국어 구사능력 향상을 통해 언어능력 향상 및 기타 서비스를 통해 자존감 및 사회성 향상을 지원하는 서비스

■ **장애인 · 산모 등 건강취약계층 운동처방서비스**

장애인 · 노인 · 산모 등 건강취약계층의 신체활동지원을 통해 의료비절감, 건강증진을 돕는 서비스

■ **(비만)아동 건강관리서비스**

비만 초등학생과 부모에게 건강교육, 운동처방 및 운동지도 등을 제공하여 건강한 성장을 지원하는 서비스

■ **성인(청년) 심리지원서비스**

성인의 심리정서지원, 건강성 회복을 통한 삶의 질 향상과 심리적 문제 예방을 통한 건강한 사회구성원으로서의 역할 촉진을 목적으로 제공되는 서비스

■ 아동 · 청소년 심리지원서비스(전국표준시범사업)

심리 · 행동 문제의 조기 발견 및 개입을 통한 아동 · 청소년의 건강한 성장을 지원하는 서비스

■ 치매환자 가족을 위한 여행서비스(시범사업)

치매환자에 대한 높은 간병부담으로 지친 치매환자 가족에게 전문 여행서비스를 통한 휴식의 기회를 제공하여 신체적 · 정서적 스트레스 해소, 가족관계 개선 및 생활의 활력 유도(서비스대상)하기 위한 서비스

(2) 발달재활서비스

장애아동의 인지, 의사소통, 적응행동, 감각 · 운동 등의 기능향상과 행동발달을 위한 적절한 발달재활서비스 지원

① 사업목적

성장기의 정신적 · 감각적 장애아동의 인지, 의사소통, 적응행동, 감각 · 운동 등의 기능 향상과 행동 발달을 위한 적절한 발달재활서비스 지원 및 정보 제공과 높은 발달재활서비스 비용으로 인한 장애아동 양육가족의 경제적 부담 경감을 목적으로 한다.

② 서비스 대상

만 18세 미만의 장애아동으로, 뇌병변 · 지적 · 자폐성 · 청각 · 언어 · 시각 장애를 가지고 있으면서 전국 가구 평균 소득의 150% 이하인 가구를 기준으로 한다(표 7-4).

③ 서비스 내용

언어 · 청능, 미술 · 음악, 행동 · 놀이 · 심리, 감각 · 운동 등 발달재활서비스 제공(장애아동 및 부모의 수요에 따라 사업실시 기관이 다양한 서비스 개발 가능)

④ 바우처 지원액 및 본인부담금

서비스단가는 27,500원/1회, 월 8회(주 2회) 실시하는 것을 기준으로 하되,

표 7-4 소득수준 기준

가구원수	1인	2인	3인	4인	5인
전국 가구 월평균소득 50%(천원)	852	1,559	2,320	2,656	2,700
전국 가구 월평균소득 100%(천원)	1,705	3,118	4,640	5,312	5,400
전국 가구 월평균소득 150%(천원)	2,557	4,677	6,960	7,968	8,100

시 · 군 · 구에서는 제공기관 지정 시 해당지역의 시장가격, 전년도 바우처 가격, 타 지역 가격 등을 고려하여 적정 단가가 설정될 수 있도록 관리하고, 제공기관별 서비스단가내역을 공고한다(그림 7-6).

⑤ 바우처 지급 및 이용

국민행복카드(BC, 롯데, 삼성카드, 사회보장정보원 발급)를 활용하여 바우처 결제를 하고, 본인부담금 납부와 상관없이 대상자로 결정되면 바우처가 생성되나, 본인부담금은 제공기관에 반드시 사전에 납부하여야 한다.

⑥ 제공기관

시 · 군 · 구는 지역별 사업 대상 인원 등을 고려하여 적정 제공기관을 지정한다.

소득기준	총 구매력		바우처 지원액		본인부담금
기초수급자(다형)	월 22만원	=	월 22만원	+	면제
차상위 계층(가형)			월 20만원		2만원
차상위 초과 전국 가구 평균소득 50% 이하(나형)			월 18만원		4만원
전국 가구 평균소득 50% 초과 100% 이하(라형)			월 16만원		6만원
전국 가구 평균소득 100% 초과 150% 이하(마형)			월 14만원		8만원

그림 7-6 | 바우처 지원액 및 본인부담금

⑦ 서비스 제공인력 기준(기존)

발달재활서비스 제공인력은 다음의 어느 하나에 해당하는 사람이어야 한다.

1. 발달재활서비스 관련 분야 국가자격증 소지자(언어재활사)
2. 발달재활서비스 관련 분야 국가공인 민간자격증 소지자
3. 「자격기본법」에 따른 민간자격관리자가 발급한 발달재활서비스 관련 분야 자격증 소지자
4. 발달재활서비스 관련 학과를 전공하여 「고등교육법」에 따른 전문학사 이상의 학위를 취득한 사람으로서 발달재활서비스 관련 분야 경력이 1,200시간 이상인 사람

   다만, 「고등교육법」에 따른 학사학위 이상의 학위를 취득한 사람은 초과 이수한 수업 연한을 경력으로 인정한다. 이 경우 1년을 300시간으로 하여 계산한다.

   * 현행 「장애아동복지지원법」 시행규칙의 민간자격증 소지자는 일정 유예기간 동안 제공인력으로 인정

⑧ 「장애아동복지지원법 시행규칙」 개정 추진 중(2018년 1월 현재 개정 중이며 시행규칙 확정될 경우 추후 통보예정)

보건복지부는 2018년 1월 현재 발달재활서비스 제공인력 자격기준과 관련하여 「장애아동 복지지원법 시행규칙」을 개정 중에 있으며, 기본방향은 제공인력 자격기준을 민간자격 중심에서 교과 이수 위주로의 제도개선이다. 그 주요 내용은 다음과 같다.

1. 보건복지부장관이 정하는 발달재활서비스 관련 분야의 국가자격증 또는 국가공인자격증을 소지한 자
2. 대학 또는 이와 동등한 학교에서 보건복지부장관이 정하는 발달재활관련 과목 중 14과독(42학점) 이상을 이수한 자
3. 대학원 이상의 학교에서 보건복지부장관이 정하는 발달재활관련 과목 중 7과목(21학점) 이상을 이수한 자

   * 제공인력자격기준 개정에 따라 자격을 갖추지 못한 자에 대한 자격 유예기간(3년) 명시
   * 기존제공인력을 위한 전환연수 교육과정을 두어 개정에 따른 혼란 방지

표 7-5 발달재활서비스의 추진주체와 기능

추진주체		기능
보건복지부	장애인서비스과	• 사업계획 수립, 홍보, 운영 매뉴얼 마련 등 사업총괄
	사회서비스정책과	• 전자바우처시스템 구축 · 관리
사회보장정보원	바우처본부	• 시 · 군 · 구 예탁금 관리 • 바우처 비용의 지급 및 정산 • 국민행복카드 발급 및 관리 • 모니터링 실시 및 통계 관리
시 · 도	장애인복지 담당	• 시 · 군 · 구 사업 관리 · 감독
시 · 군 · 구	장애인복지 담당	• 서비스 신청 접수 • 제공기관 지정 · 관리 • 대상자 선정 및 등급 결정
읍 · 면 · 동	복지담당 공무원	• 서비스 신청 접수 • 건강보험료 등 소득재산 확인 • 변동 관리
제공기관	담당자	• 서비스 제공인력 모집 • 발달재활서비스 제공 • 바우처 결제용 단말기 반드시 구비
카드사	담당자	• 국민행복카드 발급 및 관리

⑨ 사업 추진체계

발달재활서비스의 추진주체와 기능은 다음과 같다(표 7-5).

⑩ 대상자 선정 및 관리

발달재활서비스 대상자 선정 및 관리의 업무흐름은 다음과 같다(그림 7-7).

⑪ 서비스 제공기관의 서비스 실시

발달재활서비스 대상자의 서비스 실시 절차는 다음과 같다(그림 7-8).

절차	내용	지침관련 부분
서비스 신청	• 장애아동, 부모, 대리인 등이 읍 · 면 · 동(시 · 군 · 구)에 신청	II. 서비스 대상자 선정
조사	• 읍 · 면 · 동 복지담당 공무원 – 건강보험료 등 소득재산 확인, 욕구조사 등 – 기존대상자 매년 1월, 7월에 재조사 실시	
결정 · 통지	• 시 · 군 · 구(담당 사업팀) – 본인에게 결정내용 통지 – 전자바우처시스템(사회보장정보원)으로 신청자 결정자료 전송	
바우처 카드 발급	• 카드사: 서비스 대상자에게 국민행복카드 발급 · 송부	IV. 바우처 지급 및 이용
서비스 대상자 관리	• 시 · 군 · 구, 읍 · 면 · 동 – 대상자 관리(이용, 전출 · 입 등) – 서비스 제공기관 관리 – 바우처 관리	II. 서비스 대상자 선정

그림 7-7 | 발달재활서비스 대상자 선정 및 관리의 업무흐름도

출처: 보건복지부(2017). 2017년 장애아동가족지원 사업안내.

절차	내용	지침관련 부분
서비스 이용 신청 접수	• 서비스 대상자가 제공기관에 연락	V. 서비스 실시
서비스 제공(이용) 계획 수립	• 서비스 제공기관과 서비스 대상자 상담 실시 – 서비스 제공(이용) 계획서 작성	
서비스 이용 계약	• 서비스 제공기관과 이용자 간 계약서 작성	
본인부담금 납부	• 서비스 대상자 – 제공기관 계좌에 직접 납부	
서비스 실시	• 서비스 제공 전 바우처 잔량 조회 • 서비스 제공 계획에 의해 서비스 제공 • 서비스 제공 후 바우처 결제	
모니터링	• 사회보장정보원, 서비스 제공기관이 대상자 및 가족을 대상으로 서비스 실시 상황 확인	
서비스 결제	• 서비스비용 청구 제공기관으로 월 3회 (10일 단위 지급) 서비스 비용을 지급	Ⅷ. 예산 집행 및 정산

그림 7-8 | 발달재활서비스 대상자의 서비스 실시 절차

출처: 보건복지부(2017). 2017년 장애아동가족지원 사업안내.

3. 물리치료사의 역할

바우처산업에서 물리치료사의 역할은 법적으로 보장된 것은 없다. 많은 바우처 사업에서 물리치료 분야에 대한 이용자들의 요구가 큼에도 불구하고 물리치료분야에 다양한 전문가 집단의 이해관계에 의해서 의료분야의 직종으로 한정지으려는 제도적 제한성 때문이다. 하지만 물리치료 전문가들이 다양한 형태로 바우처산업 발전에 기여해오고 있으며, 향후 바우처산업 분야에 중추적인 역할을 할 것으로 기대한다. 바우처산업에서 물리치료분야 중 대표적인 분야는 장애아동 가족지원 사업인 발달재활서비스이며, 물리치료사들이 민간자격을 취득해서 다양한 발달재활서비스를 제공하고 있는 실정이다. 또한 향우 활성화 가능성이 큰 바우처사업 분야는 지역사회서비스 투자사업 분야이다. 지역사회서비스 투자사업 분야 중 노인 맞춤형 운동처방서비스, 장애인 · 산모 등 건강 취약계층의 운동처방서비스 등에서 물리치료사의 참여가 확대될 필요가 있다. 또한 지역사회의 건강회복증진에 기여할 다양한 형태의 서비스 분야를 발굴하고 개발하여 물리치료사의 전문성이 보장된 지역사회서비스 투자사업 분야로의 진출이 필요하다. 이를 위해서 지역사회에 물리치료관련 서비스에 대한 필요를 인식시키는 것이 우선시 되어야 한다. 물리치료사들이 주도적으로 지역사회기관에 그 필요성을 언급하고 또한 서비스제공에 필요한 운동 및 치료 프로그램을 개발에 참여함으로써 지역사회의 다양한 요구에 기여한다면 바우처산업에서 물리치료사의 역할이 확대될 것이다. 향후 장기요양 확대를 통한 방문재활급여 제도에서 물리치료사의 역할을 현실화하고, 물리치료사들이 「의료법」 내에서 환자들의 손상으로 인한 치료뿐 아니라 장애인과 치매노인 및 건강취약 계층의 건강유지와 관리를 책임질 수 있는 전문가로서 책임있는 활동을 할 수 있도록 제도적 기준을 마련하기 위해 물리치료사협회와 모든 회원들이 함께 노력하여야 할 것이다.

4. 발전방향

보건복지부의 장애아동 재활치료사업은 장애아동 가족지원사업의 하위사업으로서 장애아동의 기능 향상과 행동발달이라는 재활치료를 목적으로 장애아동가족에 대한 경제적 지원을 위해 시작하였다. 해가 지날수록 서비스 대상자의 소득 기준이 완화되면서 재활치료를 받을 수 있는 서비스 대상의 수가 점점 늘어났다.

장애아동 재활치료는 대상자와 서비스시장을 확대하는 과정에서 사설치료실이 서비스제공기관으로서 참여할 수 있도록 하여 사설치료실이 실질적인 서비스 제공기관의 대부분을 차지하게 되었다. 하지만 시장을 확대해가는 과정에서 민간치료사 자격증의 난립과 6가지 장애유형으로 서비스 제한, 그리고 서비스 유형에서 물리치료와 작업치료가 배제되는 등의 문제점을 보였다.

「장애인 등에 대한 특수교육법」에 따르면 물리치료사와 작업치료사는 교육부가 제공하는 범위 안에서 치료지원으로 인정되고 있지만, 「장애아동복지지원법」에 따르면 물리치료와 작업치료는 의료행위라는 이유로 발달재활서비스로 인정되지 않아 지원을 받지 못하는 제도적인 모순이 발생하고 있다.

현재 물리치료가 바우처사업에서 사용될 때 문제가 되는 이유는 치료와 재활에 대한 개념이 모호하기 때문이다. 재활치료는 재활(rehabilitation)과 치료(therapy)의 합성어로 규정되어 있다. 재활은 주로 장애를 중심으로 형성된 개념인 반면 치료는 질환을 중심으로 형성된 개념이다. 또한 장애인만을 대상으로 할 때의 재활은 치료의 상위개념으로서 치료를 포함하게 된다. 즉, 재활치료는 '장애인'을 대상으로 하는 재활활동이기 때문에 치료의 행위가 재활의 범주 안에 들어가게 된다. 재활치료는 '완치'라는 일반적인 치료의 지향점과는 다른 목표를 수행하는 재활활동으로 개념화되어야 할 것이다.

바우처사업으로 제공하는 서비스에 대한 가치를 적절하게 측정하고 이를 근거로 합리적인 서비스 이용료 책정이 마련될 수 있도록 관련 연구가 진행되어야 한다. 하지만 현재 재활서비스 바우처사업의 가격정책을 정부에서 정하고 있다. 정부는 이에 따른 선행 연구를 하거나 서비스시장에서 가격을 측정하도록 해야 할 것이다.

물리치료사가 국민의 건강권을 위해 바우처사업을 주도적으로 이끌어 갈 제공인력이 되기까지 아직 넘어야 할 제도적 문제점들이 많다. 하지만 수요자의 요구는 바우처산업에서 장애아동, 유아 청소년, 노년의 건강증진을 위해 건강 전문가로서 물리치료사의 역할을 원하고 있다. 바우처제도 역시 수요자의 요구에 의해 다양하게 제도가 보완되고 있으며, 서비스 제공자의 자격도 기존 민간자격증에서 향후 공인된 국가자격증이나 대학 및 대학원에서의 관련과목 이수자로 강화되고 있어 향후 바우처제도에서 물리치료사의 역할이 다양하게 부각될 것이라 생각된다. 현재 바우처제도 중 '발달재활서비스사업'에 물리치료사들의 역할이 크게 요구되며, '지역사회서비스투자사업' 역시 지자체가 지역 특성 및 주민 수요자의 요구에 맞게 다양한 형태로 발굴 · 기획되고 있어 향후 제도의 보완에 따라 건강관련 전문가 집단인 물리치료사들의 참여가 확대될 것으로 예상된다.

5. 연습문제

문항 1

바우처(voucher)는 '증서, 상품권, 할인권, 쿠폰'이란 뜻으로 사회보장이나 직업훈련지원 등에 있어서 수요자의 의사결정권을 최대한 보장하기 위해 고안된 제도로서 정부는 특정한 재화 혹은 서비스의 소비자에게 일정액에 상응하는 구매권(바우처)을 부여하고, 소비자가 바우처를 이용하여 스스로 재화 혹은 서비스를 구매할 수 있도록 한다. 우리나라에서 이루어지는 바우처 중 개인 또는 사회전체의 복지증진 및 삶의 질 향상을 위해 사회적으로 제공되는 바우처로 옳은 것은?

① 사회서비스 전자바우처
② 문화바우처
③ 주택바우처
④ 스포츠바우처
⑤ 에너지바우처

문항 2

사회서비스 전자바우처의 제공 형태에는 쿠폰형과 포인트형이 대표적이다. 포인트형은 단가 산정이 어려운 경우에 사용되며, 금액 결제와 유사한 형태를 띠고 있다. 다음 중 포인트형으로 제공되는 바우처로 옳은 것은?

① 노인돌봄종합서비스
② 노인단기가사서비스
③ 장애인활동지원
④ 발달재활서비스
⑤ 가사 · 간병 방문지원사업

문항 3

보건복지부 사회서비스 전자바우처의 주요 사업은 11종류가 있으나, 그 중 물리치료와 관련된 바우처사업은 '발달재활서비스(장애아동 재활치료)' 정도로 제한적이었다. 바우처에 대한 법적 보완이 필요하겠지만 향후 물리치료사의 참여 가능성이 가장 높다고 여겨지는 바우처서비스로 옳은 것은?

① 노인단기가사서비스
② 장애인활동지원
③ 지역사회서비스 투자사업
④ 가사 · 간병 방문지원사업
⑤ 언어발달지원

정답: 1 ① 2 ④ 3 ③

참고문헌

강혜규, 박수지, 정홍원. 유태균, 민동세, 이한나, 이선희, 이정은(2012). 사회서비스부문 바우처 산업의 운영 실태와 개선 방향. 경제 · 인문사회연구회 휴먼뉴딜 협동연구 총서. 한국보건사회연구원

김치훈(2011). 장애아동 재활치료 제도의 혁신방안 마련을 위한 연구의 결과 및 정책적 실현방안. 국회정책토론회 '장애아동 재활치료 제도의 혁신방안 마련을 위한 연구 보고대회 및 정책토론회'자료집. 전국장애인부모연대.

보건복지부(2013). 발달재활서비스 전문인력의 자격기준 강화 등 발달재활서비스 제도개선을 위한 워크숍 자료집. 미출판 워크숍자료집. 장애인서비스과.

보건복지부(2017). 2017년 장애아동가족지원 사업안내. 복건복지부.

이동엽 외(2014). 지역사회 물리치료. 박영사

이병희(2007). 지체장애영역: 특수교육 관련서비스를 위한 전문 인력 양성 · 배치 지원방안. 국회 특수교육정책토론회 '특수교육 관련서비스를 위한 전문 인력 양성 · 배치 지원방안' 자료집. 한국특수교육총연합회.

이병희(2007). 치료지원에 관한 바람직한 시행령/시행규칙(안)에 대한 토론. 국회정책토론회 '교육현장에서의 효과적인 치료지원 방안에 관한 토론회' 자료집. 한국장애인단체총연합회. 전국장애인교육권연대.

이병희(2008). 치료지원의 현실과 방안. 국회정책토론회 '치료지원의 현실화 방안 마련 및 특수교육과 치료지원의 관계 정립에 관한 토론회' 자료집. 장애아니 WeCan, 전국장애인교육권연대.

이병희(2011). 물리치료 · 작업치료 분야의 현황 및 관련 제도의 개선 방안. 국회정책토론회 '장애아동 재활치료 제도의 혁신방안 마련을 위한 연구 보고대회 및 정책토톤회' 자료집. 전국장애인부모연대.

한국물리치료정책연구소(2015). 지역사회 물리치료: 현재화 미래. 현문사.

참고사이트

사회서비스 전바바우처 http://www.socialservice.or.kr/

사회보정정보원 http://www.ssis.or.kr/

국가법령정보센터 http://www.law.go.kr/

네이버지식백과 http://terms.naver.com/

CHAPTER

08

산업체 물리치료

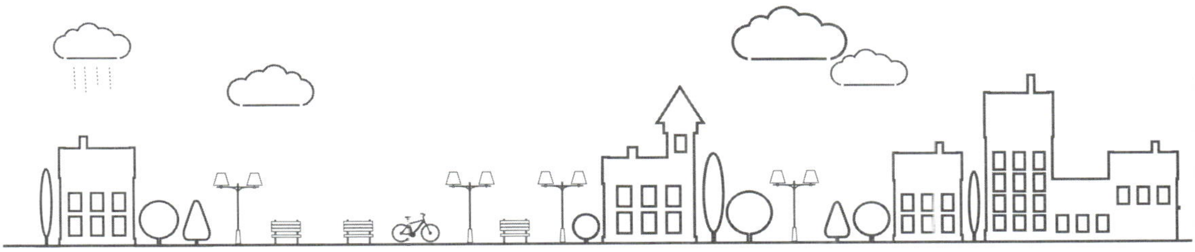

학습목표

1. 산업체 물리치료의 정의와 목적을 설명할 수 있다.
2. 산업체 물리치료사의 역할에 대해 설명할 수 있다.
3. 산업체에서 발생하는 근육뼈대계통 질환을 진단하고 평가할 수 있다.
4. 산업체에서 근육뼈대계통 질환 예방을 위한 유해인자에 대해 설명할 수 있다.
5. 산업체에서 발생하는 근육뼈대계통 질환 운동프로그램을 계획하고 시행할 수 있다.

핵심용어

- 산업체 물리치료
- 산업체 물리치료사
- 작업관련성 질환
- 근육뼈대계통 질환

1. 산업체 물리치료의 개요

1) 정의

산업체 물리치료란 회사 내에서 발생할 수 있는 근육뼈대계통 질환을 예방하고 개선시키기 위해 작업장 내에서 실시하는 의학적 치료의 한 분야로써 근육뼈대계통 질환자를 조기 치료 및 예방하는 활동뿐만 아니라 인체공학적인 작업장 환경 개선과 근로자의 올바른 작업자세 교육 및 안전교육 등을 시행하는 물리치료적 활동을 말한다.

근로자들은 작업 환경에 따라 다소 차이가 있겠지만 특정한 신체 부위 및 근육의 과도한 사용과 지속적이며 반복적인 동작, 불편한 작업자세 및 작업환경, 작업 시 기계 진동, 불규칙한 휴식 등으로 신체 내부에 미세한 손상이 발생하여 나타나는 만성적인 건강장해를 작업관련성 근육뼈대계통 질환이라고 하며 그 비율이 점점 증가하고 있다.

산업국가들은 업무상 질병인정범위의 확대와 서비스산업 비중 증가 등으로 근육뼈대계통 질환, 직무스트레스 등 작업관련성 질환(work-related musculoskeletal disorders, WMSDs)의 증가로 근육뼈대계통 질환이 중요한 문제가 되고 있으며 산업체 물리치료에 대한 관심이 높아지고 있다.

2) 목적

「보건규칙」 제142조제2호의 규정에 의하면 근육뼈대계통 질환이란 무리한 힘의 사용, 반복적인 동작, 부적절한 작업자세, 날카로운 면과의 신체접촉, 진동 및 온도 등의 요인에 의해 목, 어깨, 허리, 상·하지의 신경·근육 및 그 주변 조직들에 나타나는 질환으로 근육, 신경, 힘줄, 인대, 관절, 혈관, 연골 등 조직이 손상되어 나타나는 건강장애를 말한다.

미국 국립산업안전보건연구원(National Institute of Occupational Safety & Health, NIOSH)은 근육뼈대계통 질환을 "과거에 손상 또는 사고가 나지 않은 사람이 현재의 직업에서 일하는 동안 1주일 이상 또는 과거 1년간 한 달에 한 번 이상 목, 어깨, 팔꿈치, 손목, 몸통, 다리에서 지속적인 통증과 뻣뻣한 느낌, 찌릿찌릿한 느낌, 뜨거운 느낌, 쑤시는 듯한 느낌, 무감각 등 하나 이상의 증상이 존재하는 경우"라고 정의하였다.

제조업 근로자나 건설업 근로자의 경우 사무직과 다르게 육체적 노동을 많이 한다. 이 노동직 근로자는 물리적 힘, 반복 동작, 불편하고 부자연스러운 작업자세, 노동 강도, 설비 장비 및 기기 등의 사용으로 근육과 관절에 통증이 많이 발생하기 때문에 신체 접촉에 의한 작업관련성 근육뼈대계통 질환을 유발할 수 있다. 이러한 유발 원인들로 인해 통증, 감각마비, 경련, 따끔거림, 뻣뻣함, 근육 약화 등의 여러 증상이 발생될 수 있다.

따라서 산업체 물리치료는 근육뼈대계통 질환 발병의 직접적인 원인을 규명하고 근로자의 체력, 작업의 숙련도 등 기초 요인을 확인하여 작업장 내에서 운동프로그램 등을 의학적으로 관리하여 작업관련성 근육뼈대계통 질환의 조기 치료와 빠른 직장 복귀를 위해 건강장해를 예방하거나 최소화하기 위해 실시된다.

3) 필요성

고용노동부에서 「산업재해보상보험법」에 의한 업무상 사고 및 질병으로 4일 이상 요양을 요하는 재해 대상자 조사에 따르면 2012년 업무상 질병자 수가 7,472명으로 전년도 7,247명에 비해 225명(3.1%)이 증가하였고, 2015년은 7,919명으로 전년도 7,678명에 비해 241명(3.14%)이 증가하였다. 2014년 안전보건공단의 산업재해 상해종류별 조사에서는 뼈, 신경, 척수손상이 2012년 대비 3.8% 증가한 49.0%로 가장 큰 비중을 차지했으며 전체 상해종류에서는 뼈, 신경, 척수손상 및 근육, 건, 인대, 관절 등 손상이 2008년 64.9%, 2010년 64.2%, 2012년 65.3%, 2014년에는 63% 발병하였고 상해 부위별 조사에서는 상지가 40.6%르 가장 많았으며, 하지가 29.5%, 몸통 17.1% 순으로 나타났다(표 8-1).

2015년 고용노동부의 산업재해조사에서 작업관련성 질병은 2015년 5,960명으로 전년도 5,946명보다 14명(0.24%) 증가하였다. 작업관련성 질병 중 뇌·심혈관 질환자는 634명으로 전년도 676명보다 42명(6.21%) 감소하였으나,

표 8-1 업무상 상해 종류별 비교분석

구분	2008년	2010년	2012년	2014년
뼈, 신경, 척수손상	44.6	44.5	45.2	49.0
근육, 건, 인대, 관절 등 손상	20.3	19.7	20.1	14.0
개방창	19.6	18.0	17.6	18.4
표재성 상처 및 타박상	3.7	3.1	3.4	4.7
화상	4.2	4.6	4.4	4.4
두개 내 손상(외상성)	2.7	2.4	1.8	1.0
다발성 손상 및 중독	3.5	3.7	3.8	7.1
기타 외상성 손상 및 중독	1.4	3.9	3.5	0.5

신체부담작업으로 인한 목, 어깨, 팔 부위 질환은 2,180명으로 전년도 1,853명보다 327명(17.65%) 증가하였다.

2016년 고용노동부의 전체 산업재해 발생현황자료에서 업종별 재해자를 보면 음식 및 도소매업 등(32.8%), 건설업(29.3%), 제조업(28.8%) 순으로 전체 산업재해의 90.9%를 차지하고 있으며, 질병종류는 요통(34.8%), 신체부담작업(26.6%), 진폐(18.0%), 뇌 · 심혈관계질환(7.5%) 순으로 많이 발생하였다.

최근 많은 작업장에서 작업관련성 근육뼈대계통 질환이 산업안전보건 분야의 주된 문제가 되고 있다.

우리나라 최초의 근육뼈대계통 질환과 관련된 업무상 질병은 1986년 모방송국 타이피스트를 시작으로, 1996년 전화교환원 근로자들을 계기로 사회적 이슈가 된 장시간 컴퓨터 작업을 하는 일반 사무직, 공무원, 은행원 등 사무직 근로자들의 VDT(visual display terminal) 증후군이었다.

현대 사회에서는 컴퓨터 사용이 각종 사무업무에 일반화되어 있는 상태이고 오락적 기능으로도 컴퓨터가 장시간 사용되는 경우가 많다. 장시간 컴퓨터 작업을 할 때 생기는 어깨나 목, 허리 등에서 발생하는 근육 통증이나 관절 통증, 일자목 증후군, 눈의 피로와 안구건조 등의 질환들을 묶어 VDT 증후군이라고 한다.

사무직 근로자뿐만 아니라 건설업, 제조업, 숙박업, 도소매업 등에 종사하는 모든 근로자에게도 근육뼈대계통 질환이 발병되고 있다.

작업관련성 근육뼈대계통 질환은 사업장에서 발병되는 업무상 질병 중 가장 흔한 질병으로 매년 수천 명이 근육뼈대계통 질환으로 고통받고 있으며 국내 · 외에서도 사업장 근로자들의 근육뼈대계통 질환에 대한 관심이 높아지고 있다.

미국산업안전보건관리국(OSHA)은 전체 노동자들의 약 2%가 작업관련성 근육뼈대계통 질환에 의한 고통받고 있으며, 1/3 이상의 노동자들이 이러한 질환들로 인해 의료비용이 지출된다고 하였고 우리나라에서도 1963년 산업재해보상보험법 제정을 계기로 1964년부터 집계되고 있다. 1991년~2000년 10년간 산업재해보상금은 총 11조7,306억 원으로 연평균 1조1,730억 원을 보상하고 있다. 매년 산업재해로 인한 경제적 손실액은 증가하고 있다.

그러므로 근육뼈대계통 질환에 대한 예방대책을 실행하기 위해서는 「산업보건기준에 관한 규칙」 제143조에 명시된 설비, 작업공정, 작업량, 작업속도 등 작업장 상황을 조사하여 작업시간, 작업자세, 작업방법 등 작업조건에 대한 위험요인을 조사하여 근육뼈대계통 질환에 어떤 영향을 미치는지 예측하고 평가해야 한다. 또한, 사업장에 맞는 작업위험요인 분석 및 예방 프로그램을 적용하기 위해서는 근육뼈대계의 해부학적 지식과 운동치료 등에 대한 전문적인 지식이 있는 물리치료사의 참여가 필요하다.

2. 산업체 물리치료사의 역할

고용노동부의 2000~2007년간 평균 업무상 질병의 43.6%가 근육뼈대계통 질환이며 2003년 근육뼈대계통 질환의 업무상 진단 및 요양신청 질병 통계를 보면 추간판탈출증(27.7%), 요통(18.1%), 근막통증후군(16.9%), 요추염좌(9.6%)가 전체 근육뼈대계통 질환의 72.3%를 차지한다.

업무상 질병자는 업무상 질병인정범위의 확대, 서비스산업 비중 증가와 근육뼈대계통 질환, 직무스트레스 등 작업관련성 질환의 증가로 2004년까지 지속적으로 증가하였으나 이후 2003년에 도입된 근육뼈대계통 질환 예방의무제도가 정착되고, 작업관련성 질환예방을 위한 정부의 지원사업이 확대되면서 2005년까지 감소하였다. 최근 산업구조 및 고용환경의 변화 등으로 비정규직, 외국인, 고령, 여성 등 산재취약계층 근로자의 증가와 소규모사업장에 대한 대기업의 하도급 증가 등 재해유발 요인으로 인해 증가세가 지속될 것으로 전망된다.

그러므로 작업장의 단편적인 시설개선만으로는 근육뼈대계통 질환 예방에 한계가 있으므로 경영자의 의지, 노사의 공동참여, 예방관리추진팀의 구성, 예방교육, 작업환경개선, 의학적 관리, 교육, 평가 등 종합적인 근육뼈대계통 질환 예방관리 프로그램이 수립 · 시행되어야 한다.

따라서 산업체 물리치료사는 근로자들에게 근육뼈대계통 질환 및 작업자세 등 교육 및 훈련 실시, 근육뼈대계통 질환자에 대한 평가 및 사후조치, 근육뼈대계통 질환 다발 작업장 점검 후 위험요인 분석 및 작업환경 개선활동, 근육뼈대계통 질환 예방 및 관리 프로그램의 실행 및 운영에 관한 사항 결정 등에 함께 참여하여 사업장 근육뼈대계통 질환을 관리하는 역할을 한다.

1) 근육뼈대계통 질환 진단 및 평가

(1) 기초 자료 수집

상담일지, 각종 검사결과, 신체검진 등 기초 건강검진 자료 등을 수집한다.

(2) 신체 기능평가 자료 수집

① 통증 평가

통증의 형태와 질에 따라 신경통, 혈관통, 근육통 등으로 구분하고 통증 부위 및 강도, 지속시간 및 주기 등을 평가한다.

② 운동범위 평가

능동운동범위와 수동운동범위를 평가한다.

③ 근력 평가

등척성 저항운동을 이용하여 근육의 손상이나 약증을 평가한다.

④ 균형능력 평가

앉은 자세에서 일어서기, 선 자세에서 앞으로 팔을 뻗쳐 내밀기, 바닥에 있는 물건 집어 올리기, 제자리에서 한 바퀴 돌기, 발판 위에 발을 교대로 올리기, 한 다리로 서기 등 균형능력을 평가한다.

⑤ 일상생활동작 평가

기본적 일상생활동작과 수단적 일상생활동작으로 평가할 수 있다. 기본적 일상생활동작은 의사소통, 화장실 사용, 목욕 및 개인위생, 화장하기, 옷 입기, 식사하기 등 자신의 신체를 돌보는 방법을 평가하고, 수단적 일상생활동작은 가정관리, 사회기술, 문제해결능력, 지역사회 생활기술, 안전관리 등 쇼핑 및 생활도구 사용 등을 평가한다.

⑥ 보행 및 자세 평가

정상보행과 병적보행을 비교하여 원인을 파악하고 문진과 시진을 통하여 척추의 변형을 포함한 나쁜 자세를 진단하여 신체 변형을 예방한다.

예) 자세 평가 측정방법

- 설문검사(문진)
  - 척추나 허리 부위가 지속적으로 아픈 적이 있습니까?
  - 자신의 척추부위 중에서 뒤틀리거나 휘는 증상이 있습니까?
- 시각검사(시진)
  - 어깨가 좌우평형을 이루는지 검사한다.
  - 골반이 좌우평형을 이루는지 검사한다.
  - 골반의 전후 기울기를 검사한다.
  - 다리가 바깥쪽이나 안쪽으로 휘거나 틀어졌는지 검사한다.
  - 척주가 휘어 있는지 검사한다.
  - 경추 기울기를 검사한다.

⑦ 심폐지구력 평가

왕복 오래달리기, 오래 걷기, 스텝검사 등 심박수 측정 장비를 이용하여 심박수 변화와 정확한 운동량 및 신체 운동강도를 파악하기 위해 실시한다.

2) 작업장의 유해물질 및 유해인자 평가도구

2004년 우리나라에서 처음으로 근육뼈대계통의 부담작업에 대한 유해요인 조사를 실시하였다. 작업장의 유해물질은 화학적 인자, 생물학적 인자, 물리적 인자 등으로 구분할 수 있다.

표 8-2 유해인자 종류

분류		유해인자
화학적 인자	산 및 알칼리류	인산, 질산, 황산, 초산 등
	분진	곡물분진, 면분진, 목분진, 유리섬유 등
	금속류	수은, 납, 망간, 카드뮴, 크롬 등
	유기화합물	이황화탄소, 톨루엔, 벤젠, 사염화탄소 등
	가스물질	일산화탄소, 아황산가스, 황화수소 등
생물학적 인자	곤충 · 동물매개 감염인자	탄저병, 브루셀라, 쯔쯔가무시 등
	공기매개 감염인자	홍역, 수두, 결핵 등
	혈액매개 감염인자	매독, 간염, AIDS 등
물리적 인자	이상기온	저온, 고온
	이상기압	저기압, 고기압
	소음	직업성 난청, 청력장애, 불쾌감, 정신피로 등
	진동	공진현상, 국소진동
	방사선	감마선, 베타선, 알파선, 엑스선 등

화학적 인자에는 산 및 알칼리류, 분진, 금속류, 유기화합물, 가스물질 등이 포함되며 생물학적 인자에는 곤충 · 동물매개 감염인자, 공기매개 감염인자, 혈액매개 감염인자 등이 있다. 물리적 인자에는 이상기온, 이상기압, 소음, 진동, 방사선 등이 포함된다(표 8-2).

근육뼈대계통 질환 유해요인은 다음과 같다.

- 같은 근육과 힘줄 또는 관절을 사용하여 동일한 유형의 동작을 반복해서 작업을 수행
- 반복적이며 지속적으로 팔을 뻗고 비틀고 구부리거나 머리 위에서 작업을 하거나 쪼그린 고정자세 유지 등 부자연스러운 동작과 취하기 어려운 자세
- 작업을 수행하기 위해 근육에 과도한 힘 사용
- 작업공구, 키보드, 작업대 모서리, 가위 사용 등으로 지속적으로 손목, 손바닥 또는 팔이 압박을 받거나 손바닥, 무릎 등을 사용하여 반복적으로 압력을 가함으로써 신체 부위가 접촉 스트레스 충격을 받게 되는 경우
- 지속적이며 높은 강도의 진동 또는 몸 전체의 운동
- 극심한 저온, 고온 또는 너무 밝거나 어두운 조명

산업체에서 근무하는 물리치료사는 여러 가지 근육뼈대계통 질환의 유해인자 중 특히 근로자의 근무자세와 작업의 수행과제와 관련된 다양한 물리적 유해인자를 이해하여 근로자의 근육뼈대계통 질환을 예방하고 관리하여야 한다.

근육뼈대계통 질환으로 인한 여러 가지 손실을 막기 위해서는 작업장을 인체공학적인 환경으로 개선하고 작업부하 또는 작업자세 등 올바른 작업 방법에 대한 교육을 통해 근육뼈대계통 질환을 예방하기 위한 정확하게 평가할 매뉴얼이 있어야 한다.

현재까지 근육뼈대계통 질환 예방을 위한 여러 가지 관찰적 기법이 개발되어 왔으나 우리나라에서 근육뼈대계통 유해인자 평가도구는 RULA, REBA, OWAS가 많이 사용되고 있다.

(1) Rapid Upper Limb Assessment(RULA)

RULA는 1993년 멕탐니(McAtamney)와 콜렛(Corlett)이 목, 허리, 어깨, 팔꿈치, 팔목, 손목 등 작업성 상지 질환에 초점을 맞추어 작업자세로 인한 작업자의 노출 정도를 평가하고 작업부하를 쉽고 빠르게 측정하기 위해 개발한 방법이다.

개발과정 초기에는 포장작업자, 재단사, 재봉사, VDT 작업자 등 제조업 종사자를 대상으로 분석연구하였다.

RULA는 잘못된 작업자세로 인해 상지에 장애를 가지고 있는 작업자의 비율을 확인하고 근피로를 유발시킬 수 있는 부적절한 작업자세와 힘 그리고 정적인 작업자세와 반복적인 작업자세로 인한 신체의 부담요소를 파악하여 포괄적인 인체공학적 평가를 제공한다.

RULA 평가방법은 작업자가 작업과정을 반복하는 동안 가장 부하가 많이 걸리는 정적인 작업자세와 작업내용들을 조사한다.

작업을 하는 동안 양쪽 모두를 평가하며 자세가 다를 경우 위팔(upper arm)과 손목(wrist)을 평가하는 Group A와 목(neck), 몸통(trunk), 다리(legs)를 평가하는 Group B로 분리하여 평가한다.

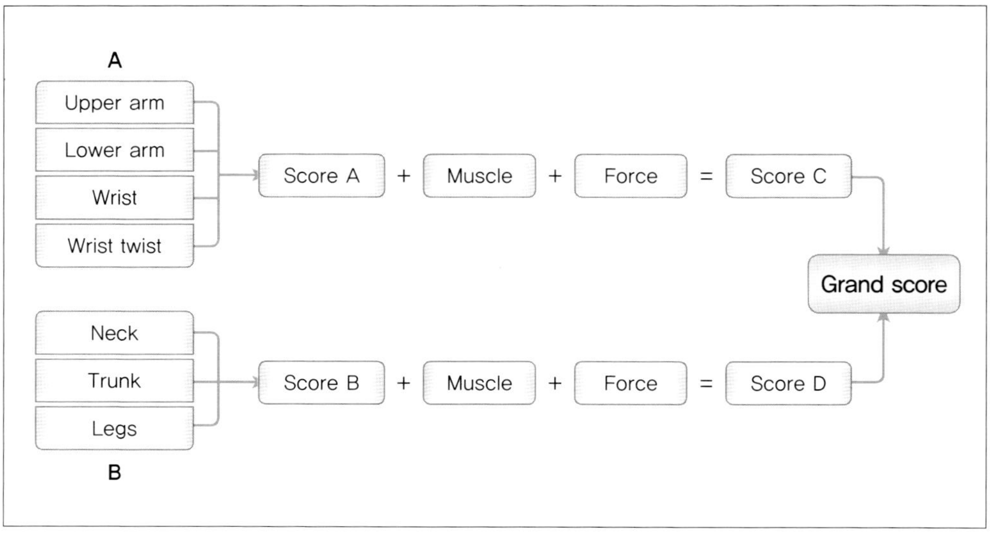

그림 8-1 | RULA 구성도

표 8-3 RULA의 단계 및 평가내용

단계	최종점수	평가내용
1	1~2점	수용이 가능한 작업
2	3~4점	계속 추적 관찰이 필요함
3	5~6점	계속적 관찰과 빠른 작업개선을 요구함
4	7점 이상	정밀조사와 즉각적인 개선이 요구됨

RULA 분석방법은 Group A와 Group B 부위에 대해 각 기준에서 정한 값을 찾고 근육의 사용 정도와 빈도를 정해진 표에서 찾아 점수를 더하여 최종점수(grand score)를 평가한다(그림 8-1).

국내에서 많이 사용되고 있는 평가기법 중 대표적으로 반복성을 고려하여 작업부하를 평가하는 RULA의 장점은 평가하는 동안 작업자들의 작업에 방해를 주지 않으며 특별한 장비 없이 단지 평가지만으로도 쉽게 작업부하를 평가할 수 있다.

단점은 상지 분석에만 초점을 맞추고 있기 때문에 전신의 작업자세를 분석하는 데 어려움이 있으며 반복시간과 회복시간에 대해 평가가 부족하기 때문에 비전문가가 사용하기에는 어려움이 있다.

최종 평가 점수에 따라 4단계로 나누고 평가내용은 표 8-3과 같다.

(2) Rapid Entire Body Limb Assessment(REBA)

REBA는 RULA와 유사한 방식으로 작업자세 분석에 사용되는 작업관련성 근육뼈대계통 질환의 위험요인을 측정하는 방법이다.

1998년 Sue Hignett와 McAtamney에 의해 근육뼈대계통과 관련된 유해인자에 대한 개인 작업자의 노출 정도를 평가하기 위한 목적으로 개발되었다.

상지 작업을 중심으로 평가하는 RULA와 다르게 REBA는 작업자의 전신자세를 분석하여 평가하는 방법이다. 다양한 신체부위에 대한 부담 정도와 유해인자의 노출 정도를 분석할 수 있으며 신체부위를 분할하여 작업자의 움직임

단계를 관찰하여 각 신체부위별로 점수를 평가할 수 있다.

특히 REBA는 정적이면서 힘을 사용해야 하는 작업과 급속한 변화와 움직임

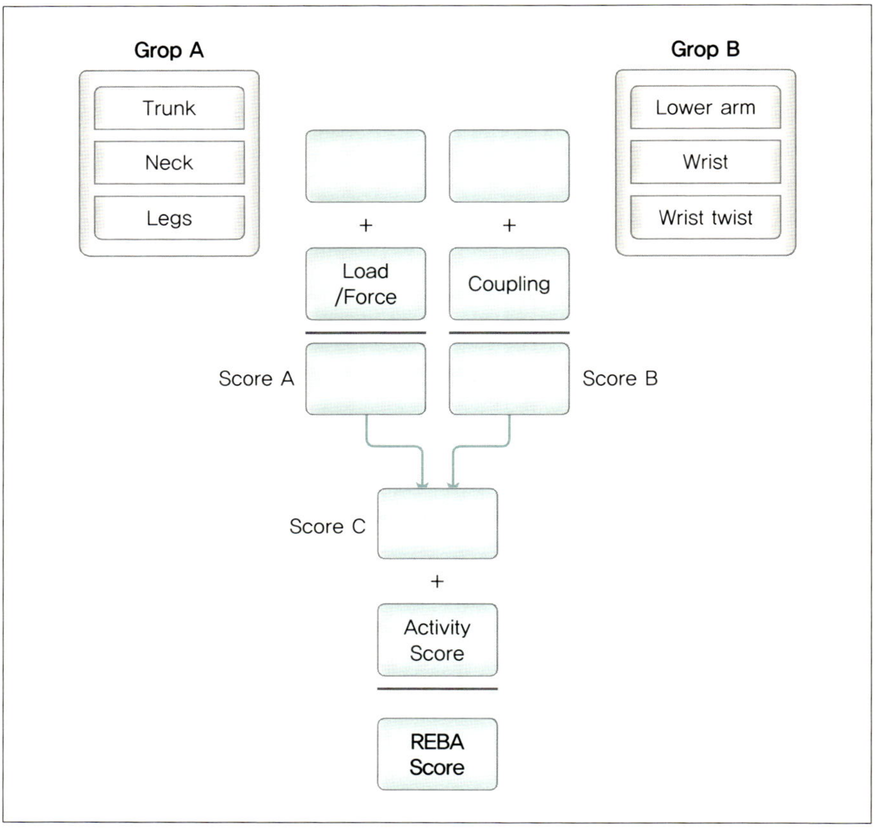

그림 8-2 | REBA 구성도

표 8-4 REBA의 단계 및 평가내용

단계	최종점수	평가내용
0	1	조치가 필요 없다
1	2~3	조치가 필요할지도 모른다
2	4~7	조치가 필요하다
3	8~10	조치가 곧 필요하다
4	11~15	지금 즉시 조치가 필요하다

이 많은 작업 등 예측할 수 없는 작업자세에 잘 적용되는 평가도구이기 때문에 보건관리와 다른 서비스 업종에서 나타나는 비정형적인 작업을 평가하는 데 적합하다.

REBA의 분석 방법은 Group A(몸통, 목, 다리)와 Group B(위팔, 아래팔, 손목)의 신체부위 각도와 무게 그리고 힘을 고려하여 평가한다(그림 8-2).

최종 평가는 15점의 총괄부하지수를 통해 자세 분석이 가능하며 측정된 결과를 5단계로 구분하여 자세에 대한 평가가 가능하다(표 8-4).

(3) Ovako Working posture Analysing System(OWAS)

OWAS는 철강산업에서 작업자들의 부적절한 작업자세를 정의하고 평가하기 위해 1973년 핀란드의 철강회사인 Ovako와 FIOH(Finland Institute of Occupational Health)에 근무하던 카후(karhu)와 핀란드 노동위생연구소(Institute of Occupational Health)의 쿼린카(Kuorinka)에 의해 개발된 대표적인 작업자세 평가방법이다(그림 8-3).

OWAS의 장점은 대표적인 작업을 비디오로 촬영하여 현장에서 작업자들의 작업자세를 빠르고 쉽게 평가할 수 있다. 또한 작업자의 자세 및 작업을 유지하고 있는 작업시간을 일정기간 관찰하여 신체부위별 자세기준에 따라 분석자

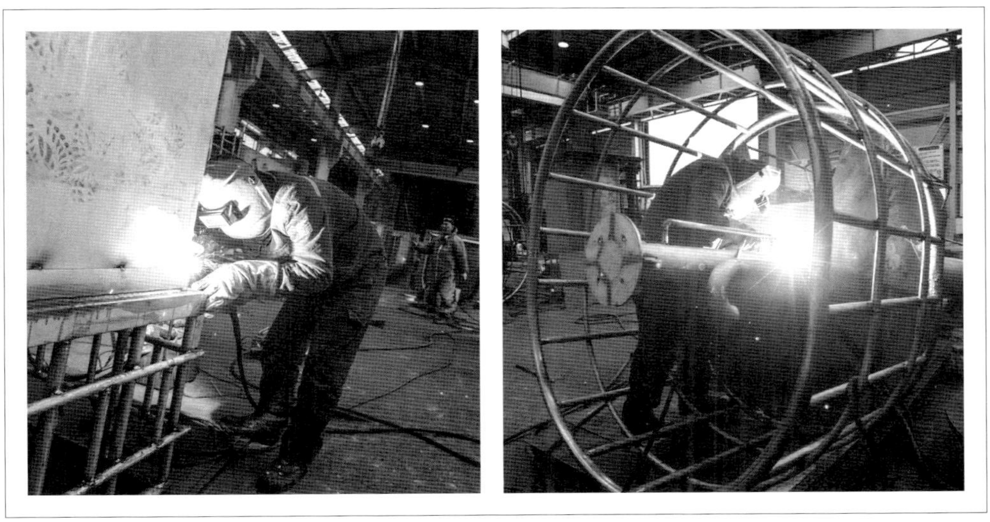

그림 8-3 | 철강회사 근무 전경

표 8-5 OWAS의 조치수준 단계 및 평가내용

조치수준 단계	평가내용
AC1	• 근육뼈대계통에 특별한 해를 끼치지 않는다. • 작업자세에 아무런 조치도 필요하지 않다.
AC2	• 근육뼈대계통에 약간의 해를 끼친다. • 가까운 시일 내에 작업자세의 교정이 필요하다.
AC3	• 근육뼈대계통에 직접적인 해를 끼친다. • 가능한 빨리 작업자세를 교정해야 한다.
AC4	• 근육뼈대계통에 매우 심각한 해를 끼친다. • 즉각적인 작업자세의 교정이 필요하다.

가 작업자세를 기록하고 코드화하여 자료를 분석하기 위해서는 작업자세를 분류한 분류체계가 필요하다. 특정 작업에 분류체계가 국한되어 있어 정밀한 작업자세를 평가하기는 어렵다는 단점이 있다.

OWAS의 작업자세 분류체계는 인간의 동작 및 자세를 매우 단순화한 거시적 작업자세 분류체계로 코드의 조합으로 나온 점수를 바탕으로 전체 작업자의 자세를 근육뼈대계통에 미치는 영향에 따라 크게 4가지로(Action Category, AC) 분류할 수 있다. 조치수준이 AC1에서 AC4로 갈수록 근육뼈대계통에 물리적으로 나쁜 영향을 준다. 그러므로 AC3와 AC4의 평가내용이 높은 작업에 대해서는 개선 대책이 필요하다(표 8-5).

3) 근육뼈대계통 부담작업의 범위

(1) 근육뼈대계통 부담작업

「산업안전보건법」 제24조제1항제5호 및 「산업안전보건기준에 관한 규칙」 제656조제1호에 따른 근육뼈대계통 부담작업이란 다음 각 호의 어느 하나에 해당하는 작업을 말한다. 다만, 단기간작업 또는 간헐적인 작업은 제외한다.

① 하루에 4시간 이상 집중적으로 자료입력 등을 위해 키보드 또는 마우스를 조작하는 작업

② 하루에 총 2시간 이상 목, 어깨, 팔꿈치, 손목 또는 손을 사용하여 같은 동작을 반복하는 작업
③ 하루에 총 2시간 이상 머리 위에 손이 있거나, 팔꿈치가 어깨 위에 있거나, 팔꿈치를 몸통으로부터 들거나, 팔꿈치를 몸통 뒤쪽에 위치하도록 하는 상태에서 이루어지는 작업
④ 지지되지 않은 상태이거나 임의로 자세를 바꿀 수 없는 조건에서, 하루에 총 2시간 이상 목이나 허리를 구부리거나 트는 상태에서 이루어지는 작업
⑤ 하루에 총 2시간 이상 쪼그리고 앉거나 무릎을 굽힌 자세에서 이루어지는 작업
⑥ 하루에 총 2시간 이상 지지되지 않은 상태에서 1kg 이상의 물건을 한 손의 손가락으로 집어 옮기거나, 2kg 이상에 상응하는 힘을 가하여 한 손의 손가락으로 물건을 쥐는 작업
⑦ 하루에 총 2시간 이상 지지되지 않은 상태에서 4.5kg 이상의 물건을 한 손으로 들거나 동일한 힘으로 쥐는 작업
⑧ 하루에 10회 이상 25kg 이상의 물체를 드는 작업
⑨ 하루에 25회 이상 10kg 이상의 물체를 무릎 아래에서 들거나, 어깨 위에서 들거나, 팔을 뻗은 상태에서 드는 작업
⑩ 하루에 총 2시간 이상, 분당 2회 이상 4.5kg 이상의 물체를 드는 작업
⑪ 하루에 총 2시간 이상 시간당 10회 이상 손 또는 무릎을 사용하여 반복적으로 충격을 가하는 작업

3. 산업체 물리치료의 프로그램

2016년 안전보건공단의 최근 5년간 업무상 질병자 및 근육뼈대계통 질환자 발생 통계 분석결과 근육뼈대계통 질환자는 매년 5천 명 이상 발생하는 것으로 조사되었다.

근육뼈대계통 질환자 중에서는 요통 환자가 가장 많았으며 신체부담작업(반복적인 동작으로 인한 근육뼈대계통에 부담을 주는 작업)으로 인한 질환자는 매년

표 8-6 최근 5년간 업무상 질병자 및 근육뼈대계통 질환자(요통+신체부담) 발생현황

구분	2011년	2012년	2013년	2014년	2015년
업무상질병자	7,247명	7,472명	7,627명	7,678명	7,919명
근육뼈대계통 질환자 (점유율)	5,077명 (70.06%)	5,327명 (71.29%)	5,446명 (71.40%)	5,174명 (67.39%)	5,213명 (65.83%)
요통	3,724명	3,792명	3,696명	3,204명	2,892명
신체부담	1,353명	1,535명	1,750명	1,970명	2,321명

증가하는 것으로 나타났다(표 8-6).

2016년 안전보건공단의 조사에 따르면 요통질환 예방을 위해 올바른 들기 자세 실천 3N 운동(kNee, Near, No bending back, 중량물을 들 때 무릎을 굽혀, 가까이에서 허리를 굽히지 말자)과 작업 전 스트레칭 교육 등을 실시하고 있다.

최근에는 신체부담으로 인한 질환을 예방하기 위해 근육뼈대계통 부담작업 유해요인 조사와 근육뼈대계통 부담작업을 시행하고 있는 소규모 사업장을 대상으로 작업환경개선 비용을 지원하고 있다. 또한 전국 21개소 근로자 건강센터를 통해 소규모 사업장 밀집지역 근로자를 대상으로 근육뼈대계통 증상 호소자에게 개인별 맞춤 운동처방 및 운동지도 등 근육뼈대계통 질환 상담활동을 강화하고 있다.

근육뼈대계통 질환은 큰 힘을 필요로 하는 작업에서 많이 발생하는 것이 아니라 단순반복작업이나 정적인 작업에 종사하는 근로자에게서 많이 발생한다.

근육뼈대계통 질환은 작업과 연관된 특정 신체부위와 근육의 과도한 사용으로 근육, 인대, 관절 등에 미세한 손상을 일으켜 목, 허리, 어깨, 무릎, 팔꿈치, 손목, 손가락에 만성적인 기능장애를 일으킨다.

근육뼈대계통 질환은 일정 기간 동안 작업관련성 유해요인이 누적된 결과가 정형외과적 증상으로 나타난다. 증상이 나타난 후 아무런 조치를 하지 않을 경우 근육뼈대계통의 문제가 단일형태로 나타나거나 아니면 복합적인 형태로 나타날 수 있다.

피로감, 부종, 감각이상, 통증, 근력 약화 등 작업관련성 근육뼈대계통 질환의 증상은 매우 다양하기 때문에 구분하기가 어려운 경우가 많다.

일반적으로 근육뼈대계통 질환 발생단계를 1단계, 2단계, 3단계로 나눌 수 있

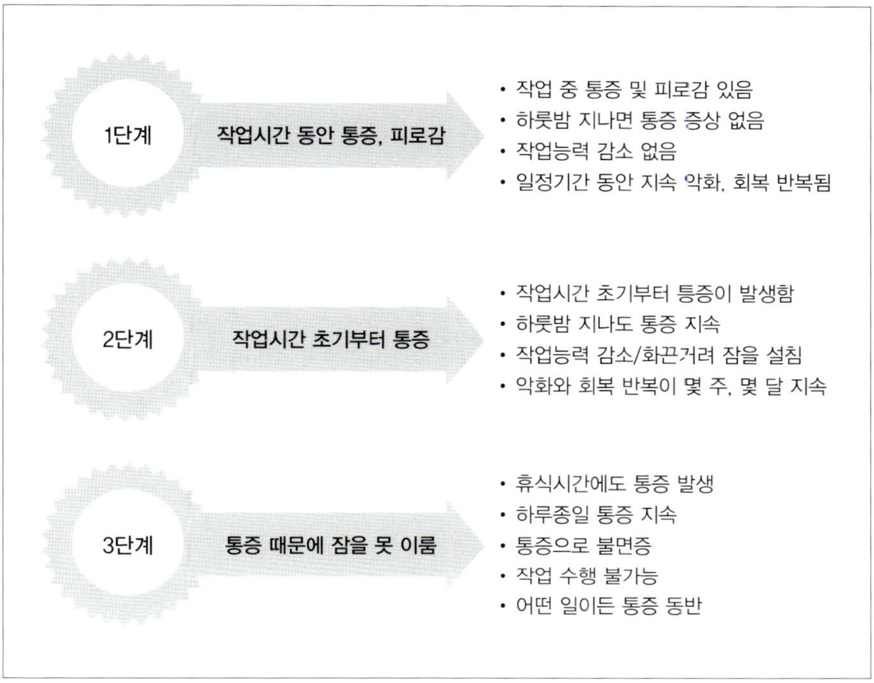

그림 8-4 | 근육뼈대계통 질환 발생단계

다(그림 8-4).

1) 작업관련성 근육뼈대계통 질환의 예방

미국의 Johnson & Johnson사는 20년 전부터 종업원의 건강증진을 위해 질병의 진단 및 예방 운동프로그램을 실시하여 업무에 지장이 없는 범위 내에서 근무시간 도중 각자 편한 시간을 골라 예방 운동프로그램을 무료로 사용하게 하여 연간 1천 300백만 달러가 절감되었다고 하였다.

이처럼 미국의 기업주들이 근로자들의 건강증진을 위해 적극적으로 투자하는 이유는 '사원들의 건강이 곧 기업의 건강'이라는 기업의 경제적 효율성을 실감하기 때문이다.

미국 보건 및 인적 서비스부(HHS)의 건강증진 프로그램 내용 조사 발표를 보면 스트레스 관리, 금연 및 절주 운동, 체력증진 프로그램, 체중조절 및 비만관리 프로그램, 요통 예방 프로그램, 성인병 예방 프로그램, 바른 식생활 관리 등 사업장에서 운동프로그램의 목적은 근육뼈대계통 질환자를 1개월 이내에 직장으로 돌아가는 근로자 수를 최대화하고, 통증이 6개월 이상 지속되는 사람들의 수를 최소화하는 데 있다(그림 8-5).

근육뼈대계통 질환 예방을 위한 사업주와 근로자의 역할, 교육 및 훈련, 근육뼈대계통 부담작업 유해요인 조사, 질환자의 조치 등 직업관련성 근육뼈대계통 질환 예방관리 프로그램이 매우 중요하다.

(1) 직업관련성 근육뼈대계통 질환 예방관리 프로그램의 구성요소

① 조직 구성

- 예방관리 프로그램 추진팀
- 역할 분장

② 교육훈련

- 교육대상

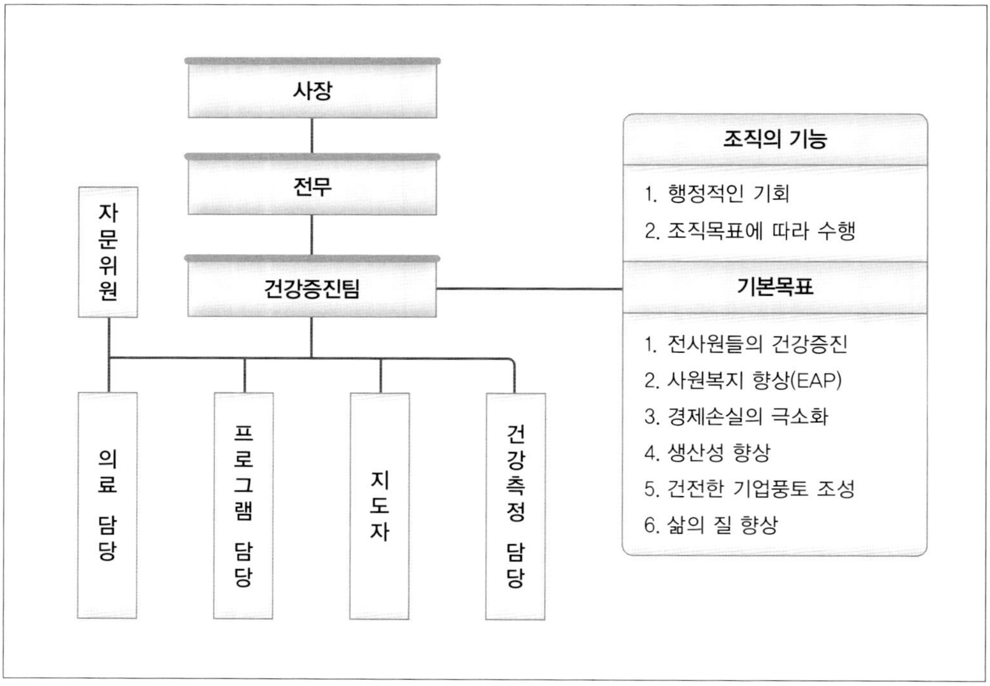

그림 8-5 | 미국 예방 프로그램 조직도

- 교육 내용 및 시간
- 교육 지침

③ 유해요인 관리

- 유해요인 조사
- 유해요인 개선방법
- 개선계획서 작성/시행

④ 의학적 관리

- 증상호소자 관리
- 질환자 관리
- 건강증진 프로그램

⑤ 프로그램 평가

- 평가 시기
- 평가 지표
- 프로그램 보완

⑥ 문서 기록과 보존

- 보존 대상 문서
- 보존기간

(2) 직업관련성 근육뼈대계통 질환 운동프로그램의 과정

① 검사과정

- 사전검사
- 기초체력검사
- 신체구성검사
- 운동부하검사
- 의학검사

② 운동처방과정

- 진단과정에서 얻은 결과 자료를 종합 분석 및 평가하여 운동프로그램 작성

③ 운동지도과정

- 운동프로그램에 따른 운동지도과정

④ 운동프로그램 재조정과정

- 대상자와 정기적 상담
- 기초체력검사
- 운동프로그램의 적정 여부 평가

(3) 산업체 물리치료실

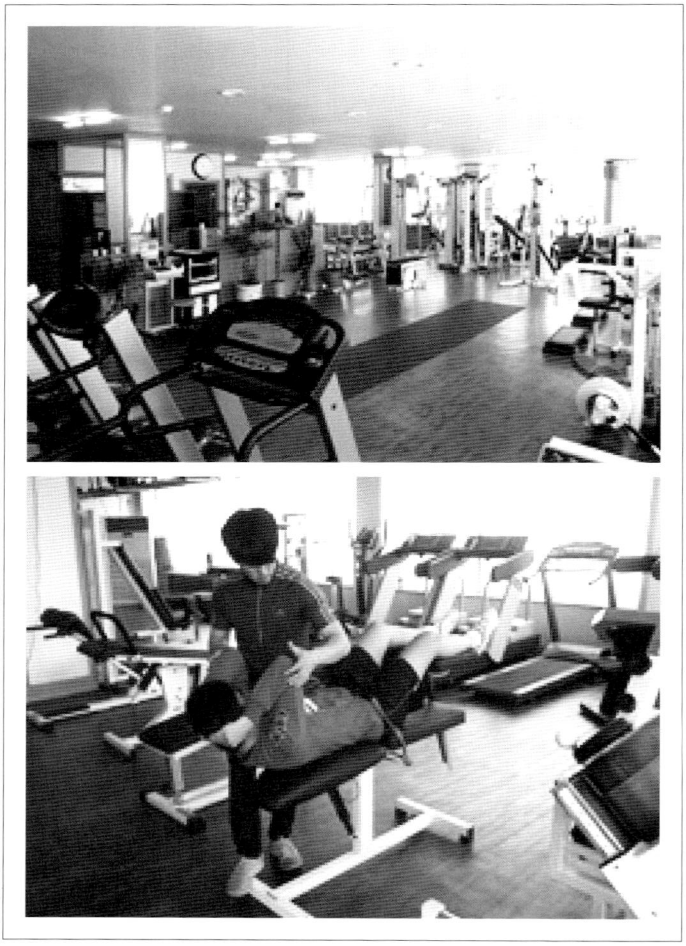

그림 8-6 | 산업체 물리치료실 전경

4. 산업체 물리치료의 발전방향

2014년 고용노동부 발표 자료를 보면 산업구조 및 고용환경의 변화 등으로 비정규직, 외국인, 고령자, 여성 등 산재취약계층 근로자의 증가와 소규모사업장에 대한 대기업의 하도급 증가 등 재해유발 요인은 지속적으로 증가할 것으로 예상하였다. 또한 재해다발위험에 대한 집중관리 등 산재취약계층에 대한 실효성 있는 예방정책사업을 개발하고 행정 역량을 집중하여 재해예방기관 간 역할과 기능 재정립을 통한 예방사업의 재해감소 효과 극대화를 추진하고 산업 및 고용환경의 변화에 따른 새로운 재해유발 요인에 대한 예방기술 개발과 예방 법제도를 개선해야 한다고 하였다.

2015년 안전보건공단의 자료를 보면 근육뼈대계통 질환은 2010년 이후 매년 5천명대 수준으로 근육뼈대계통 질환자가 발생하고 있으며, 특히 장년근로자와 50인 미만 중소규모 사업장에서 근육뼈대계통 질환 예방에 대한 정확한 인식과 체계적 예방활동이 요구된다고 하였다. 또한, 근육뼈대계통 부담작업 보유사업장 3,353개소에 대하여 현재까지 작업환경 개선비용 23,542백만 원을 지원하였으며 사업장의 근육뼈대계통 질환 예방관리 프로그램 수립을 위한 컨설팅 등의 지원에 나서고 있다.

산업체 물리치료사들은 작업관련성 근육뼈대계통 질환 관리 프로그램은 통증중심 관리와 기능중심 관리로 나눌 수 있다.

우리나라의 경우 근육뼈대계통 질환 관리 프로그램은 대부분 통증중심 관리 즉, 관절가동술, 온열치료, 전기치료, 마사지 등 통증을 감소시키는 것에만 초점을 두고 있기 때문에 작업 관련성 근육뼈대계통 질환의 재발을 예방하기에는 다소 어려움이 있다.

작업자의 움직임을 분석하고 예측 요소 확인과 작업 시뮬레이션 등을 통해 원인 요소들을 찾는 기능중심 관리를 함으로써 작업관련성 만성 및 재발성 근육뼈대계통 질환을 예방하는 세계적인 추세를 볼 때 우리나라 산업체 물리치료사의 역할도 통증중심 관리자에서 기능중심 관리자로 변화되어야 한다. 그러므로 산업체 물리치료사들은 근육뼈대계통 질환자의 예방교육 및 조기 치료와 작업관련성 근육뼈대계통 질환의 재발 방지를 위한 인체공학적 작업환경 개선과 지속적인 보건교육을 통해 산업체 근육뼈대계통 질환 관리전문가가 되어야 할 것이다.

5. 연습문제

문항 1

회사 내에서 발생할 수 있는 근육뼈대계통 질환을 예방하고 개선시키기 위해 작업장 내에서 실시하는 의학적 치료의 한 분야로써 근육뼈대계통 질환 발병의 직접적인 원인과 근로자들의 체력과 작업의 숙련도 등 기초 요인을 확인하여 근육뼈대계통 질환자를 조기 치료 및 예방 활동뿐만 아니라 작업장 내에서 운동프로그램 등을 의학적으로 관리하여 건강장해를 예방하거나 최소화하여 작업장 내 인체공학적인 작업환경 개선과 근로자의 올바른 작업자세 교육 및 안전교육 등을 시행하는 물리치료적 활동을 무엇이라 하는가?

문항 2

근육뼈대계통 질환 예방을 위한 유해인자 평가도구는 여러 가지 관찰적 기법이 개발되어 왔다. 1973년 핀란드의 철강회사인 Ovako와 FIOH에 근무하던 카후(karhu)와 핀란드 노동위생연구소의 쿼린카(Kuorinka)에 의해 철강산업에서 작업자들의 부적절한 작업자세를 평가하기 위해 개발된 대표적인 작업자세 평가방법이다.

이 평가도구의 장점은 대표적인 작업을 비디오로 촬영하여 현장에서 작업자들의 작업자세를 빠르고 쉽게 평가할 수 있고 단점은 특정 작업에 분류체계가 국한되어 있어 정밀한 작업자세를 평가하기는 어렵다는 것이다. 근육뼈대계통 질환 예방을 위한 유해인자 평가도구는 무엇인가?

정답: 1 산업체 물리치료 2 Ovako Working posture Analysing System(OWAS)

참고문헌

기도형, 박기현(2005). 작업자세 평가 기법 OWAS, RULA, REBA 비교. 한국안전학회지.

김재영 외(1999). 자동차 조립 작업자들에서 상지근골격계의 인간공학적 작업평가 결과와 자각증상과의 연관성. 예방의학회지.

김치년 외(2008). 핵심산업 보건. 신광출판사.

노안나(2015). 근골격계 질환관련 주요 체크리스트와 사용 특성 및 한계. 인하대학교 석사학위논문.

정동훈, 손병창 역(2007). 치료사를 위한 인간공학. 대학서림.

정민수(2007). 조립 산업에서의 OCRA Checklist와 RULA 비교 평가 연구. 홍익대대학원 석사논문.

참고사이트

고용노동부 http://www.moel.go.kr

대한산업보건협회 http://www.kihazi.or.kr

대한산업안전협회 http://www.safety.or. kr

산업안전보건공단 http://www.kosha.or.kr

CHAPTER 09

학교 물리치료

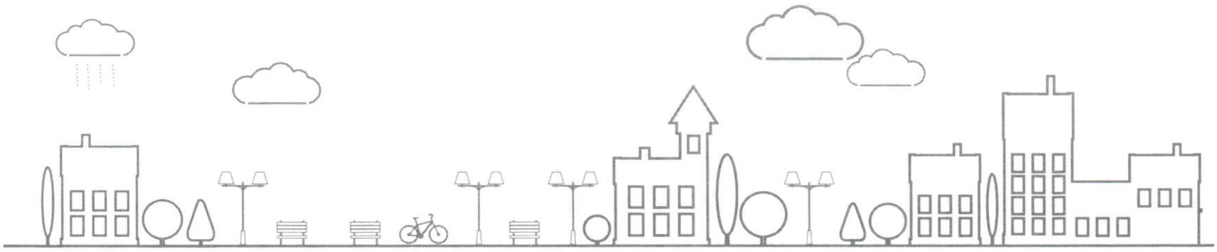

학습목표

1. 학교 물리치료의 정의와 목적을 설명할 수 있다.
2. 학교 물리치료사의 역할에 대해 설명할 수 있다.
3. 학교 물리치료의 발전방향을 이해하고 설명할 수 있다.

핵심용어

- 학교 물리치료
- 학교 물리치료사
- 학교 물리치료실
- 학교보건
- 특수교육대상자

1. 학교 물리치료의 개요

1) 정의

학교 물리치료는 요육실기교사 자격증을 취득한 물리치료사가 특수학교 내에서 물리치료 행위를 하지 못하게 된 이후 '방과 후 치료', '방과 후 학교 바우처' 등의 용어로 사용하고 있었다. 우리나라는 「장애인 등에 대한 특수교육법」 제28조(특수교육관련서비스)와 「장애인 등에 대한 특수교육시행령」 제24조(치료지원)에 의해 학교 내에서 물리치료를 실시하고 있다.

학교 물리치료는 방과 후 저소득층 자녀를 대상으로 물리치료, 작업치료, 언어치료 등 치료지원을 실시하고 있다.

학교에서 실시하고 있는 치료지원 영역과 방법은 특수교육지원센터 및 특수학교 진단 및 평가 팀에서 결정한 내용을 바탕으로 요육실기교사 자격증을 취득한 물리치료사에 의해 실시되고 있다.

특수교육지원센터는 특수교육대상자를 조기 발견하여 진단 및 평가, 특수교육 관련서비스 지원, 정보관리, 특수교육 연수, 순회교육, 교수 · 학습활동 지원 등을 담당한다.

학교 물리치료는 특수교육지원센터에서 실시하는 물리치료 순회교육과 저소득층 자녀를 대상으로 방과 후 활동시간에 실시하는 바우처제도를 활용한 물리치료가 대부분을 차지하고 있다.

학교 물리치료는 재학 중인 아이들에게 방과 후 학교와 연계된 치료교육을 위해 학교 물리치료사에 의해 제한된 움직임 개선과 기능적인 운동증진 및 치료를 실시하는 물리치료를 말한다.

2) 목적

학교는 건강증진사업을 제공하는 데 가장 편리한 집단이다. 학교교육과정 속에 보건교육을 포함할 수 있기 때문에 건강증진사업 수행이 가장 용이한 곳이다. 또한 학생과 교직원의 건강을 유지 및 증진하며 보건에 관한 지식을 제공하고 스스로 건강한 생활습관을 길러 관리할 수 있게 한다. 그러므로 안전한 학교 환경을 조성하여 학습능률을 향상시키는 학교보건교육은 매우 중요하다.

각 국가들은 자국의 보건의료체계와 필요성에 따라 학교보건교육을 실시하고 있다. 미국과 일본의 경우는 학생 신체검사를 시행하고 있으며 영국은 보건교육 위주의 학교보건교육을 실시하고 있다.

학교보건교육의 대상자인 학생은 이 기간이 일생동안 가장 건강하고 질병 발생률이 낮은 시기이므로 치료보다는 질병 예방과 건강한 체질 개발 및 올바른 자세나 체형을 만들기 위한 좋은 건강습관을 길러주는 것이 중요하다. 하지만 이 시기에 질병을 앓고 있는 학생은 감당하기 어려운 신체적 · 정신적 · 사회적 상처를 받게 되므로 학습능력과 학업 성취도에도 영향을 끼치게 된다. 그러므로 학교 물리치료의 목적은 학생 및 교직원의 건강증진 및 유지를 위해 질병, 사고, 선천적 기형 등 다양한 문제를 스스로 해결할 수 있도록 도와주며 또한 장애 아동의 건강 및 기능을 회복하여 교육활동과 학교생활에 적극적으로 참여할 수 있도록 하는 것이다.

3) 필요성

학교보건(school health)이란 교직원과 학생들의 건강을 유지 및 증진하고 보건에 관한 올바른 건강지식을 제공하여 건강한 생활습관을 길러 스스로 건강을 관리할 수 있게 하여 학습능률을 향상시키는 보건활동을 말한다.

미국은 모든 주에서 만성질환을 앓고 있는 청소년이 새로운 운동을 시작하거나 특별활동으로 전문적인 체육 과목을 시작할 때 주치의로부터 운동 전 신체검사(preparticipation examination) 확인서를 받아오도록 하여 운동 가능한 종목과 범위, 강도 등을 결정하여 사고를 예방하고 있다. 최근에는 기존의 양호실의 개념을 강화하여 의사, 심리학자, 사회복지사 등이 방문하여 1차 의료서비스와 상담을 수행할 수 있는 학교보건센터(school-based health center)를 설치 운영하는 학교가 점점 늘고 있다.

영국은 양호교사가 학생의 건강검사와 건강평가를 실시하고 이상이 있을 경우 의사에게 의뢰한다. 입학 전 신체검사(school entry examination, SEM)는 전교생을 대상으로 하는 방법(routine SEM)과 일부 건강에 문제가 있다고 판단되는 학생만 신체검사를 실시하는 선택적 방법(selective SEM)을 병용하고 있다.

우리나라는 1951년 신체검사규칙을 제정하고 신체검사와 전염병 예방 위주의 학교보건사업을 실시하였다. 1967년 「학교보건법」과 1969년 「학교보건법 시행령」이 제정되면서 학교보건의 개념이 학교 주변의 교육환경과 학교급식을 포함하는 범위까지 확대되기 시작하였다.

현재 우리나라는 학생과 교직원의 건강을 보호 증진함을 목적으로 하는 「학교보건법」을 두고 있다.

「학교보건법」 제2조에 "건강검사란" 신체의 발달상황 및 능력, 정신건강 상태, 생활습관, 질병의 유무 등에 대하여 조사하거나 검사하는 것을 말한다. 〈개정 2008.3.21., 2012.1.26., 2012.3.21.〉

제11조(치료 및 예방조치 등)에서 학교의 장은 제7조에 따른 건강검사의 결과 질병에 감염되었거나 감염될 우려가 있는 학생에 대하여 질병의 치료 및 예방에 필요한 조치를 하여야 하며, 제7조제1항에 따라 학생은 제2조제1호의 정신건강 상태를 검사한 결과에 따라 학생 정신건강증진을 위한 다음 각 호의 조치를 하여야 한다. 〈신설 2013.12.30.〉

- 학생 · 학부모 · 교직원에 대한 정신건강증진 및 이해 교육
- 해당 학생에 대한 상담 및 관리
- 해당 학생에 대한 전문상담기관 또는 의료기관 연계
- 그 밖에 학생 정신건강증진을 위하여 필요한 조치

학생의 질병 치료와 예방을 수행하기 위해서 「학교보건법」 제15조(학교에 두는 의료인 · 약사 및 보건교사)에 학교에는 대통령령으로 정하는 바에 따라 학생과 교직원의 건강관리를 지원하는 「의료법」 제2조제1항에 따른 의료인과 「약사법」 제2조제2호를 담당하는 보건교사를 둔다. 다만, 대통령령으로 정하는 일정 규모 이하의 학교에는 순회 보건교사를 둘 수 있다.

국민의 건강을 회복 및 증진시키기 위해서는 많은 시간과 노력 그리고 경제적인 뒷받침이 필요하다. 어떤 문제가 발생한 후의 치료보다는 예방이 절대적으로 중요하다.

성인들은 이미 잘못된 건강습관 때문에 질병예방을 위한 습관을 변화시킨다

는 것이 매우 어렵다. 하지만 학령기는 성장발달이 활발한 시기이기 때문에 정확하고 과학적인 건강 지식을 제공함으로써 좋은 건강습관을 길러주어 올바른 자세와 체형을 만들어 준다면 질병을 조기에 발견하여 장애를 예방함은 물론 건강에 대한 긍정적인 태도를 형성하고 건강한 생활습관을 갖도록 하는 것이 성인이 된 후 잘못된 습관을 변화시키는 것보다 훨씬 더 효과적이다.

학교 물리치료제도가 필요한 이유는 학교 환경 속에서 학생들의 신체적 문제점을 파악하여 학교 상황에 적합한 개별화된 보건교육과 치료 중재를 제공할 수 있기 때문이다. 학교보건 문제는 유치원 및 학교 내에 있는 치료지원과 방과 후 치료지원, 바우처제도를 활용한 치료지원 등 학교 물리치료를 활성화할 수 있는 치료 프로그램을 통하여 해결하여야 한다.

2. 학교 물리치료의 역할

학교보건교육이 중요한 이유는 학생과 학생 가족은 물론 지역사회로까지 영향을 미칠 수 있고 선생님에 대한 건강증진 교육은 건강에 대한 긍정적인 태도를 형성하고 사기를 진작시켜 수업의 질을 높이며 건강에 대한 긍정적인 영향을 미칠 수 있기 때문이다.

만성질환 문제를 해결하기 위해서는 문제 발생 후의 치료보다는 예방교육이 중요하다.

질병예방을 의해서는 그 원인을 알고 스스로 건강에 대한 여러 가지 정확하고 과학적인 정보와 올바른 자세와 행동을 실천하도록 해야 한다. 하지만 성인들은 이미 나쁜 생활습관으로 질병을 예방하기가 쉽지 않기 때문에 학생을 대상으로 건강한 생활습관을 갖도록 교육하는 것이 훨씬 더 효과적이다.

학교는 학교교육과정 속에 보건교육을 포함시켜 학생들에게 체계적이며 과학적인 건강지식을 제공함으로써 건강에 대한 올바른 생활습관과 긍정적인 태도와 행동을 실천할 수 있도록 건강증진사업을 하는 데 가장 편리한 집단이므로 학교에서의 보건교육은 반드시 필요하다.

초등학생들의 학년별 보건교육 내용 요구도를 보면 2학년은 안전사고 예방교육, 4학년은 시력증진교육과 안전사고 예방교육, 5학년은 비만 예방교육, 6학년은 시력증진교육과 비만 예방교육, 집단 따돌림 예방교육, 학교폭력 예방교육, 척추측만 예방교육 순으로 가장 많았다.

학교보건사업의 목적을 이루기 위해서는 전문지식과 기술을 갖춘 보건교사와 물리치료사를 중심으로 학교장과 교직원, 학부모와 학생이 학교 현장에서 보건활동에 적극적으로 참여하는 것이 중요하다.

학교보건인력은 학생 상담과 보건교육, 학교 보건행정가, 학교 건강문제, 학교환경 평가자, 학교보건사업 관리자로서의 다양한 역할을 수행한다.

학교 물리치료실은 학생들과 교직원을 대상으로 학교환경 안전관리, 학교보건교육, 건강관리교육 등 학생과 교직원의 건강증진을 향상시키고 장애학생들의 불편함을 최소화하여 학교활동에 적극적으로 참여할 수 있도록 훈련 및 교육시키는 장소이다. 또한 학생과 교직원의 응급처치 등이 신속히 이루어질 수 있도록 다른 용도와 병행하여 사용되지 않도록 하며 학교구성원 모두가 쉽게 찾을 수 있게 이용이 편리한 장소에 위치하여야 한다.

학교 물리치료사는 학령기 동안에 발생할 수 있는 여러 가지 신체적 문제를 예방하고 치료하며 면담, 상담, 집단지도 등 학생 및 교직원의 건강관리교육 등의 역할을 수행한다. 특히 장애학생이 불편없이 독립적인 학교생활과 교육활동에 적극적으로 참여할 수 있도록 학교환경을 개선하고 학생과 교직원에게 적절한 물리치료를 받을 수 있도록 하며 학교보건사업에 조정자 및 지도감독의 역할을 해야 한다.

1) 학교 물리치료 진단 및 평가

(1) 기초 자료 수집

학생건강기록부, 상담일지, 각종검사결과, 신체검진 등 기초건강검진 자료 및 비만관리 자료 등을 수집한다.

(2) 신체 기능평가 자료 수집

① 통증 평가

통증의 형태와 질에 따라 신경통, 혈관통, 근육통 등으로 구분하고 통증 부위 및 강도, 지속시간 및 주기 등을 평가한다.

② 운동범위 평가

능동운동범위와 수동운동범위를 평가한다.

③ 근력평가

등척성 저항운동을 이용하여 근육의 손상이나 약증을 평가한다.

④ 균형능력 평가

앉은 자세에서 일어서기, 선 자세에서 앞으로 팔을 뻗쳐 내밀기, 바닥에 있는 물건 집어 올리기, 제자리에서 한 바퀴 돌기, 발판 위에 발을 교대로 올리기, 한 발로 서기 등을 통해 균형능력을 평가한다.

⑤ 일상생활동작 평가

기본적 일상생활동작과 수단적 일상생활동작으로 평가할 수 있다. 기본적 일상생활동작은 의사소통, 화장실 사용, 목욕 및 개인위생, 화장하기, 옷 입기, 식사하기 등 자신의 신체를 돌보는 방법을 평가하고 수단적 일상생활동작은 가정관리, 사회기술, 문제해결능력, 지역사회 생활기술, 안전관리 등 쇼핑 및 생활도구 사용 등이 포함된다.

⑥ 보행 및 자세 평가

정상보행과 병적보행을 비교하여 원인을 파악하고 문진과 시진을 통하여 척추의 변형을 포함한 나쁜 자세를 진단하여 신체 변형을 예방한다.

예) 자세 평가 측정방법

- 설문검사(문진)
  - 척추나 허리 부위가 지속적으로 아픈 적이 있습니까?
  - 자신의 척주부위 중에서 뒤틀리거나 휘는 증상이 있습니까?

■ 시각검사(시진)

- 어깨가 좌우평형을 이루는지 검사한다.
- 골반이 좌우평형을 이루는지 검사한다.
- 골반의 전후 기울기를 검사한다.
- 다리가 바깥쪽이나 안쪽으로 휘거나 틀어졌는지 검사한다.
- 척주가 휘어 있는지 검사한다.
- 경추 기울기를 검사한다.

⑦ **비만평가**

체지방 자동측정장비를 이용하여 체중조절 필요량, 체성분 구성도, 근육량, 지방량, 체지방률 등의 결과로 비만평가 등급을 알 수 있다.

⑧ **심폐지구력 평가**

왕복 오래달리기, 오래 걷기, 스텝검사 등 심박수 측정 장비를 이용하여 심박수 변화와 정확한 운동량 및 신체 운동강도를 파악하기 위해 실시한다.

2) 「장애인 등에 대한 특수교육법」 주요 내용

2007년 5월 25일 법률 제8483호로 제정 · 공포된 특수교육에 대한 법률이다. 이 법률로 인하여 1977년 12월 31일에 법률 제3043호로 제정되었던 「특수교육진흥법」은 폐지되었다.

(1) 목적

「교육기본법」 제18조에 따라 국가 및 지방자치 단체가 장애인 및 특별한 교육적 요구가 있는 사람에게 통합된 교육 환경을 제공하고 생애주기에 따라 장애유형 · 장애 정도의 특성을 고려한 교육을 실시하여 이들의 자아실현과 사회통합을 목적으로 한다.

(2) 용어 정의

① "특수교육"이란 특수교육대상자의 교육적 요구를 충족시키기 위하여 특성

에 적합한 교육과정 및 제2호에 따른 특수교육 관련서비스 제공을 통하여 이루어지는 교육을 말한다.

② "특수교육 관련서비스"란 특수교육대상자의 교육을 효율적으로 실시하기 위하여 필요한 인적 · 물적 자원을 제공하는 서비스로서 상담지원 · 가족지원 · 치료지원 · 보조인력지원 · 보조공학기기지원 · 학습보조기기지원 · 통학지원 및 정보접근지원 등을 말한다.

③ "특수교육대상자"란 제15조에 따라 특수교육을 필요로 하는 사람으로 선정된 사람을 말한다.

④ "특수교육교원"이란 「초 · 중등교육법」 제2조제4호에 따른 특수학교 교원자격증을 가진 자로서 특수교육대상자의 교육을 담당하는 교원을 말한다.

⑤ "보호자"란 친권자 · 후견인, 그 밖의 사람으로서 특수교육대상자를 사실상 보호하는 사람을 말한다.

⑥ "통합교육"이란 특수교육대상자가 일반학교에서 장애유형 · 장애정도에 따라 차별을 받지 아니하고 또래와 함께 개개인의 교육적 요구에 적합한 교육을 받는 것을 말한다.

⑦ "개별화교육"이란 각급학교의 장이 특수교육대상자 개인의 능력을 계발하기 위하여 장애유형 및 장애특성에 적합한 교육목표 · 교육방법 · 교육내용 · 특수교육 관련서비스 등이 포함된 계획을 수립하여 실시하는 교육을 말한다.

⑧ "순회교육"이란 특수교육교원 및 특수교육 관련서비스 담당 인력이 각급학교나 의료기관, 가정 또는 복지시설(장애인복지시설, 아동복지시설 등을 말한다. 이하 같다) 등에 있는 특수교육대상자를 직접 방문하여 실시하는 교육을 말한다.

⑨ "진로 및 직업교육"이란 특수교육대상자의 학교에서 사회 등으로의 원활한 이동을 위하여 관련 기관의 협력을 통하여 직업재활훈련 · 자립생활훈련 등을 실시하는 것을 말한다.

⑩ "특수교육기관"이란 특수교육대상자에게 유치원 · 초등학교 · 중학교 또는 고등학교(전공과를 포함한다. 이하 같다)의 과정을 교육하는 특수학교 및 특수학급을 말한다.

⑪ “특수학급”이란 특수교육대상자의 통합교육을 실시하기 위하여 일반학교에 설치된 학급을 말한다.

(3) 특수교육대상자

시각장애, 청각장애, 정신지체, 지체장애, 정서 · 행동장애, 자폐성 장애(이와 관련된 장애를 포함), 의사소통장애, 학습장애, 건강장애, 발달 지체, 그 밖에 대통령령으로 정하는 장애를 가진 사람 중 특수교육을 필요로 하는 사람으로 진단 · 평가된 사람을 말한다.

(4) 특수교육대상자 선정

교육장 또는 교육감이 제16조제1항에 따른 진단 · 평가결과를 기초로 하여 고등학교 과정은 교육감이 시 · 도 특수교육운영위원회의 심사를 거쳐, 중학교 과정 이하의 각급학교는 교육장이 시 · 군 · 구 특수교육운영위원회의 심사를 거쳐 이를 결정한다.

(5) 특수교육 관련서비스

① 교육감은 특수교육대상자와 그 가족에 대하여 가족상담 등 가족지원을 제공하여야 한다.

② 교육감은 특수교육대상자가 필요로 하는 경우에는 물리치료, 작업치료 등 치료지원을 제공하여야 한다.

③ 각급학교의 장은 특수교육대상자를 위하여 보조인력을 제공하여야 한다.

④ 각급학교의 장은 특수교육대상자의 교육을 위하여 필요한 장애인용 각종 교구, 각종 학습보조기, 보조공학기기 등의 설비를 제공하여야 한다.

⑤ 각급학교의 장은 특수교육대상자의 취학 편의를 위하여 통학차량 지원, 통학비 지원, 통학 보조인력의 지원 등 통학 지원 대책을 마련하여야 한다.

⑥ 각급학교의 장은 특수교육대상자의 생활지도 및 보호를 위하여 기숙사를 설치 · 운영할 수 있다. 기숙사를 설치 · 운영하는 특수학교에는 특수교육대상자의 생활지도 및 보호를 위하여 교육부령으로 정하는 자격이 있는 생활지도원을 두는 외에 간호사 또는 간호조무사를 두어야 한다. 〈개정

2008.2.29., 2013.3.23., 2013.4.5.〉

⑦ 제6항의 생활지도원과 간호사 또는 간호조무사의 배치기준은 국립학교의 경우 교육부령으로, 공립 및 사립 학교의 경우에는 시 · 도 교육규칙으로 각각 정한다. 〈신설 2013.4.5.〉

⑧ 각급학교의 장은 각급학교에서 제공하는 각종 정보(교육기관에서 운영하는 인터넷 홈페이지를 포함한다)를 특수교육대상자에게 제공하는 경우 특수교육대상자의 장애유형에 적합한 방식으로 제공하여야 한다. 〈개정 2013.4.5.〉

⑨ 제1항부터 제8항까지의 규정에 따른 특수교육 관련서비스의 제공을 위하여 필요한 사항은 대통령령으로 정한다. 〈개정 2013.4.5.〉

⑩ 대학의 장은 장애학생 지원을 심의 · 결정하기 위하여 특별지원위원회를 설치 · 운영해야 하며, 장애학생의 교육 및 생활에 관한 지원을 총괄 · 담당하는 장애학생지원센터를 설치 · 운영해야 한다. 다만 장애학생이 재학하고 있지 않거나 장애학생 수가 10명 미만인 대학 등은 특별지원위원회와 장애학생지원센터 대신 장애학생 지원부서 또는 전담직원을 둘 수 있다.

⑪ 대학의 장은 장애학생을 위하여 각종 학습보조기기 및 보조공학기기, 교육보조인력 배치, 취학편의, 정보접근 등을 지원해야 하며, 해당 내용을 학칙에 규정해야 한다.

3. 학교 물리치료 프로그램

국내 · 외 학교 물리치료 운영 실태를 보면 미국은 물리치료를 초기에 학교에서부터 시작하였고 장애인교육법(individuals with disabilities education act, IDEA)이 개정되면서 장애 학생에 대한 물리치료 서비스뿐만 아니라, 학교활동에 대한 중재도 제공하고 있다.

현재 우리나라 학교에서 실시하는 물리치료는 방과 후 활동시간에 실시하는 물리치료와 특수교육지원센터에서 순회교육을 통한 물리치료, 바우처 활동을 통한 물리치료가 대부분을 담당하고 있다.

우리나라 학교에서 실시할 수 있는 물리치료의 법적 근거는 「장애인 등에 대한 특수교육법」 시행에 따라 특수교육지원센터와 특수학교 진단 및 평가 팀의 결정에 의해 물리치료의 지원 범위와 방법이 결정된다.

특수교육은 특수교육대상자의 교육적 요구를 만족시키기 위하여 특수교육대상자의 특성에 적합한 교육과정과 상담지원, 가족지원, 치료지원, 보조인력지원, 보조공학기기지원, 학습보조기기지원, 통학지원, 정보접근지원 등 관련서비스를 제공하여야 한다.

특수교육대상자를 배치 받은 일반 학교의 장은 특수교육대상자가 장애 유형과 장애 정도에 따라 차별 없이 일반 학생과 함께 개개인의 교육적 요구에 적합한 교육을 받기 위해 교육과정 조정, 보조인력의 지원, 학습보조기기의 지원, 교원연수 등을 포함한 통합교육계획을 수립 · 시행하여야 한다.

학교 물리치료는 학생들의 신체적 문제점을 파악하여 학교 상황에 적합한 교육과 치료 중재를 제공하고 장애 학생과 비장애 학생이 동등하게 교육적인 욕구를 충족할 수 있도록 학교 내에서 발생할 수 있는 다양한 신체적 문제를 예방하고 치료하여야 한다.

학교 물리치료실은 학교 보건봉사와 건강관리 교육 등 학생의 학교활동을 지원하며 학생 및 교직원들의 건강증진을 돕고, 장애학생들이 학교활동에 보다 편리하게 참여할 수 있도록 학교생활동작을 훈련시키고 교육시키는 장소이다(그림 9-1).

학교 물리치료사는 교사에게 학생의 요구에 대한 의견을 제시하고 치료에 필요한 기구 및 장비를 점검하고 학기별 또는 학년별 운동프로그램을 제공한다. 또한, 학생과 교직원에게 응급처치, 근육뼈대계통 및 신경계통 질환에 대한 관리 및 예방, 올바른 보행 및 자세 평가교육을 실시하며 장애 학생 관리 및 지원 등 학생들이 학교활동에 적극 참여할 수 있도록 한다.

학교 물리치료사는 장애 학생에게 가장 적합한 물리치료 검사 및 평가와 물리치료 프로그램을 담임교사, 학부모, 특수교사와 함께 계획하고 교직원 및 학생들에게 신체기능 검사 및 교정을 위한 치료, 관절기능 검사, 폐기능 평가, 근력 및 지구력 증진운동, 움직임을 향상시킬 수 있는 대근육 운동, 자세 및 균형 개선, 적절한 보조도구의 사용, 근육뼈대계통 질환에 대한 물리치료적 중재, 일상생활과 자기관

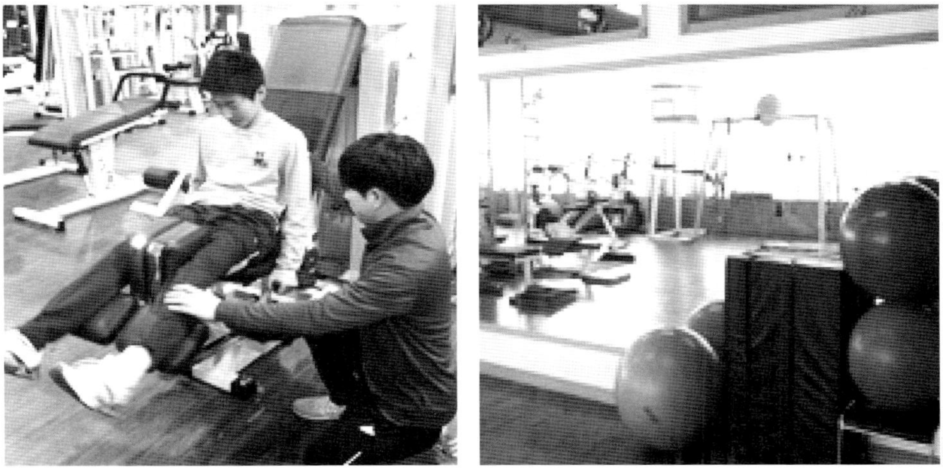

그림 9-1 | 학교 물리치료실 전경

리를 위한 기능평가, 치료적 운동, 마사지, 전기치료 등의 물리치료를 제공한다.

학교 물리치료 목표는 학기별, 학년별 장기 및 단기 목표를 설정하고 물리치료에 필요한 보조기구 등을 이용하여 장애학생이 수업 및 학교생활에 적극 참여할 수 있도록 한다.

학교 물리치료의 범위는 학생들이 가능한 한 독립적으로 학교생활을 할 수 있도록 도움을 주는 것이다.

학교 물리치료 평가는 학생의 장애가 학교 활동에 참여하는 데 어느 정도 영향을 미치는가에 대하여 기록한다.

4. 학교 물리치료의 발전방향

의료 선진국들 대부분은 학교보건의 중요성이 점차 강화되고 있다. 신체검사 항목을 강화시키는 수준이 아니라 학교구성원의 건강증진과 보건교육의 필요성을 높게 평가하여 그 실천을 강조하고 있다. 하지만 우리나라에서 보건교육은 간단한 신체검사와 함께 형식적으로 시행하는 것이 보통이었다. 이제 우리나라도 학교보건의 중요성을 인정하고 국가적 차원에서 적극적인 투자를 해야 한다고 생각한다.

질환으로 병원을 방문하는 학생 환자만 진료하는 것이 아니라 학교보건 관련 정책의 결정과정에서 학교보건에 대한 전문가 집단을 만들어 적극 참여하고, 관련 사회단체도 필요시 이들을 교육할 수 있어야 한다. 또한 학교 내 건강관련 위원회에 적극 참여하여 교직원들과 학생들이 건강증진 업무와 보건교육에 좀 더 능동적으로 참여하여야 한다.

학교는 학생을 가르치는 교육단체이기 때문에 질병에 관한 지식과 건강한 생활습관을 가르쳐 건강한 삶을 살 수 있도록 하는 교육이 쉬우므로 학교 물리치료를 통한 보건교육 및 운동프로그램 등을 제공하여 건강에 대한 지식과 정보를 가족으로까지 확대하는 건강관리 효과도 기대할 수 있어 학교보건 대상자 건강관리는 국민 전체의 건강수준과 직결되기 때문에 매우 중요하다. 그러므로 학교 물리치료사는 학교구성원들의 건강요구에 더 효과적으로 대처하기 위하여 학부모 및 지역사회와 함께 학교 보건프로그램(학교 물리치료)에 적극적으로 참여하여 학생 및 교직원의 건강을 증진시켜야 한다.

또한 학교 물리치료는 교직원 및 장애 학생과 일반 학생의 독립적인 학교생활을 위하여 근육뼈대계통 질환과 신경계통 질환에 대한 예방교육과 치료를 제공하는 것으로 학교 물리치료사는 이를 실행하는 전문가로서 학생들이 학교 교육을 잘 받을 수 있도록 질병의 치료 및 예방에 필요한 조치를 지원하는 학교의 구성원으로서의 역할을 할 수 있을 것이다.

이미 미국이나 유럽의 선진국에서는 모든 학교에 물리치료사를 고용하여 학교에서부터 질환을 예방하고 장애를 치료하는 학교 물리치료를 실시하고 있다.

5. 연습문제

문항 1

우리나라는 「장애인 등에 대한 특수교육법」 제28조(특수교육관련서비스)와 「장애인 등에 대한 특수교육시행령」 제24조(치료지원)에 의해 학교 내에서 물리치료를 실시하고 있다. 학교에서 실시하고 있는 치료지원 영역과 방법은 특수교육지원센터와 특수학교 진단 및 평가 팀에서 결정한 내용을 물리치료사가 실시하고 있다. 학교 물리치료는 저소득층 자녀를 대상으로 방과 후 활동시간에 물리치료, 작업치료, 언어치료 등을 치료지원한다. 다음 중 방과 후 학교 물리치료의 대부분을 차지하고 있는 이 제도는 무엇인가?

① 바우처제도　② 학교 보건교육제도
③ 학교 건강증진제도　④ 학생 신체검사
⑤ 자립생활지원

문항 2

특수교육대상자란 시각장애, 청각장애, 정신지체, 지체장애, 정서 · 행동장애, 자폐성 장애, 의사소통장애, 학습장애, 건강장애, 발달 지체, 그 밖에 대통령령으로 정하는 장애를 가진 사람 중 특수교육을 필요로 하는 사람으로 진단 · 평가된 사람을 말한다. 시 · 도 특수교육운영위원회의 심사를 거쳐 고등학교 과정에 있는 특수교육대상자를 결정하는 사람은?

① 교육장　② 시 · 도지사
③ 교육감　④ 교육부총리
⑤ 보건복지부장관

정답: 1 ① 2 ③

참고문헌

권혜정(2011). 가정 · 방문물리치료 및 학교물리치료의 필요성 및 유형실태에 대한 조사연구. 대한물리치료과학회지.

김혜경(2007). 우리나라 학교보건교육의 현황과 관제. 보건교육건강증진학회지.

박은옥 외(2005). 학교보건교육 현황 및 개선 방안. 한국학교보건학회지.

윤순영(1999). 외국의 학교보건교육 동향. 한국학교보건학회지.

이규영(2006). 보건교육 실태 및 내용 요구도 조사. 한국학교보건학회지.

참고사이트

교육부 http://www.moe.go.kr

장애인 등에 대한 특수교육법(2013). 법률 제 12127호

학교보건법(2013). 법률 제 12131호

CHAPTER 10

기타 지역사회 물리치료

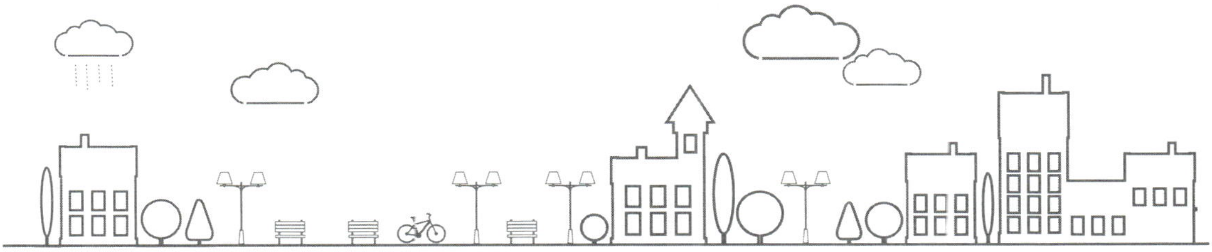

학습목표

1. 낮 병원의 의미와 범위에 대해 이해할 수 있다.
2. 장애인복지시설의 범위와 종류에 대해 이해할 수 있다.
3. 노인복지시설의 종류와 유형에 대해 이해할 수 있다.
4. 군진 물리치료의 범위와 목적에 대해 이해할 수 있다.

핵심용어

- 낮 병원
- 장애인복지시설
- 노인복지시설
- 군진 물리치료

1. 낮 병원

1) 정의

낮 병원은 병원의료를 받는 사람이 사회복귀 혹은 집으로의 복귀를 위해 낮 시간 동안에는 병원 프로그램을 실시하고 병원 치료프로그램을 마치면 집으로 돌아가는 형태의 의료시스템을 말한다. 미국 등 몇몇 국가에서는 day hospital로 불리며 입원치료에 따른 장점과 외래치료에 따른 장점을 접목한 형태이다. 낮 시간 동안에 재활 프로그램 등에 참여하여 치료를 하는 출퇴근 형태의 입원치료이다. 낮 병원 외에 비슷한 형태로는 저녁 병원, 밤 병원, 주말 병원 등이 있다. 이러한 형태 중 가장 일반적인 형태가 낮 병원이다.

낮 병원은 정신과 환자들을 대상으로 하여 1932년 러시아에서 시작되었으며, 1946년에 영국에서 뇌졸중을 비롯한 노인성 질환을 가진 환자들을 대상으로 시작되었고 그 후 사회적 관심과 더불어 근래 들어서는 1,300여 개 이상의 낮 병원이 운영되고 있다. 미국의 경우 정신과 낮 병원이 1948년에 시작되어 1973년에는 신체 장애 환자를 대상으로 한 낮 병원이 설치되어 운영되고 있다.

2) 목적 및 필요성

일반적으로 병원에서의 입원생활은 사회로부터의 완전한 분리와 함께 의료비 부담도 크다. 이러한 부분에 대한 한 가지 해결방안으로 낮 병원이 실시되었다. 낮 병원은 집이나 지역사회로 복귀하기 전 사회구성원으로서 대인관계를 적절히 유지하며 증상 및 상태를 관리 · 치료하기 위해 실시한다. 뇌졸중 환자의 경우 병원에서 입원치료 후 더 이상 입원을 하기 어렵거나 가정이나 사회복귀를 위해 독립적인 활동 및 생활과 사회에 잘 적응하기 위해 실시된다.

3) 장점 및 단점

(1) 장점

낮 병원은 입원치료와 외래치료의 장점을 합쳐놓은 형태로 입원치료의 집중적

치료와 외래치료의 사회와의 관계 형성에 있어서 이로운 점이 있다. 또한 다양한 치료 프로그램을 통해 여러 가지 직 · 간접적 경험을 할 수 있으며 그로 인해 집이나 지역사회로 복귀하는 데 도움을 줄 수 있다. 의료비의 부담은 입원치료가 외래치료에 비해 훨씬 높다. 하지만 집중적 치료 및 전문적 의료 관리를 할 수 있는 장점이 있다. 낮 병원은 입원치료에 비해 이러한 의료비의 부담을 상대적으로 줄여 주며 입원치료의 장점을 살려 집중적인 치료 및 다양한 치료를 적용할 수 있다. 낮 병원은 입원치료 후 환자의 상태가 양호하거나 호전되었을 때 실시하는 경우가 일반적이므로 입원치료 후 연속적인 치료 관리가 되어 질병에 대한 재발이나 부작용을 줄일 수 있는 장점도 있다.

(2) 단점

낮 병원은 입원치료에 비해서는 의료비가 적게 들지만 외래치료에 비해서는 의료비의 부담이 더 높다. 낮 병원은 질병의 회복과정에서 실시하게 되는 프로그램으로 재발이나 2차적 손상이 있을 시에는 중도탈락률이 높게 나타난다. 또한 질병 회복 과정에서 위험한 환경적 요인으로부터 환자를 완전히 분리 · 보호를 할 수 없어 추가적 손상이 발생하기 쉬우며 인위적이고 보호적 환경에서 다양한 프로그램을 통해 여러 경험들을 하게 되므로 기능의 감소가 발생할 수 있다.

4) 낮 병원의 분류

(1) 주간치료 프로그램

주간치료 프로그램은 질병에서 회복하는 환자가 지역사회로의 복귀 또는 직장으로의 복귀를 위하여 회복기에 여러 가지 사회 환경에 적응할 수 있도록 실행하는 치료 프로그램이다. 환자 각자의 사회생활과 직업적 특성 등을 고려하여 환자 개인의 기능과 특징에 초점을 맞춰 접근하는 치료 프로그램의 한 형태이다.

(2) 주간보호 프로그램

주간보호 프로그램은 질환이 재발할 가능성이 높은 환자나 만성질환자, 스스로 혼자 일상생활을 하기 힘든 환자들을 대상으로 실시하는 프로그램이다. 낮 시간 동안 환자를 보호하여 더 큰 손상 및 일상생활을 더 좋게 영위하기 위해 정신사회적 프로그램과 지속적 치료 서비스를 환자에게 제공함으로써 가정 등에서 일상생활을 쉽게 영위하고 환자의 가족에게는 환자 보호 및 요양의 부담을 덜어 주기 위해 실시하는 보호 서비스 프로그램이다.

(3) 주간보호센터

주간보호센터는 입원치료 등의 집중적인 치료와 보호가 필요하지 않은 환자들 중 낮 시간 동안 가정에서 환자에 대한 돌봄과 관리가 힘든 경우에 이용하는 시설로 병원과 분리된 독립적인 시설을 말한다. 프로그램은 환자들에게 치료를 비롯한 사회구성원으로서의 역할을 할 수 있는 프로그램이 주가 되며, 물리치료 및 작업치료, 언어치료 등의 재활 프로그램, 사회기술훈련 등이 프로그램에 포함된다.

(4) 정신보건센터

정신보건센터는 정신보건에 관한 지식 보급과 조사연구 및 복잡하고 곤란한 상담과 지도, 보건소에 대한 기술지도나 연수 업무를 담당하는 시설이다. 각 시 · 도의 보건소는 지역정신보건활동을 위해 정신보건센터를 설치할 수 있으며, 경우에 따라 단기 입원 병상을 가질 수도 있다. 일반적으로 주간치료와 비슷한 프로그램과 서비스를 제공하지만 수가 적어 구성이 빈약하고 지역의 진료기관 및 병원과의 연계 네트워크 등이 부족한 실정이며, 그로 인해 정상적인 진료체계를 가지지 못하고 있다.

5) 낮 병원의 구성

(1) 낮 병원 대상자

- 병원에서 퇴원 직후 증상 안정에 있는 환자
- 환자 가족들의 사정 등으로 가정에서 낮 시간 동안 돌봄을 받기 어려운 환자

6) 낮 병원의 프로그램

낮 병원 프로그램은 일반적으로 월요일부터 금요일까지 주 5일로 운영된다. 환자들이 오전에서 오후까지 병원에 상주하면서 물리치료 · 작업치료 · 언어치료 및 재활간호 전문가들과 함께 재활의학 전문의를 중심으로 프로그램이 운영이 된다. 기본적으로 낮 병원 프로그램은 대상자가 원활한 일상생활을 통해 더 높은 수준의 사회생활을 영위할 수 있게 기본 사회기술훈련과 직업재활훈련, 취미와 여가생활훈련 등을 포함하고 있다. 미술치료, 원예치료, 오락치료, 요리 프로그램 및 특수체육 프로그램 등을 환자와 병원의 상황에 맞게 운영한다. 기본 사회기술훈련에는 의사소통훈련, 감정조절훈련 및 인간관계훈련, 금전관리, 자기관리 등이 포함되어 있다. 직업재활훈련에는 인지재활, 사회기술 훈련 및 직업적성 평가 등이, 취미와 여가생활훈련에는 운동과 취미, 여행 등의 프로그램이 포함되어 있다. 앞서 언급한 전문가들의 전문적 치료와 함께 여러 가지 프로그램을 실시하게 된다(표 10-1, 10-2). 낮 병원 프로그램의 평균 참여 인원은 상황에 따라 다르지만 10명 정도로 실시하며, 치료기간은 2개월 정도를 기본으로 하여 전문 의료진의 판단에 따라 연장하게 된다.

(1) 의료부분 영역

재활의학 전문의 상담, 진료 및 진단, 약물처방, 물리치료, 작업치료, 언어치료, 간호 등

(2) 재활교육부분 영역

물리치료교육, 작업치료교육, 언어치료교육, 간호교육 등

(3) 그룹활동 영역

스포츠, 미술치료, 원예치료, 음악치료 등

(4) 기타 영역

사회사업상담, 가족상담, 심리상태평가, 부부상담 등

표 10-1 낮 병원 프로그램 예시(1)

요일 시간	월	화	수	목	금	토
10:00 ~ 10:30	회진 및 집단체조					재활교육
10:30 ~ 12:00	개별 물리치료 또는 작업치료					
12:00 ~ 13:30	식사					
13:30 ~ 14:30	특수체육	미술치료	원예치료	요리	오락치료	
14:30 ~ 16:00	개별 물리치료 또는 작업치료					
16:30	귀가					

표 10-2 낮 병원 프로그램 예시(2)

요일 시간	월	화	수	목	금
9:00 ~ 9:30	아침체조, 건강상태 확인				
9:30 ~ 10:30	재활간호교육	미술치료	언어치료	물리치료	작업치료
10:30 ~ 10:45	휴식				
10:45 ~ 12:00	집단교육 프로그램				
12:00 ~ 13:30	식사				
13:30 ~ 14:30	물리치료	작업치료	음악치료	재활간호교육	상담
14:30 ~ 14:45	휴식				
14:45 ~ 16:00	상담	언어치료	그룹상담	그룹활동	언어치료
16:30 ~	마무리 및 귀가				

7) 낮 병원 프로그램의 구성원

(1) 재활의학전문의

환자 선별, 진료, 투약지도, 회진

(2) 물리치료사

개별적 물리치료로써 운동치료, 전기치료, 물리치료실 내 기구관리 및 감독

(3) 작업치료사

개별 작업치료, 일상생활동작훈련

(4) 언어치료사

언어치료 담당

(5) 재활간호사

프로그램 운영관리, 개인 위생 및 환자 간호

(6) 사회사업가

집단프로그램 참여 전문가 섭외, 자원봉사자 및 공공근로자 관리감독, 후속 프로그램 관리

(7) 자원봉사자 및 공공근로자

환자의 이동 및 치료 보조

2. 장애인복지시설

1) 장애인의 정의

「장애인복지법」 제2조에 따르면 장애인의 정의는 다음과 같다.

① "장애인"이란 신체적 · 정신적 장애로 오랫동안 일상생활이나 사회생활에서 상당한 제약을 받는 자를 말한다.

② 이 법을 적용받는 장애인은 제1항에 따른 장애인 중 다음 각 호의 어느 하나에 해당하는 장애가 있는 자로서 대통령령으로 정하는 장애의 종류 및 기준에 해당하는 자를 말한다.

1. "신체적 장애"란 주요 외부 신체 기능의 장애, 내부기관의 장애 등을 말한다.
2. "정신적 장애"란 발달장애 또는 정신 질환으로 발생하는 장애를 말한다.

③ "장애인학대"란 장애인에 대하여 신체적 · 정신적 · 정서적 · 언어적 · 성적 폭력이나 가혹행위, 경제적 착취, 유기 또는 방임을 하는 것을 말한다.

2) 장애인복지시설의 개요

장애인복시시설은 1981년에 처음 제정되어 여러 번의 개정을 거쳐 최근 2013년 「장애인복지법」 개정에 따라 장애인복지시설의 기능 및 정의를 정립하였다. 시설의 종류는 장애인 거주시설이 대표적이며 종류로는 장애유형별 거주시설, 중증장애인 거주시설, 장애인 단기거주시설과 장애인 공동생활가정이 있다. 장애유형별 거주시설에는 지체장애인 및 뇌병변 장애인 시설, 시각장애인 시설, 청각 및 언어장애인 시설, 지적장애 및 자폐성 장애인 시설 등이 있다. 장애인 거주시설 이외에는 장애인 지역사회재활시설, 장애인 직업재활시설, 장애인 의료재활시설, 장애인 생산품 판매시설 등이 있다. 장애인복지시설을 이용하기 위해서는 등록장애인이며 소득수준 등에 따라 무료이용 대상자와 유료이용 대상자로 구분되며, 무료이용 대상자는 기초생활수급자 등이 있다. 장애인복지시설을 이용하기 위해서는 지역사회 행정기관에 시설이용을 신청하면 심사 · 판단에 의해 이용하게 된다.

3) 장애인복지시설의 종류

장애인복지시설의 종류는 표 10-3을 참조한다.

(1) 장애인 거주시설

장애인 거주시설 대상자는 표 10-4와 같다.

① 장애인 거주시설 공통사항

■ **대상자**

ⓐ 무료 대상자

- 「국민기초생활보장법」에 따른 수급권자인 등록장애인
- 수급권자가 아니라도 부양의무자가 없거나 부양의무자가 있어도 부양능력이 없거나 부양받을 수 없는 등록장애인

표 10-3 장애인복지시설의 종류(「장애인복지법 시행규칙」 제41조, 2015)

구분	정의기준 및 방법	범위
거주시설	장애인 거주시설	장애유형별 거주시설 중증장애인 거주시설 장애영유아 거주시설 장애인 단기거주시설 장애인 공동생활가정
이용시설	장애인 지역사회재활시설	장애인복지관 장애인 체육시설 장애인 수련시설 장애인 생활이동지원센터 수화통역센터 점자도서관 점자도서 및 녹음서 출판시설 장애인 재활치료시설
	장애인 직업재활시설	장애인 근로사업장 장애인 보호작업장 장애인 직업적응훈련시설
	장애인 의료재활시설	장애인 의료재활시설
	장애인 생산품 판매시설	장애인 생산품 판매시설

표 10-4 거주시설 종류별 입소대상 장애인 유형

대상시설	시설별 대상 장애인(장애등급)
• 장애유형별 거주시설 – 지체장애인 및 뇌병변장애인을 위한 시설 – 시각장애인을 위한 시설 – 청각 · 언어장애인을 위한 시설 – 지적장애인 · 자폐성 장애인을 위한 시설	 – 지체 · 뇌병변장애인(중복장애 포함) – 시각장애인(중복장애 포함) – 청각 · 언어장애인(중복장애 포함) – 지적 · 자폐성 장애인(중복장애 포함)
• 중증장애인 거주시설	– 1급, 2급 중증장애인
• 장애인 영유아거주시설	– 6세 미만의 장애영유아
• 장애인 단기거주시설	– 1개월 기준으로 보호자의 휴식 또는 일시적 피난 등이 필요한 장애인
• 장애인 공동생활가정	– 유형별 거주시설 입소대상자와 동일

- 입양기관 보호 장애아동

ⓑ 실비이용 대상자

- 등록장애인이면 가능(실비이용 대상자는 30%까지 허용됨)

■ 이용절차

ⓐ 일반이용자는 다음의 과정을 거친다.

- 시설서비스 신청(관할 시장 · 군수 · 구청장에게 신청)
- 적격성 여부 심사(시장 · 군수 · 구청장)
- 이용계약체결
- 본인부담금 산정(2016년 기준 1인당 365,000원 범위 내에서 보호자의 능력에 따라 수납)
- 보증금의 수납 및 반환

ⓑ 긴급이용자

- 인권침해상황 발생 시 구제조치를 하여야 하는 이용자, 갑작스런 사고 등으로 무연고가 된 이용자는 시설서비스 신청과 이용적격 심사를 하지 않고 이용할 수 있다.

■ 기타

ⓐ 장애인 거주시설 인권지킴이단 및 인권지킴이지원센터 운영

- 장애인 거주시설 이용장애인의 인권침해 예방과 인권침해 발생 시 적절한 조치로 이용자의 인권을 보장하기 위해 5~11인으로 구성되는 인권지킴이단을 구성하여 운영한다.

ⓑ 체험홈

- 장애인 거주시설 이용 장애인 중 지역사회 이주 희망이나 지역사회 생활 적합자에 대해 일정한 주거공간을 지원하여 지역사회에 대한 체험을 체계적으로 경험하여 시설 퇴소 후 지역사회 생활에 문제가 없도록 장애인 거주시설은 체험홈을 운영하여야 한다. 장애인 거주시설은 체험홈 운영에 필요한 직원 등을 확보하여야 하며, 체험홈 입주는 4인을 초과하지 않도록 한다.

② 장애인 단기시설

■ 목적

- 장애인에게 일정기간 주거와 일상생활 및 지역사회 생활을 제공하며 장애인 보호자의 단기간 휴식을 제공하기 위해서 운영한다.

■ 설치기준

- 일반주택, 연립주택 등과 같은 일반 주거지 형태로 하며, 지역사회재활시설 인근에 위치하여 장애인의 이용에 편의를 준다.

■ 시설인력

장애인 단기시설 시설인력은 표 10-5를 참조한다.

■ 수행사업

- 개별서비스 지원
- 자립생활 지원
- 사회적 인지기술 지원
- 정성안정 · 여가 지원
- 쉼터 제공

③ 장애인 공동생활가정

■ 목적

- 장애인들의 사회 적응과 사회 자립을 위해 공동생활가정 지원 및 체계적인 관리를 통해 사회활동 등의 자립생활을 영위하기 위한 시설이다.

표 10-5 장애인 단기시설 시설인력

직종별	배치기준	비고
시설장	1명	시설장은 상근을 원칙으로 한다(단, 시설운영 현황에 따라 관할 시 · 군 · 구의 승인하에 타 시설과 겸임할 수 있다).
사회재활직 및 복지지원직	이용장애인 2.5명 당 1명	종사자가 2명 이상일 경우 2급 이상 사회복지사가 1명 이상이어야 함
조리직	1명	1명 배치

■ 형태 및 기타

- 일반주택, 아파트, 연립주택 등과 같은 일반 주거시설 형태로 하며, 신규 시설 시에도 지역사회 내의 일반주거지역 안에 설치하는 것이 원칙이다. 입주정원은 4명으로 한다.
- 입주대상자는 다음과 같다.
  - 시설 및 재가장애인으로서 공동생활가정에서 생활하는 것이 재활 및 자립에 더 효과적이라고 인정되는 자
  - 낮 시간 동안 근로, 고용훈련, 교육 및 재활훈련 등에 참여하고 있는 자
  - 사회재활교사의 도움을 받아 공동생활을 하는 데 큰 지장이 없는 자
- 물리치료사는 중증 · 지적장애 · 지체 · 영유아 장애인 30인 이상 시설당 1명으로 한다.

(2) 장애인 지역사회재활시설

① 장애인복지관

■ 목적

- 지역 장애인의 재활자립과 복지증진을 도모하기 위해 설치 · 운영한다.
- 장애유형에 따라 여러 교육적인 욕구해소와 장애인의 교육받은 권리를 가질 수 있도록 지속적이며 체계적인 평생교육을 받을 수 있게 하기 위해 운영한다.

■ 주요 기능

- 주요 기능은 표 10-6과 같다.

② 장애인 체육시설

체육활동을 통해 장애인의 신체 기능 회복과 재활을 목적으로 설치 · 운영한다.

③ 장애인 생활이동지원센터

■ 목적

- 이동에 불편함이 있는 장애인에게 차량 등을 통해 출 · 퇴근, 외출 등 이동이 필요할 때 서비스를 제공함으로써 장애인의 사회참여를 높이기 위해 설치 · 운영한다.

표 10-6 장애인 지역사회재활시설의 주요 기능

주요 기능		세부사항
상담 · 사례관리	사례발굴	• 사례대상자 발굴 및 상담 • 사례대상자 연계
	접수 및 사정	• 접수상담 • 각종 진단 및 사정
	개입계획	• 개별지원계획 수립 및 의뢰, 연계 • 사례관리 계획수립(단순, 일반, 집중)
	개입	• 긴급대상자 위기사례관리 • 집중관리대상자 사례관리 • 직접서비스 제공 • 자원연계 및 서비스 중개 • 모니터링 및 재사정 • 종결 및 사후관리
	지역회의	• 지역사회 통합사례회의 • 지역사회 솔루션위원회
기능강화 지원	운동 · 지각 향상	• 운동발달(물리치료) • 작업활동(작업치료) • 다감각촉진활동(심리안정치료, 심리이완치료, 심리안정반응촉진치료 등) • 수중운동 • 감각통합활동
	의사소통 향상	• 언어활동(언어치료)
	학습능력 향상	• 특수교육
	사회적응력 향상	• 심리운동 • 특수체육 • 음악활동(음악치료) • 미술활동(미술치료) • 놀이활동(놀이치료)
장애인 가족 지원	상담 및 교육	• 가족 지원 전문상담 • 정보제공 • 가족교육

표 10-6 장애인 지역사회재활시설의 주요 기능 (계속)

주요 기능		세부사항
장애인 가족 지원	가족기능강화	• 가족 휴식 지원 • 가족조력교실 • 중도장애인 가족 지원 • 가족 역량강화 지원(부모역할, 부부관계 지원, 비장애형제 지원, 부모모임 지원 등)
	양육 지원	• 가족 돌봄 지원 • 케어서비스(주간 및 단기보호) • 방과후 교실 • 방학 프로그램 • 야간 및 주말 프로그램 • 가족단위 문화프로그램
	여성장애인 복지증진	• 여성장애인 상담실 및 쉼터운영 • 여성장애인 임신 · 출산 · 양육 · 가사보조활동 지원 • 여성장애인 결혼 주선 등
	장애인 무료급식	• 결식우려 장애인 무료급식소(식당) 운영 • 거동불편 저소득 재가장애인 식사배달 등
역량강화 및 권익옹호 지원	역량강화 및 지역사회참여 활동 지원	• 동료상담 • 자조모임 육성 • 동아리활동 지원 • 주거서비스 • 이동지원서비스 • 보조기구 관리, 수리, 임대
	권익옹호	• 장애인차별금지법 준수 운동 • 권리침해 해소 • 인권옹호 • 법률적인 지원
	정보제공	• 장애인정보화교육 등 정보화 지원 • 시청각장애인 도서(시청각장애인 자료 등) 제작 · 출판 · 보급 · 대여, ARS 운영, BBS 운영
	수화관련	• 수화교실 • 수화통역 봉사원 양성 및 파견 • 수화자막 및 비디오 등 영상물 제작 · 보급 · 대여 등

표 10-6 장애인 지역사회재활시설의 주요 기능 (계속)

주요 기능		세부사항
직업 지원	직업상담 및 평가	• 직업상담 • 직업평가 • 구인 및 구직상담
	전환교육	• 전환교육 • 중등/고등 직업준비프로그램
	직업적응 및 역량개발훈련	• 직업적응훈련 • 직업훈련 • 취업알선(지원고용 등) • 현장훈련 • 취업 후 지도
	사업체 개발 및 관리	• 사업체 개발 • 사업체 관리
지역사회 네트워크	지역사회장애인 복지서비스 개발 및 지원	• 지역유관기관 장애인복지서비스 자문 • 장애인서비스 개발 컨설팅
	지역의 사회통합환경 조성	• 장애인 및 장애인가족에 대한 인식개선 • 장애발생예방 캠페인 • 지역사회통합 환경 진단 및 계획수립
	주민조직 지원	• 주민조직체 형성 및 교육 • 지역행사 및 정보제공
	민관협력 네트워크 구축	• 지역사회복지협의체 활동 • 각종 지역위원회 활동 • 지역사회 장애인 중심기관 역할
	지역자원 개발 및 관리	• 자원봉사자 발굴, 교육, 활동, 관리 • 후원자 개발 및 관리
평생교육 지원	상담 및 프로그램 개발	• 평생교육 전문상담 • 평생교육 프로그램 개발
	기초문해 및 학력보완교육	• 한글(생활)문해 프로그램 • 초 · 중 · 고등 학력보완 프로그램

표 10-6 장애인 지역사회재활시설의 주요 기능 (계속)

주요 기능		세부사항
평생교육 지원	문화예술 및 인문교육	• 여가스포츠 프로그램 • 문화예술향유 · 숙련 프로그램 • 생활소양 및 인문학적 교양 프로그램
	시민참여교육	• 시민의식 프로그램 • 시민역량 프로그램 • 시민활동 프로그램
사회서비스 지원	장애인 활동 지원	• 활동보조 • 방문간호 • 방문목욕
	장애아동 재활치료	• 언어 · 청능치료 • 미술 · 음악치료 • 행동 · 놀이 · 심리운동치료 • 기타 재활서비스 • 장애조기발견 및 발달진단서비스 • 중재를 위한 부모상담서비스
운영지원 및 기획 · 홍보	총무	• 인사 및 조직관리 • 각종위원회 운영 • 회계 및 문서관리 • 시설 및 차량관리 • 식당운영
	기획	• 사업계획 수립 및 평가 • 조사연구사업 • 직원개발사업 • 실습지도
	홍보	• 홍보물제작 • 지역홍보 • 온라인 홍보 및 홈페이지 운영 • 견학안내
	고객만족 윤리경영	• 이용자 참여 • 고객만족사업 • 윤리경영

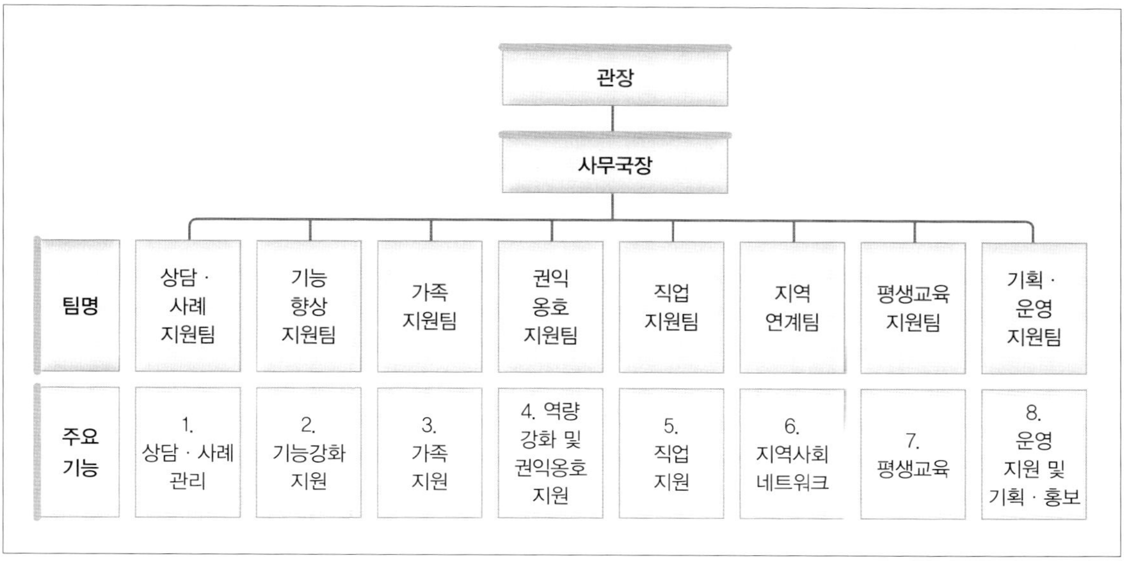

그림 10-1 | 장애인복지관의 기본 조직도

정원 40명 이상 복지관, 단 정원의 규모에 따라 약간의 조직구성에 차이가 있음

■ 운영

- 사업의 주체는 사단법인 한국시각장애인연합회
- 「장애인복지법」에 의거 등록장애인이 이용대상자이다.

④ 장애인 수화통역센터

■ 목적

- 청각 · 언어장애가 있는 장애인 중 의사소통에 도움이 필요한 사람에게 수화통역 및 상담서비스를 제공하여 사회생활과 일상생활의 도움을 주기 위해 설치 · 운영한다.

■ 운영

- 사업의 주체는 사단법인 한국농아인협회
- 대상자는 센터 소재의 등록된 청각 · 언어장애인을 우선으로 하며, 필요에 따라 소재지 외에서도 이용 가능하다.

■ 사업내용

- 청각 · 언어장애인 상담지도

- 출장 수화통역서비스
- 기타 청각 · 언어장애인의 복지증진 사업

(3) 장애인 직업재활시설

- 장애인에게 자신의 능력과 적성에 맞게 직업생활을 하여 정상적인 생활을 할 수 있도록 설치 · 운영한다.

① 장애인 근로사업장

■ **목적**

- 이동 및 사회적 제약 등으로 취업이 어려운 직업능력이 있는 장애인에게 근로 기회 제공과 최저임금 이상의 임금 지급, 경쟁적 고용시장으로 진출할 수 있도록 도움을 주는 시설이다.

■ **재활프로그램 내용**

- 사회적응훈련
- 직무기능 향상훈련
- 작업태도 및 기술훈련
- 직무개발 및 경쟁적인 고용시장으로의 전이를 위한 조치

② 장애인 보호작업장

■ **목적**

- 낮은 직업능력을 가진 장애인에게 근로 기회를 제공하며, 근로로 인한 임금 지급과 장애인 근로사업장이나 고용시장으로 옮길 수 있도록 직업적응능력 및 직무기능 향상훈련 등 직업재활훈련 프로그램을 제공하는 시설이다.

■ **프로그램 내용**

- 직업적응훈련
- 문제해결훈련
- 직업평가
- 직무기능 향상훈련

- 지역사회 자원활용훈련

③ 장애인 직업적응훈련시설

■ 목적

- 작업능력이 현저히 낮은 장애인에게 일상생활훈련과 작업활동을 제공하여 기초작업능력을 익히게 하여 사회적응훈련 등을 실시해 장애인 보호작업장, 장애인근로사업장, 경쟁적 고용시장으로 진출할 수 있도록 도움을 주는 시설이다.

■ 시설 이용 장애인

ⓐ 근로장애인: 근로를 통한 임금을 목적으로 하는 장애인

ⓑ 훈련장애인: 장애인 직업재활시설이 운영하는 작업활동 프로그램이나 장애인 직업적응훈련 시설을 이용하는 장애인

■ 프로그램

- 재활 기능 기초훈련
- 기초생활 기능
- 건강관리 기능
- 의사소통 기능
- 대인 및 사회 상호 기능
- 고용 및 작업준비 기능
- 이동 기능
- 시간관리 기능
- 개인별 재정관리 기능
- 생활학습 기능
- 운동 및 지각 기능

■ 직업기초기능훈련

- 노동관련 프로그램
- 직무수행
- 보상기능훈련

- 직업훈련

④ 장애인 의료재활시설

▪ **목적**

장애인을 위한 의료재활사업 효율성을 위해 설치 · 운영한다.

▪ **주요사업 내용**

- 입원 및 통원, 낮 병원을 통한 장애인 진료
- 장애의 진단 및 포괄적이고 전문적인 재활치료
- 장애인에 대한 의료재활상담
- 장애인의 기타 질환에 대한 진단 및 치료
- 장애인보조기구의 제작, 판매, 검수 및 수리
- 장애인 재활 및 재발 방지에 관한 교육
- 장애인 등록을 위한 진단

⑤ 장애인 생산품 판매시설

- 장애인 직업재활시설 등에서 생산되는 생산품과 서비스 및 용역의 판매 촉진을 위해 생산시설 등의 판매, 유통 대행, 생산품과 서비스 · 용역 관련한 내용을 홍보 및 관리하기 위해 설치 · 운영
- 수행사업의 범위는 상담, 판촉, 홍보, 개발, 조달사업을 포함

4) 장애인복지시설의 설립과 운영 목적

장애인복지시설의 설립과 운영 목적은 장애인의 기본적인 인간에 대한 존엄을 기준으로 인간다운 삶을 살기 위한 기본적인 권리를 보장하기 위함이며 장애인복지시설을 통해 의료서비스, 교육서비스, 사회활동서비스 등을 제공함으로써 장애인복지에 대한 종합적인 서비스와 환경을 제공하여 장애인의 자립과 사회생활을 원활히 참여할 수 있기 위함이다.

3. 노인복지시설

노인복지시설은 65세 이상의 노인들을 대상으로 사회적 · 경제적 등의 이유로 인해 가족과의 생활이 힘들 경우, 노인들을 수용하기 위해 국가나 지방자치단체 혹은 민간단체가 경영하는 시설로 노인 삶의 질을 향상시킬 프로그램과 서비스를 제공하는 시설이다. 노인복지시설의 서비스가 필요한 대상자는 만성질환자나 사회생활 등이 곤란한 자로 지속적인 의료서비스와 돌봄을 필요로 한다. 특히 의료서비스 중 물리치료는 단순히 의료서비스를 제공받는 것에서 더 나아가 물리치료를 통해 노인의 잔존 기능의 향상 및 유지를 통해 더 높은 삶의 질을 누리며 살아갈 수 있도록 하는 것이 중요하다.

노인복지시설은 크게 노인주거복지시설과 노인의료복지시설르 나뉜다. 노인주거복지시설은 양로시설, 노인공동가정시설, 노인복지주택으로 나뉘며, 노인의료복지시설에는 노인요양시설, 노인요양공동생활가정, 노인전문병원이 있다. 노인복지시설에서의 물리치료는 운동치료, 통증치료, 수치로 및 일상생활훈련 등을 포함한다. 물리치료를 통해 기능 회복과 통증 조절을 통해 일상생활을 가능하게 하며, 더 나은 삶의 질을 누리며 생활할 수 있게 하는 것이 목적이다(표 10-7).

1) 노인주거복지시설

노인주거복지시설 중 양로시설은 노인들의 급식과 일상생활 편의를 제공하는 기관으로 10명 이상이 생활하게 되며, 노인공동생활가정은 노인들에게 가정과 같은 환경을 제공하여 주거 및 급식 등 여러 일상생활에 필요한 부분을 제공해 주는 시설이다. 노인복지주택은 노인들에게 주택을 임대나 분양을 통해 생활의 편리함을 제공하는 시설을 말한다.

2) 노인의료복지시설

노인의료복지시설 중 노인요양시설과 노인요양공동생활가정은 뇌졸중이나 치매 등의 노인성 질환을 가진 노인 환자들에게 요양과 급식 등 일상생활에 필요한 서비스를 시설기관에 입소해 제공받는 시설이다. 노인전문병원은 노인을

표 10-7 노인복지시설의 유형(「노인복지법」 제31조)

<table>
<tr><th>종류</th><th>시설</th><th>설치 목적</th><th>입소(이용) 대상자</th><th>설치</th></tr>
<tr><td rowspan="4">노인주거
복지시설</td><td>양로시설</td><td>노인을 입소시켜 급식과 그 밖에 일상생활에 필요한 편의를 제공</td><td rowspan="2">다음 각 호의 어느 하나에 해당하는 자로서 일상생활에 지장이 없는 자
가. 「국민기초생활보장법」 제2조에 따른 수급권자(이하 “기초수급권자”라 한다)로서 65세 이상의 자
나. 부양의무자로부터 적절한 부양을 받지 못하는 65세 이상의 자
다. 본인 및 본인과 생계를 같이 하고 있는 부양의무자의 월소득을 합산한 금액을 가구원 수로 나누어 얻은 1인당 월평균 소득액이 통계청장이 통계법 제17조제3항에 따라 고시하는 전년도의 도시근로자가구 월평균 소득을 전년도의 평균 가구원수로 나누어 얻은 1인당 월평균 소득액 이하인 자(이하 “실비보호대상자”라 한다)로서 65세 이상의 자
라. 입소자로부터 입소비용의 전부를 수납하여 운영하는 양로시설 또는 노인공동생활가정의 경우는 60세 이상의 자</td><td rowspan="2">시장 · 군수 · 구청장에 신고</td></tr>
<tr><td>노인공동
생활가정</td><td>노인들에게 가정과 같은 주거여건과 급식, 그 밖에 일상생활에 필요한 편의를 제공</td></tr>
<tr><td>노인복지
주택</td><td>노인에게 주거시설을 분양 또는 임대하여 주거의 편의 · 생활지도 · 상담 및 안전관리 등 일상생활에 필요한 편의를 제공</td><td>단독취사 등 독립된 주거생활을 하는 데 지장이 없는 60세 이상의 자</td><td>시장 · 군수 · 구청장에 신고</td></tr>
<tr><td>노인요양
시설</td><td>치매 · 중풍 등 노인성 질환 등으로 심신에 상당한 장애가 발생하여 도움을 필요로 하는 노인을 입소시켜 급식 · 요양과 그 밖에 일상생활에 필요한 편의를 제공</td><td>노인성 질환 등으로 다음 각 호의 어느 하나에 해당하는 자
가. 「노인장기요양보험법」 제15조에 따른 장기요양급여수급자
나. 기초수급권자로서 65세 이상의 자
다. 부양의무자로부터 적절한 부양을 받지 못하는 65세 이상의 자</td><td>시장 · 군수 · 구청장에 신고</td></tr>
</table>

표 10-7 노인복지시설의 유형(「노인복지법」 제31조) (계속)

종류	시설	설치 목적	입소(이용) 대상자	설치
노인의료 복지시설	노인요양 공동생활 가정	치매 · 중풍 등 노인성 질환 등으로 심신에 상당한 장애가 발생하여 도움을 필요로 하는 노인에게 가정과 같은 주거여건과 급식 · 요양, 그 밖에 일상생활에 필요한 편의를 제공	라. 입소자로부터 입소비용의 전부를 수납하여 운영하는 노인요양시설 또는 노인요양공동생활가정의 경우는 60세 이상의 자	시장 · 군수 · 구청장에 신고
노인여가 복지시설	노인 복지관	노인의 교양 · 취미생활 및 사회참여활동 등에 대한 각종 정보와 서비스를 제공하고, 건강증진 및 질병예방과 소득보장 · 재가복지, 그 밖에 노인의 복지증진에 필요한 서비스를 제공	60세 이상의 자	시장 · 군수 · 구청장에 신고
	경로당	지역노인들이 자율적으로 친목도모 · 취미활동 · 공동작업장 운영 및 각종 정보교환과 기타 여가활동을 할 수 있도록 하는 장소를 제공	65세 이상의 자	
	노인교실	노인들에 대하여 사회활동 참여욕구를 충족시키기 위하여 건전한 취미생활 · 노인건강유지 · 소득보장 기타 일상생활과 관련한 학습프로그램을 제공	60세 이상의 자	
재가노인 복지시설	방문요양 서비스	가정에서 일상생활을 영위하고 있는 노인으로서 신체적 · 정신적 장애로 어려움을 겪고 있는 노인에게 필요한 각종 편의를 제공하여 지역사회 안에서 건전하고 안정된 노후를 영위하도록 하는 서비스	장기요양수급자나 심신이 허약하거나 장애가 있는 65세 이상의 자(이용자로부터 이용비용의 전부를 수납받아 운영하는 시설의 경우에는 60세 이상의 자로 한다)로서 다음 각 호에 해당하는 자	시장 · 군수 · 구청장에 신고

표 10-7 노인복지시설의 유형(「노인복지법」 제31조) (계속)

종류	시설	설치 목적	입소(이용) 대상자	설치
재가노인 복지시설	주 · 야간 보호 서비스	부득이한 사유로 가족의 보호를 받을 수 없는 심신이 허약한 노인과 장애노인을 주간 또는 야간 동안 보호시설에 입소시켜 필요한 각종 편의를 제공하여 이들의 생활안정과 심신기능의 유지 · 향상을 도모하고, 그 가족의 신체적 · 정신적 부담을 덜어주기 위한 서비스	가. 방문요양서비스: 가정에서 보호가 필요한 자 나. 주 · 야간보호서비스: 주간 또는 야간 동안의 보호가 필요한 자 다. 단기보호서비스: 단기간의 보호가 필요한 자 라. 방문목욕서비스: 가정에서의 목욕이 필요한 자 마. 방문간호서비스: 가정에서 간호가 필요한 자 바. 재가노인지원서비스: 가목부터 라목까지의 서비스 이외의 서비스로서 상담 · 교육 및 각종 서비스가 필요한 자	시장 · 군수 · 구청장에 신고
	단기보호 서비스	부득이한 사유로 가족의 보호를 받을 수 없어 일시적으로 보호가 필요한 심신이 허약한 노인과 장애노인을 보호시설에 단기간 입소시켜 보호함으로써 노인 및 노인가정의 복지증진을 도모하기 위한 서비스		
	방문목욕 서비스	목욕장비를 갖추고 재가노인을 방문하여 목욕을 제공하는 서비스		
	방문간호 서비스	간호사 등이 의사, 한의사 또는 치과의사의 지시서(이하 "방문간호 지시서"라 한다)에 따라 수급자의 가정 등을 방문하여 간호, 진료의 보조, 요양에 관한 상담 또는 구강위생 등을 제공하는 서비스		
	재가 노인지원 서비스	그 밖에 재가노인에게 제공하는 서비스로서 상담 · 교육 및 각종 서비스		
노인보호 전문기관	노인보호 전문기관	시 · 도지사가 노인보호전문기관을 지정 · 운영, 노인학대 신고, 상담, 보호, 예방 및 홍보, 24시간 신고 · 상담용 긴급전화(1577-1389) 운영	노인학대행위자에 대한 상담 및 교육, 학대받은 노인의 발견 · 상담 · 보호 등 노인학대 예방 및 방지를 위한 홍보	시 · 도지사 지정

표 10-7 노인복지시설의 유형(「노인복지법」 제31조) (계속)

종류	시설	설치 목적	입소(이용) 대상자	설치
노인 일자리 지원기관	노인 일자리 지원기관	지역사회 등에서 노인일자리의 개발 · 지원, 창업 · 육성 및 노인에 의한 재화의 생산 · 판매 등을 직접 담당하는 노인일자리전담기관 운영	60세 이상	시 · 도 및 시 · 군 · 구 신고

출처: 보건복지부(2017), 2017년 노인복지시설 현황.

대상으로 의료행위를 실시하는 시설로써 의료법에 의거 의료기관을 설치할 수 있는 의료인 등이 시 · 도지사의 허가를 받아 설치 운영하는 시설이다.

3) 노인여가복지시설

노인여가복지시설에는 노인복지관, 경로당, 노인교실 등이 있다.

4) 재가노인복지시설

방문요양서비스, 주 · 야간보호서비스, 단기보호서비스, 방문목욕서비스, 방문간호서비스, 재가노인지원서비스 등이 있다.

5) 노인보호전문기관

노인학대에 관한 업무를 담당하는 국가 및 지방자치단체 기관으로 신체적 · 정신적 · 경제적으로 학대를 받고 있는 노인을 보호하기 위해 법률적인 지원과 전문적인 상담을 제공하는 곳이다.

6) 노인일자리지원기관

지역사회에서 노인들의 일자리를 위해 일자리 개발, 운영 등을 담당하며 노인들의 일자리와 관련한 업무를 전담하는 곳이다.

4. 군진 물리치료

1) 정의

군진 물리치료는 군대에서 행하게 되는 물리치료를 말한다. 군내에서 의료적 치료가 필요한 경우 군 내 물리치료사 역할을 수행하는 것이다.

2) 목적

군 내에서 재활치료 분야의 필요성과 더불어 재활치료 분야의 우수 인재를 양성 배출하기 위해 군 내 물리치료 분야를 선발하게 된다. 의무 분야를 담당하는 국군의무학과와 대한물리치료사협회가 2014년 8월 MOU를 체결하였으며, 군 내에서 물리치료를 통해 의료적 수준을 높이기 위함이다.

3) 군진 물리치료 제도 및 분류

군 내에서 물리치료를 특기로 할 수 있는 것은 4가지 경우가 있다. 전문사관(장교), 부사관, 병, 군무원이다.

(1) 전문사관

① 육군의 전문사관은 총 12가지 과정으로 모집한다.
5급 공채, 변리, 재정, 통역, 군악, 법무행정, 전산, 의정, 간호, 군의, 치의 수의로써 필요한 자격 및 경력은 표 10-8과 같다.

표 10-8 전문사관 자격 및 경력

구분	5급 공채	변리	재정	통역	법무 행정	전산	의정	간호	군의	치의	수의	군악
자격증/ 면허증	합격 근거	변리사	회계사	어학	외국 변호사	전산 분야	약사 물리치료사 병원행정사	간호사	의사	치의사	수의사	

이 중 물리치료를 특기로 하는 전문사관은 의정 분야로써 약사, 물리치료사, 병원행정사가 대상이다.

② 의무 복무기간: 3년

③ 임관 시 계급: 소위

④ 지원 기준

- 임관일 기준 만 20세 이상 27세 이하, 학사학위 취득(예정)자 또는 동등 이상의 학력 소지자, 물리치료 관련 전공 전문학사 학위 이상 취득(예정)자로 물리치료사 면허증 취득(예정)자
- 신체조건 2급 이상자 키 161cm 이상 196cm 미만, BMI(body mass index, 체질량지수) 18.5kg/m^2 이상 30kg/m^2 미만, 교정시력 양안 0.6 이상

⑤ 배점 및 기준

1차 평가(서류전형), 2차 평가(신체검사, 인성검사, 면접평가)를 통해 최종 선발

- 1차 평가 기준
  - 성적: A학점(100), B학점(95), C학점(90), D학점 이하(85)
  - 학력: 박사(100), 석사(95), 학사(90)
  - 경력: 37개월 이상(100), 31~26개월(95), 25~30개월(90), 19~24개월(85), 13~18개월(80), 7~12개월(75), 6개월 이하(70).

    ＊ 단 물리치료사 4년제 대학 졸업자는 12개월을 경력으로 인정

⑥ 근무기관: 군 내 사단급 이상의 부대에서 근무

⑦ 선발인원: 연도별 선발인원은 정확히 정해진 것은 아니며, ○○명으로 의정장교 모집이 이루어지고 있다. 육군 홈페이지를 통해 전문사관 모집을 통해 알 수 있다.

(2) 부사관

① 육군의 부사관은 총 50가지 과정의 특기를 모집한다. 그 중 물리치료는 의무특기 부사관으로 모집한다. 물리치료를 특기로 하는 의무특기 부사관은 민간부사관, 현역부사관, 전문하사에서 의무특기 부산관을 모집한다.

의무특기 관련 전공은 총 10개 면허와 11개의 자격증을 가진 사람을 대상으로 하며 면허는 물리치료사, 작업치료사, 방사선사, 임상병리사, 안경사, 간호사, 치과기공사, 치과위생사, 조산사, 가축인공수정사의 10개 면허가 대상이 된다.

② 지원 기준

- 임관일 기준 군 미필자는 만 18세 이상~만 27세 이하이다. 예비역의 경우 군 복무기간을 고려해 만 1세~만 3세까지 연장 적용이 가능하다. 예를 들어 2년 이상 복무 후 전역한 제대군인의 경우 만 30세까지 가능하다.
- 일반 특기 부사관은 임관일 기준 고등학교 졸업 이상의 학력 소지자 및 동등 이상의 학력 소지자이나 물리치료전공의 의무특기인 경우 물리치료사 면허가 있어야 한다. 따라서 물리치료(학)과 졸업자 이상의 학력이 필요하다.
- 신체조건 2급 이상자 키 161cm 이상 196cm 미만, BMI(body mass index, 체질량지수) 18.5kg/m^2 이상 30kg/m^2 미만, 교정시력 양안 0.6 이상

③ 근무기관: 군 내 사단급 이상의 부대에서 근무

④ 선발인원: 연도별 선발인원은 정확히 정해진 것은 아니며, ○○명으로 민간부사관 모집이 이루어지고 있다. 육군 홈페이지를 통해 민간부사관 모집을 알 수 있다.

(3) 병

육군의 물리치료 특기병은 선별 시 별도로 선별하지 않는다. 의무관련 학과에서 의무병으로 지원하여 의무병과를 선택한 후 경우에 따라 군 자체적으로 물리치료 병사를 선발한다. 따라서 병사 물리치료사로서 별도로 지원하여 군 내에서 물리치료를 실시하지는 않는다.

(4) 군무원

육군의 군무원에서도 물리치료 특기를 가졌을 때 지원이 가능하다. 공채 일반직 군무원에서 구분은 재활치료 분야로 연 선발인원은 정해져 있지 않으며, 필

요에 따라 공고를 통해 선발하게 된다(육군 홈페이지 참조).

선발 시 9급은 시험과목은 국어, 국사, 영어, 물리치료학, 공중보건학이며 7급은 9급 과목 + 운동치료학, 5급은 7급 과목 + 해부생리학이다.

5. 연습문제

문항 1

다음 중 낮 병원 프로그램의 구성원으로 들어가지 않는 전문가는?

① 물리치료사
② 재활의학전문의
③ 언어치료사
④ 정신분석가
⑤ 작업치료사

문항 2

다음 장애인복지시설 중 장애인들의 사회 적응과 사회 자립을 위해 공동생활가정 지원 및 체계적인 관리를 통해 사회활동 등의 자립생활을 영위하기 위한 시설은?

① 중증장애인 거주시설
② 장애인 단기거주시설
③ 장애인 공동생활가정
④ 장애유형별 거주시설
⑤ 장애인영유아 거주시설

문항 3

'노인복지관, 경로당, 노인교실'은 노인복지시설의 어떤 범주에 포함되는가?

① 노인거주복지시설
② 노인의료복지시설
③ 노인여가복지시설
④ 재가노인복지시설
⑤ 노인보호전문기관

문항 4

군진 물리치료에서 물리치료사로서 근무할 수 있는 범위는?

a. 전문사관	b. 부사관	c. 병	d. 군무원

① a

② a, b

③ a, c

④ a, b, c

⑤ a, b, c, d

정답: 1④ 2③ 3③ 4⑤

참고문헌

보건복지부(2017). 2017 노인인복지시설의 유형.

보건복지부(2017). 2017년 장애인복지시설 사업안내, 제3권.

이동엽 등(2014). 지역사회 물리치료. 박영사.

한국물리치료정책연구소(2015). 지역사회 물리치료. 현문사

참고사이트

보건복지부 http://www.mohw.go.kr/react/index.jsp

CHAPTER

11

재난 물리치료

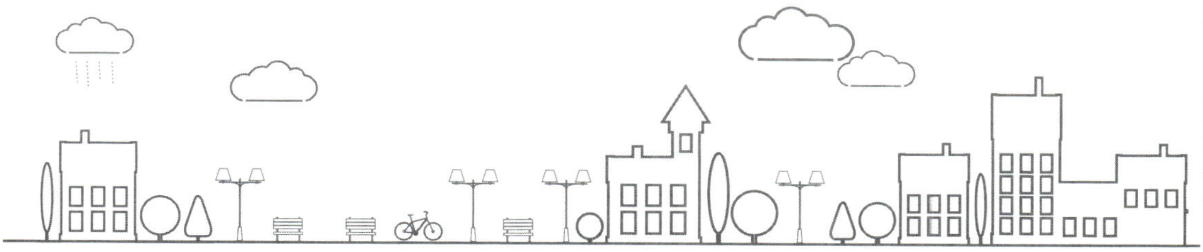

학습목표

1. 재난의 정의 및 분류를 이해할 수 있다.
2. 재난 물리치료의 목적을 이해할 수 있다.

핵심용어

- 재난
- 재난 물리치료

1. 재난재해 개요

1) 재난의 정의 및 분류

재난은 국가법령에 따르면 '국민의 생명 · 신체 · 재산과 국가에 피해를 주거나 줄 수 있는 것'으로 정의한다. 종류에는 크게 인적 재난, 자연재난, 사회적 재난이 있다.

다음은 국가법령에 따른「재난 및 안전관리 기본법」에 대한 내용이다.

제1장 총칙 〈개정 2010.6.8.〉

제1조(목적) 이 법은 각종 재난으로부터 국토를 보존하고 국민의 생명 · 신체 및 재산을 보호하기 위하여 국가와 지방자치단체의 재난 및 안전관리체제를 확립하고, 재난의 예방 · 대비 · 대응 · 복구와 안전문화활동, 그 밖에 재난 및 안전관리에 필요한 사항을 규정함을 목적으로 한다. 〈개정 2013.8.6.〉

[전문개정 2010.6.8.]

제2조(기본이념) 이 법은 재난을 예방하고 재난이 발생한 경우 그 피해를 최소화하는 것이 국가와 지방자치단체의 기본적 의무임을 확인하고, 모든 국민과 국가 · 지방자치단체가 국민의 생명 및 신체의 안전과 재산보호에 관련된 행위를 할 때에는 안전을 우선적으로 고려함으로써 국민이 재난으로부터 안전한 사회에서 생활할 수 있도록 함을 기본이념으로 한다.

[전문개정 2010.6.8.]

제3조(정의) 이 법에서 사용하는 용어의 뜻은 다음과 같다. 〈개정 2009.12.29., 2011.3.29., 2012.2.22., 2013.3.23., 2013.8.6., 2014.11.19., 2014.12.30., 2015.7.24., 2016.1.7., 2017.7.26.〉

1. "재난"이란 국민의 생명 · 신체 · 재산과 국가에 피해를 주거나 줄 수 있는 것으로서 다음 각 목의 것을 말한다.

가. 자연재난: 태풍, 홍수, 호우(豪雨), 강풍, 풍랑, 해일(海溢), 대설, 낙뢰, 가뭄, 지진, 황사(黃砂), 조류(藻類) 대발생, 조수(潮水), 화산활동, 소행

성 · 유성체 등 자연우주물체의 추락 · 충돌, 그 밖에 이에 준하는 자연현상으로 인하여 발생하는 재해

나. 사회재난: 화재 · 붕괴 · 폭발 · 교통사고(항공사고 및 해상사고를 포함한다) · 화생방사고 · 환경오염사고 등으로 인하여 발생하는 대통령령으로 정하는 규모 이상의 피해와 에너지 · 통신 · 교통 · 금융 · 의료 · 수도 등 국가기반체계의 마비, 「감염병의 예방 및 관리에 관한 법률」에 따른 감염병 또는 「가축전염병예방법」에 따른 가축전염병의 확산 등으로 인한 피해

다. 삭제 〈2013.8.6.〉

2. "해외재난"이란 대한민국의 영역 밖에서 대한민국 국민의 생명 · 신체 및 재산에 피해를 주거나 줄 수 있는 재난으로서 정부차원에서 대처할 필요가 있는 재난을 말한다.

3. "재난관리"란 재난의 예방 · 대비 · 대응 및 복구를 위하여 하는 모든 활동을 말한다.

4. "안전관리"란 재난이나 그 밖의 각종 사고로부터 사람의 생명 · 신체 및 재산의 안전을 확보하기 위하여 하는 모든 활동을 말한다.

4의2. "안전기준"이란 각종 시설 및 물질 등의 제작, 유지관리 과정에서 안전을 확보할 수 있도록 적용하여야 할 기술적 기준을 체계화한 것을 말하며, 안전기준의 분야, 범위 등에 관하여는 대통령령으로 정한다.

5. "재난관리책임기관"이란 재난관리업무를 하는 다음 각 목의 기관을 말한다.

가. 중앙행정기관 및 지방자치단체(「제주특별자치도 설치 및 국제자유도시 조성을 위한 특별법」 제10조제2항에 따른 행정시를 포함한다)

나. 지방행정기관 · 공공기관 · 공공단체(공공기관 및 공공단체의 지부 등 지방조직을 포함한다) 및 재난관리의 대상이 되는 중요시설의 관리기관 등으로서 대통령령으로 정하는 기관

5의2. "재난관리주관기관"이란 재난이나 그 밖의 각종 사고에 대하여 그 유형별로 예방 · 대비 · 대응 및 복구 등의 업무를 주관하여 수행하도록 대통령령으로 정하는 관계 중앙행정기관을 말한다.

6. “긴급구조”란 재난이 발생할 우려가 현저하거나 재난이 발생하였을 때에 국민의 생명 · 신체 및 재산을 보호하기 위하여 긴급구조기관과 긴급구조지원기관이 하는 인명구조, 응급처치, 그 밖에 필요한 모든 긴급한 조치를 말한다.

7. “긴급구조기관”이란 소방청 · 소방본부 및 소방서를 말한다. 다만, 해양에서 발생한 재난의 경우에는 해양경찰청 · 지방해양경찰청 및 해양경찰서를 말한다.

8. “긴급구조지원기관”이란 긴급구조에 필요한 인력 · 시설 및 장비, 운영체계 등 긴급구조능력을 보유한 기관이나 단체로서 대통령령으로 정하는 기관과 단체를 말한다.

9. “국가재난관리기준”이란 모든 유형의 재난에 공통적으로 활용할 수 있도록 재난관리의 전 과정을 통일적으로 단순화 · 체계화한 것으로서 행정안전부장관이 고시한 것을 말한다.

9의2. “안전문화활동”이란 안전교육, 안전훈련, 홍보 등을 통하여 안전에 관한 가치와 인식을 높이고 안전을 생활화하도록 하는 등 재난이나 그 밖의 각종 사고로부터 안전한 사회를 만들어가기 위한 활동을 말한다.

9의3. “안전취약계층”이란 어린이, 노인, 장애인 등 재난에 취약한 사람을 말한다.

10. “재난관리정보”란 재난관리를 위하여 필요한 재난상황정보, 동원가능 자원정보, 시설물정보, 지리정보를 말한다.

11. “재난안전통신망”이란 재난관리책임기관 · 긴급구조기관 및 긴급구조지원기관이 재난관리업무에 이용하거나 재난현장에서의 통합지휘에 활용하기 위하여 구축 · 운영하는 무선통신망을 말한다.

[전문개정 2010.6.8.]

제4조(국가 등의 책무) ① 국가와 지방자치단체는 재난이나 그 밖의 각종 사고로부터 국민의 생명 · 신체 및 재산을 보호할 책무를 지고, 재난이나 그 밖의 각종 사고를 예방하고 피해를 줄이기 위하여 노력하여야 하며, 발생한 피해를 신속

히 대응 · 복구하기 위한 계획을 수립 · 시행하여야 한다. 〈개정 2013.8.6.〉

② 제3조제5호나목에 따른 재난관리책임기관의 장은 소관 업무와 관련된 안전관리에 관한 계획을 수립하고 시행하여야 하며, 그 소재지를 관할하는 특별시 · 광역시 · 특별자치시 · 도 · 특별자치도(이하 "시 · 도"라 한다)와 시(「제주특별자치도 설치 및 국제자유도시 조성을 위한 특별법」 제10조제2항에 따른 행정시를 포함한다. 이하 같다) · 군 · 구(자치구를 말한다. 이하 같다)의 재난 및 안전관리업무에 협조하여야 한다. 〈개정 2012.2.22., 2014.12.30., 2015.7.24.〉

[전문개정 2010.6.8.]

제5조(국민의 책무) 국민은 국가와 지방자치단체가 재난 및 안전관리업무를 수행할 때 최대한 협조하여야 하고, 자기가 소유하거나 사용하는 건물 · 시설 등으로부터 재난이나 그 밖의 각종 사고가 발생하지 아니하도록 노력하여야 한다. 〈개정 2013.8.6.〉

[전문개정 2010.6.8.]

제6조(재난 및 안전관리 업무의 총괄 · 조정) 행정안전부장관은 국가 및 지방자치단체가 행하는 재난 및 안전관리 업무를 총괄 · 조정한다. 〈개정 2017.7.26.〉

[본조신설 2014.12.30.]

제7조 삭제 〈2013.8.6.〉

제8조(다른 법률과의 관계 등) ① 재난 및 안전관리에 관하여 다른 법률을 제정하거나 개정하는 경우에는 이 법의 목적과 기본이념에 맞도록 하여야 한다.

② 재난 및 안전관리에 관하여 「자연재해대책법」 등 다른 법률에 특별한 규정이 있는 경우를 제외하고는 이 법에서 정하는 바에 따른다. 〈개정 2013.8.6.〉

③ 삭제 〈2013.8.6.〉

④ 삭제 〈2013.8.6.〉

[전문개정 2010.6.8.]

2. 재난재해 물리치료

1) 목적

매년 우리나라는 재난재해의 피해를 받고 있다. 재난 시에는 사람들의 신체적 손상과 함께 여러 가지 문제를 야기한다. 물리치료는 재난 발생 후 다시 정상적인 환경으로의 회복을 위해 이러한 문제들을 해결하고 도움을 주기 위해 실시하는 것이라 할 수 있다.

2) 세월호 관련 물리치료

물리치료협회에서는 2014년 세월호 사고 당시 4월 23일부터 5월 20일까지 자원봉사를 통해 세월호 사고 관련 사람들의 근육뼈대계통 질병 등의 신체적 문제를 해결하기 위해 참여하였다. 그 이후에는 보건복지부의 요청으로 현장에서 근무할 물리치료사를 선발하여 6월 23일부터 11월 19일까지 현장 근무 지원을 하였다. 세월호 사고 관련 물리치료사는 총 435명의 인원이 참여하였다.

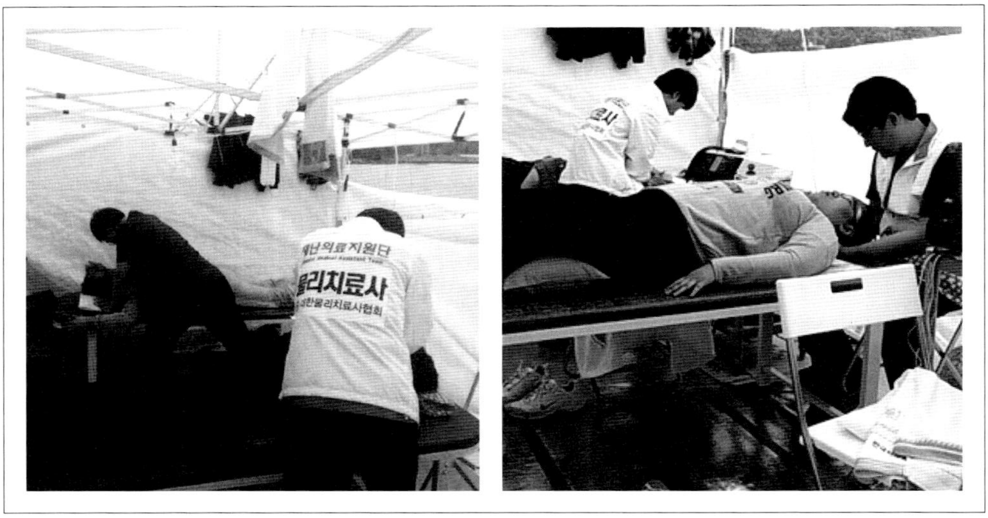

그림 11-1 | 재난현장에서의 물리치료사의 므습

3. 연습문제

문항 1

다음 중 자연재난에 포함되는 것은?

① 화재

② 붕괴

③ 폭발

④ 교통사고

⑤ 홍수

정답: 1 ⑤

참고문헌

한국물리치료정책연구소(2015). 지역사회 물리치료. 현문사.

참고사이트

대한물리치료사협회 http://www.kpta.co.kr/kpta/#/main

보건복지부 http://www.mohw.go.kr/react/index.jsp

찾아보기

ㅍ

ㅎ

A~W